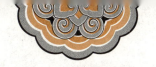

【健康生活智慧百科】

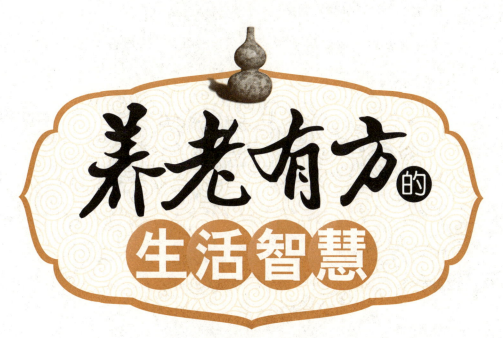

养老有方的生活智慧

中医教授 主任医师 谢文英 编著

陕西新华出版传媒集团
陕西科学技术出版社

图书在版编目（CIP）数据

养老有方的生活智慧/谢文英编著. —西安：陕西科学技术出版社，2015.11

ISBN 978-7-5369-6554-6

Ⅰ. ①养… Ⅱ. ①谢… Ⅲ. ①老年人—养生（中医） Ⅳ. ①R212

中国版本图书馆 CIP 数据核字（2015）第 262545 号

养老有方的生活智慧

出 版 者	陕西新华出版传媒集团　陕西科学技术出版社
	西安北大街131号　邮编　710003
	电话（029）87211894　传真（029）87218236
	http：//www.snstp.com
发 行 者	陕西新华出版传媒集团　陕西科学技术出版社
	电话（029）87212206　87260001
印　　刷	北京建泰印刷有限公司
规　　格	710mm×1000mm　16开本
印　　张	20
字　　数	310千字
版　　次	2016年1月第1版
	2016年1月第1次印刷
书　　号	ISBN 978-7-5369-6554-6
定　　价	28.00元

版权所有　翻印必究

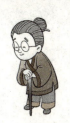

前言 Foreword

著名作家梁凤仪说过这样一句话："健康好比数字 1，事业、家庭、地位、钱财是 0；有了 1，后面的 0 越多，就越富有。反之，没有 1，则一切皆无。"可见健康对人来说有多么重要。特别对于老年人来说，健康尤其弥足珍贵。

作为新时代的老爸老妈，老年人不仅应健康、自立，还应加强生活各方面的保健，像年轻人一样积极追求美好的生活，既享受年轻人的活泼和激情，又享受老年人无忧无虑的天伦之乐。

然而，由于年轻时忙于工作和学习，无暇顾及身体健康，忽视诸多的疾病因素，致使自己过早患上一些老年病、慢性病，身体提前衰老，因此，更需要有智慧的养老方式。

古语云："老吾老以及人之老。"尊老、敬老、爱老是中华民族的传统美德。随着我国快速进入老龄化社会，老年人的健康与生活已成为全社会的关注热点。如何让老年人得到更多的关爱，使他们健康地生活，拥有更多的幸福和快乐，是一项亟待解决的社会课题。

其实，除了社会的关爱和子女的孝敬，老年人的健康、幸福和快乐最终掌握在自己手中，因为"最好的医生是你自己"。有数据显示，生病吃药只占健康因素的 8%。想要长寿快乐，还要懂得自己关爱自己，养成良好的生活习惯，掌握一定的生活智慧。其实，生活中有许多健康知识，或

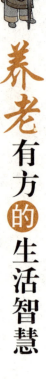

许对身体有益，或许对身体有害，只要我们趋利避害，提高养生与保健意识，就能够健康快乐地生活。

除了关注身体健康，老年人还应有一个良好的心态。在诸多百岁老人所谈到的各种养生秘方中，出现最多的词就是"生活开心"。任何一个人，不管你处在什么样的年龄阶段，心情对一个人的影响都很大。

除了精神上保持愉快以外，我们还可以通过其他的方式来拥有健康愉快的晚年，比如保持良好的饮食习惯和起居习惯，培养自己的兴趣爱好，以爱的眼光去发现和感悟身边美好的人和事，等等。这样，你不仅能够收获身体上的健康，还会在精神上充满愉快，会发现生活是如此的美好。

《养老有方的生活智慧》就是这样一本老年生活指导用书。本书的特点是内容丰富、通俗易懂、科学实用。全书分为七章，分别包括健康长寿、心理保健、科学饮食、运动养生、家庭和谐、休闲娱乐、防病养生各方面，内容还包括我国传统医学、现代医学以及养生学、营养学、心理学、运动学等方面的知识。详细介绍了关于老年人养生保健的知识，旨在帮助老年人树立正确的养生理念，了解合理的营养、健康的运动和生活方式对身心健康的影响，学习预防和应对疾病的方法和措施。让老年人鱼与熊掌可以兼得，既有健康的体魄，又有愉快的心情。

希望本书的出版，能够给老年人带来健康，带来更加愉悦的晚年生活。希望中老年朋友都能够做到"60岁以前没有病，80岁以前不衰老，轻轻松松100岁，快快乐乐一辈子"，尽享晚年美好生活。

编　者

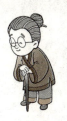

目录 Contents

第一章 健康长寿：人活百岁不是梦

长寿，人类永恒的话题 003

- 3种测算人类寿命的方法 003
- 有史以来活得最长的老寿星 004
- 你寿命的60%由你决定 005
- 揭开两个长寿民族的长寿奥秘 007
- 别让健康在无意中损耗 009
- 老年人健康的十大标准 012
- 算一算你能活多少岁 015
- 健康长寿"十要诀" 016

养生，提高生命质量 019

- 中医养生七要点，养好精神很简单 019
- 脑部调节9招，让您年老不糊涂 022
- 定期体检，为身体保驾护航 024
- 体检项目早知道 026
- 走出老年人保健误区 030
- 老年人养生16宜 032

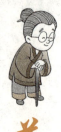

老年人的数字养生 …… 034

健康长寿"加减乘除"四步走 …… 036

发挥余热,争取做一个"老少年" …… 038

跟老寿星学养生 040

93岁寿星邓小平——三起三落,乐观养生 …… 040

 第二章　心理保健:做到"人老心不老"

心态良好,活到终老 045

笑一笑,十年少 …… 045

情绪佳,生病少 …… 048

人到中老年要"看得开" …… 050

长寿老人的心理特征 …… 052

八种心态要不得 …… 055

气大伤身,与生气说再见 …… 057

幽默,为健康加分 …… 059

乐观,心理保健的"不老仙丹" …… 061

宽容,不生病的妙方 …… 064

大智若愚,难得糊涂 …… 066

心存感恩,知足常乐 …… 068

善找乐趣,做一回老顽童 …… 070

调适心情,远离疾病 071

以情制情法,中医心理疗法 …… 071

服老，让气顺过来 ……………………………………… 073
嫉妒要不得，伤己又伤人 ……………………………… 075
制怒，避开不良消极情绪 ……………………………… 077
合群，自己并没有不同 ………………………………… 079
冥想，放松和养生的好方法 …………………………… 082
中老年患者更需要小心呵护 …………………………… 084
阿尔茨海默症老人的5种情感及对策 ………………… 086
警惕老年空巢综合征 …………………………………… 087
失去老伴，也要活得好好的 …………………………… 089
治失眠，心理调节更重要 ……………………………… 091

跟老寿星学养生 …………………………………… 093

106岁老人靳华然——幽默风趣，心态不老 ………… 093

第三章 科学饮食：为您的身体注入"正能量"

食养食疗，健康养料 …………………………………… 097

食疗养生，源远流长 …………………………………… 097
饮食搭配的四大原则 …………………………………… 098
老年人四季饮食原则 …………………………………… 100
"七守八戒"，健康益寿 ………………………………… 102
食物的冷热，可左右老人的健康 ……………………… 104
清晨一杯水，养生又健康 ……………………………… 105
一日三餐，餐餐有讲究 ………………………………… 108

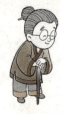

七分饱,抗衰老 ……………………………………… 110
若要身体壮,饭菜嚼成浆 ………………………… 112

食材药材,天赐良药 114

食物巧搭配,营养又健康 ………………………… 114
五谷杂粮有营养,吃法各不同 …………………… 116
蔬菜应常吃,为身体加料 ………………………… 118
水果入肚,健康常驻 ……………………………… 121
常用调味料,选放有顺序 ………………………… 126
多吃"黑",强身健体 …………………………… 128
厨房中的保钙技巧 ………………………………… 131
蜂蜜,长寿食品 …………………………………… 132
牛奶,老人补钙佳品 ……………………………… 135
名贵药材——人参 ………………………………… 137
女性进补佳品——鹿茸 …………………………… 140
不同体质,食物有禁忌 …………………………… 141
这些食物不宜空腹食用 …………………………… 145

药膳食谱,养生之法 148

补气药膳,大补元气 ……………………………… 148
补肾药膳,补肾益肾 ……………………………… 149
补血药膳,养血补血 ……………………………… 150
健脑药膳,健脑益智 ……………………………… 151
安神药膳,安定心神 ……………………………… 152
健胃健体药膳,胃好身体好 ……………………… 153
抗老益寿汤,延年益寿 …………………………… 155

跟老寿星学养生 ... 157

111岁老人张振华——三餐规律,外加一杯蜂蜜水 ... 157

第四章 运动养生:生命不息的长寿秘诀

生命不息,运动不止 ... 161

坚持运动,好处多多 ... 161

适度运动,避免伤身 ... 163

科学健身,坚持锻炼五原则 ... 167

跳跳广场舞,"大妈"更健康 ... 168

四季锻炼,章法不同 ... 169

春光明媚,锻炼需谨慎 ... 169

炎炎夏日,锻炼要得法 ... 171

秋高气爽,锻炼好时机 ... 173

数九寒天,锻炼要当心 ... 175

方法选对,健康加倍 ... 177

有氧运动,健康快乐 ... 177

小器械,大作用 ... 180

反序运动,趣味健身 ... 182

模仿动物,也可以健身 ... 184

"臂跑"运动,时尚健身法 ... 185

锻炼关节运动,呵护好关节 ... 187

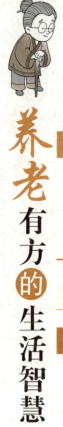

增强免疫力，健康永相伴 ··· 189
14种有益身心的保健操 ····································· 191

跟老寿星学养生 197

百岁老人程子久——按时定量运动，腿脚利索更健康 ············ 197

第五章 家庭和谐：健康的第一要素

和谐相处，尽享天伦 201

处理好子女关系 ·· 201
子女婚姻，自己做主 ······································· 203
婆媳关系，这样处理最好 ··································· 204
老夫老妻的冲突 ·· 206

性爱和谐，体健寿高 210

给爱情"充充电" ·· 210
"爱情食品"，提升性趣 ····································· 212
性爱，让老年生活更温馨 ··································· 214
善于保养，摆脱性衰老 ····································· 216
节欲保精，延年益寿 ······································· 218
过好性生活，享幸福晚年 ··································· 219

跟老寿星学养生 221

112岁老人付丽蓉——四世同堂，和睦相处 ················· 221

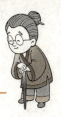

第六章　休闲娱乐:最美不过夕阳红

老有所乐,丰富生活 225
用心发现,生活中处处有乐趣 225
养生娱乐法——健康的"调节阀" 226
参加聚会,独乐乐不如众乐乐 230

方式不同,娱乐相同 232
爱好书画,修身养性 232
养护花草,寿命延长 234
宠物做伴,远离孤独 237
垂钓之乐,养心怡情 238
下棋启智,生命得势 240
跳跳舞,轻松健身 242
欣赏音乐,怡情又养生 245
外出旅游,助兴又调心 247

跟老寿星学养生 251
85岁著名诗人陆游——爱好广泛,乐而忘忧 251

第七章　防病养生:未"病"绸缪,颐养天年

日常保健,强身健体 255
雾霾来了,打好呼吸保卫战 255

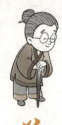

早睡早起，大有学问 257
"老来俏"，穿衣需避"三禁忌" 259
认识穴位，做自己的按摩大师 260
举手投足，治病健身 263
"牙齿运动"，预防脑血栓 268
巧用运动疗法，治疗肩周炎 269
预防疾病，从中年开始 270

就医用药，保健治病 274

用对补药，健康是福 274
慎选保健品，宣传并不可信 277
就医用药，记牢"七宜七忌" 278
看中医，这些病更适合 281
选准时机，这样服药最有效 283
有备无患，常备小药箱 285

急救防治，掌握在手 288

突然噎食，急救防猝死 288
骨折易发生，急救需得法 290
中风有先兆，救助须及时 291
高血压：早发现，早治疗 293
心脏病：关注健康，从"心"开始 296
糖尿病：现代文明病 299
癌症：预防是关键 301

跟老寿星学养生 305

101岁老人张学良——会吃更会睡，起居有常 305

第一章

健康长寿：人活百岁不是梦

古时皇帝被人们称为"万岁"，代表了皇帝希望自己长寿的美好愿望；人们在祝寿的时候常说的祝福语"长命百岁"，显示了人们对于长寿的渴望。但是，光有长寿还不够，还要有健康。因为不健康，就要受病痛折磨，给精神上带来巨大伤害，就不能使人心情愉悦，那么追求百岁人生也就失去了意义。所以，健康与长寿缺一不可。据科学家指出，20年后这个地球上最可怕的不是艾滋病，不是瘟疫和癌症，也不是核武器，而是不良的生活方式。也就是说，不良的生活方式在影响你的寿命长短上起着决定性的作用。因此，如果改变自己不良的生活方式和习惯，人活百岁将不是梦。

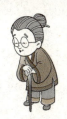

长寿，人类永恒的话题

3 种测算人类寿命的方法

自古以来，人们都在追求长生不老。事实证明，长生不老只是一个美丽的传说。人的寿命的长短与多种因素息息相关，如它与先天禀赋的强弱以及后天的培养、居住条件、社会制度、经济状况、医疗卫生条件、环境、气候、体力劳动、个人卫生等多种因素密切相关。人自出生后，带着先天的遗传因素，经历社会因素的洗礼，生物因素的干扰，特殊意外情况的遭遇，从而使寿命不尽相同。

世界卫生组织对人口年龄的现行划分标准为：0～44 岁为青年人；45～59 岁为中年人，60～74 岁为年轻的老年人；75～89 岁为老年人；90 岁以上为长寿老年人。

因为生命只有一次，所以人们渴望长寿。对于人类来说，长寿是最重要也是永恒的一个课题，因为人的生命实在是太短暂了，即使是能够活到天年，也只是历史长河中不起眼的一刹那。

那么，从理论上来讲，人究竟能活多少年呢？人类的理论寿命称为自然寿命或天年，长期以来一直没有科学的测算办法。随着科学技术的进步，目前已经产生了 3 种主要测算法。

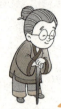

🍂 生长期测算法

这个方法是荷兰解剖学家巴芳率先采用的。他认为，哺乳动物的寿命一般相当于生长期的5~6倍，而人类的生长期（最后一颗牙齿长出的时间）长达20~25年，由此可以推算出人的自然寿命应当为100~150岁。

🍂 细胞分裂次数与分裂周期测算法

这是美国科学家赫尔弗·利克首先采用的方法。他认为，人的自然寿命相当于细胞分裂次数与分裂周期的乘积，由于人体细胞分裂的次数为50次，分裂周期为3年，由此可以推算出人的自然寿命应当在150岁以内。

🍂 性成熟期测算法

这是科学家哈尔列尔等首先采用的方法。他认为，哺乳动物的寿命一般相当于性成熟期的8~10倍，由于人类的性成熟期为13~15年，由此可以推算出人的自然寿命应当为100~150岁。

上述3种研究成果已证明，人的自然寿命应当在100~150岁之间。当然，由于各种因素的影响不同与相互制约，每个人之间的个体差异是很大的。

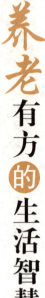

有史以来活得最长的老寿星

在我国，提到有史以来寿命最长的人，人们一致公认是彭祖。从现在已知的文献典籍看，历史上确实是有彭祖这个人的。彭祖被国人称为"长寿第一人"，他原本姓钱名铿，是颛顼帝三玄孙、轩辕皇帝的第8代传人。据说他生于夏代，到商末时已经800岁（一说当时的纪元以60天为一年。按照这种算法，彭祖活到今天的130多岁倒也不为可能），后来因为不愿意出来做官而不知去向。

在正式历史记载中，明朝谢肇淛《五杂俎》一书中的描述可信度较高："人寿不过百岁，数之终也，故过百二十不死，谓之失归之妖。然汉窦公，年一百八十。晋赵逸，二百岁。元魏罗结，一百七岁，总三十六曹事，精爽不衰，至一百二十乃死。洛阳李元爽，年百三十六岁。钟离人顾思远，年一百十二岁，食兼于人，头有肉角。穰城有人二百四十岁，不复食谷，唯饮曾孙妇乳。荆州上津县人张元始，一百一十六岁，膂力过人，进食不异。范明友鲜卑奴，二百五十岁……此皆正史所载。"

如此看来，过去活到一两百岁的老寿星并非绝无仅有。但是，这些记载在今天看来并没有事实依据，因为古时即使有人的死亡证明，也找不到医生开的出生证明。

而在世界上既有死亡证明又有出生证明的人确是存在的。比如全球长寿男冠军，日本人泉重千代，他于1864年6月29日出生于日本鹿儿岛县德之岛的伊仙町，死于1986年2月21日，享年120岁零237天。他一直工作到105岁。又比如，世界上寿命最长的女性，法国人詹妮·路易·卡门（Jeanne Louise Calment），她于1875年2月21日出生于一个长寿世家，在世时就有信心打破当时的吉尼斯世界纪录。她的经历相当丰富，100岁时还在骑自行车，110岁时从公寓搬进养老院，117岁戒烟。她一生送走了17位法国总统，目睹苏联的诞生和解体，经历过两次世界大战，甚至还知道中国香港回归。1997年，她在养老院去世，享年122岁164天。

你寿命的60%由你决定

按照生物学原理，哺乳动物的寿命应该是生长期的5～6倍。人的生长期是到最后一颗牙齿长出来的时间（20～25岁），照此计算，人的最长寿命应该是6乘以25等于150岁，最短是5乘以20等于100岁。也就是说，人的寿命理论上最长在 150 岁左右，最短也应该在 100 岁左右。这就是说，人的理论寿命可以达到 100 岁以上，人们可以朝着这个目标努力。

然而，只追求生命的长度，不注重生活的质量，就违背了追求长寿的初衷。如果一个人活到了 100 岁，但他时不时被病痛折磨，致使生活质量大打折扣，那么追求这样的长寿一点意义都没有。所以人们追求的目标应是健康长寿。

世界卫生组织认为，人的健康长寿的影响因素包括四个方面：第一是父母遗传基因；第二是环境；第三是医疗条件；第四是生活方式。

首先，父母遗传基因是先天的因素，人力不可更改。一个人健康或者生病，长寿还是短命，个子高矮、胖瘦、长相……父母起很大作用。父母个高你就高；爸妈健康你就容易健康；父母有糖尿病，你就容易得糖尿病——这个倾向是肯定的。我们知道世界篮球明星姚明身高 2.26 米，这是由遗传基因决定的，因为姚明的爸爸是上海篮球队主力中锋，身高 2.08 米；姚明妈妈身高 1.88 米，是国家女篮主力中锋。又如，有的人经常吃肥肉，胆固醇也不高，动脉也不硬化；而有的人从来不吃肉，永远吃素，结果既肥胖胆固醇又高。这就是遗传基因在起作用。

虽然人的高矮、胖瘦、长相、得病、健康、长寿都与父母有关系，但是这个因素仅占所有影响健康和寿命的因素的 15%。

第二个因素是环境，占 17%。如果生活在山清水秀、没有污染的地方，人们就会比较健康。相反，如果人们生活的地方到处都有水污染，空气污染，食物污染，那么人们的身体自然就容易受到疾病的侵袭。

第三个因素是医疗，占 8%。现在很多人最大的误区就是平常不注意保健，在生活方式上大大咧咧，生病了急急忙忙去医院，这是大错特错的！医疗仅占健康的 8%，很多高科技只是暂缓了痛苦，并不能给人们带来幸福。

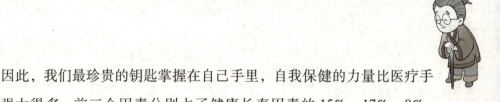

因此，我们最珍贵的钥匙掌握在自己手里，自我保健的力量比医疗手段要强大得多。前三个因素分别占了健康长寿因素的15%、17%、8%，一共占40%，那么另外60%的影响因素是什么呢？那就是自己的健康生活方式，即自己掌握了60%。

这60%的具体内容是什么呢？四句话：合理膳食、适量运动、戒烟限酒、心理平衡。如果您掌握了这四句话，就掌握了生命的主动权，就跳出了"生死有命，富贵在天"的魔咒。

揭开两个长寿民族的长寿奥秘

格鲁吉亚人的长寿奥秘

格鲁吉亚是世界上最长寿的民族之一，在约600万人口中，其中超过100岁的老人就有2000人之多，超过90岁的则有20000余人，堪称长寿之国。

经专家研究分析认为，格鲁吉亚人长寿的奥秘主要包括两个方面，一是先天的遗传因素，自古以来这个民族就长寿；二是后天的因素，即格鲁吉亚人有传统而良好的健康生活习惯。

格鲁吉亚共和国以农业为主，所以这个国家的大多数人每天都要从事体力劳动，时常步行，平均每天要步行10公里之多。

在饮食方面，格鲁吉亚人也有一些健康的饮食习惯。村民多以牛奶、芝士等奶制品以及蔬菜、鱼、生果等为主要食粮，很少进食肉类，最多只是进食麻雀的肉，以补充蛋白质。同时，他们所饮的水含盐分极少。这一点虽然是得天独厚的，但是他们所进食的食物也避免了过多的盐分摄入。另外，村民们决不进食过饱，一次进食只吸收2000卡路里，基本上没有肥胖的老年人，也很少有人患动脉硬化症。

事实上，在现代社会，很多人的行为都与格鲁吉亚人的这些生活习惯相违背，即他们活动太少、进食过饱及摄取盐分过多，因此容易引起动脉硬化症。动脉硬化是使人体寿命大大缩短的主要原因。若能养成良好的生活方式，那么平均寿命达到百岁并不是什么稀奇的事，人体寿命更长也是有可能的。

日本人的长寿秘诀

日本是当今世界上人均寿命最长的国家之一，其中男子的平均寿命为 74.84 岁，女子的平均寿命为 80.46 岁。为此，许多国家的专家都通过各种各样的渠道来研究日本人长寿的秘密，经过全面考察和分析，他们得出结论，认为日本人长寿有以下 8 大因素。

（1）良好的饮食习惯。大多数日本人一日三餐饮食清淡，他们喜欢吃新鲜青菜、豆类和豆制品。他们还善于把握饮食的量，从不吃得过饱。另外，日本人认为"凡药皆毒"，所以他们不轻易吃药，有时候生病也不吃药，往往通过食疗和体内潜力战胜疾病。

（2）喜欢步行。日本人喜欢"安步当车"，虽然他们制造的摩托车畅销全球，但他们很少骑摩托车，因为他们称经常肇事的摩托车为"野马"。日本人走路时步伐很快，其实快步行走是一种很好的运动。

（3）讲究卫生。日本人从小就被灌输"讲卫生"的观念，从小就养成了讲卫生的良好习惯，家中整齐清洁，环境高雅。

（4）绿化国土。日本国内到处都呈现一派翠绿，空气清新，环境宜人，人们的情绪轻松愉快，心旷神怡，这对身体健康有良好的促进和保护作用。

（5）控制公害。日本一直加强对大气、水源、土壤等方面进行保护，而且有完整和行之有效的规定，这就大大减少了环境对人体的危害。

（6）醉不行车。日本喜欢步行，不爱骑摩托车，基本上不存在醉酒行车的情况，因而很少发生车祸伤亡。

（7）谦和乐观。在国人的印象中，日本是一个行事粗鲁、蛮横无理的民族。殊不知，日本人相互之间特别注意文明礼貌，态度谦和，表现得很有教养，而且常常遇事不惊，遇事不怒，愉快地工作和生活。

（8）健康教育。日本非常重视健康，实行了全民健康教育，这对日本人的健康长寿也起到一定的促进作用。

> **小贴士**
>
> 目前被联合国命名为"世界长寿之乡"的有中国广西巴马、中国新疆和田、巴勒斯坦罕萨、外高加索地区、厄瓜多尔比尔卡班巴、中国江苏如皋。其中，江苏如皋于2011年新晋为"长寿之乡"。
>
> 在这6个世界长寿之乡中，有5个长寿之乡的百岁老人正在逐年下降，有的甚至百岁老人已难以寻到。只有巴马除外。据统计，2013年年末，巴马县共有27万人，拥有健康的百岁老人82人，最年长者116岁，平均每10万人中就有30.4个百岁寿星，居6大世界长寿乡之冠，并且是唯一一个百岁老人逐年增多的长寿之乡。

别让健康在无意中损耗

与长寿健康无缘的人

健康长寿是每个人都向往的，而健康长寿与人类的生活习惯和生活方式密切相关，那么生活中不利于健康长寿的因素有哪些呢？日本医学家经过多年研究，总结出以下9种人无缘享受天年，而易早逝。我们有必要了解这些不利于长寿健康的因素，在日常生活中加以改正，这样才会延长寿命，安享天年。

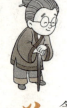

（1）嗜烟如命。吸烟对人体有害，据测定，烟草燃烧时释放的烟雾中含有3800多种已知的化学物质，其中绝大部分对人体有害，会对人体的多个器官造成危害，因此嗜烟如命的人更容易早逝。

（2）经常酗酒。饮酒容易伤肝，经常酗酒会伤肝损脾，故容易早逝。

（3）心胸狭窄。有的人为人心胸极度狭窄，嫉妒成性，动不动就大发脾气，易患身心疾病而早逝。

（4）生活无规律。生活没有规律，又不注重养生，容易导致多种疾病而早逝。

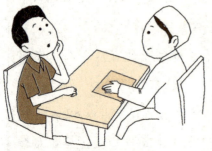

（5）常爱吃药。有的人只要身体稍微感觉不适，就靠药物调整，甚至同时服用多种药物，结果往往会顾此失彼，甚至引起诸多不良反应而易早逝。要知道，是药三分毒，即使身体强壮的人，也经不起药物的折腾。

（6）有病硬熬。患病后不及时上医院就诊，而是选择硬抗着，若任其发展，往往易使轻者变重，急性病熬成慢性病，失去良好的治疗机会，甚至威胁到生命安全。

（7）心情忧郁。人的心情与健康有着密切的关系，如果一个人心情长期忧郁，闷闷不乐或悲哀过度，对什么事情都不感兴趣，就会既伤志又伤身，所以容易早逝。

（8）身心孤独。性格孤僻，喜欢一个人独处，没有朋友，又不愿与他人交往和接近的人容易早逝。

（9）不参加体力劳动。生命在于运动，不爱运动和锻炼的人以及不参加任何体力活动的人，容易早逝。

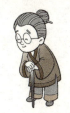

具有长寿福分的人

既然健康长寿如此重要,那么哪些人更容易健康长寿呢?科学家们认为,以下10种人最具有长寿健康的福分。

(1)身材矮者。美国科学家认为,人类的身高在一定的范围内,身体的潜能才能得到最大限度的发挥,这个身高标准是:男子为165~168厘米,女子为159~162厘米。

(2)稍胖(重)者。现代人崇尚骨感美,然而美国科学家在针对600万人的体重与寿命关系的调查时发现,稍胖的人无论在体能、抗病能力还是从抗癌能力方面,均比瘦人优越,因而有很长的寿命。

(3)秃顶者。男子秃顶虽然影响自己的形象,但是对于健康长寿确是十分有利的。这是因为,秃顶多因雄性激素分泌旺盛所致,而雄性激素恰恰是男子的护身符。男子秃顶者常常精力充沛,白发晚生,平均寿命高达80岁以上。

(4)耳长者。耳朵长的人高寿的原因,可能与其体内肾气旺盛有关。

(5)腰细者。人们常说:"裤带越长,寿命越短。"腰细者往往长寿,95%的人寿命在70岁以上,且很少患心血管疾病。

(6)头胎者。在我国90岁高龄组老年人中,头胎和二胎出生的占60.6%;100岁年龄组老年人中这一比例高达77.3%。由此可见,头胎、二胎者寿命较长。

(7)居绿者。据研究表明,在物质生活条件相同的情况下,常年与绿叶红花打交道的花匠,比常年生活于花木稀少、空气污浊的闹市中的人平均多活7年。

(8)多梦者。有的人睡眠好,有的人睡眠不好。这是因为睡眠好的人脑中含有一种影响睡眠的物质——催眠肽。而多梦的原因就是催眠肽的含量较高，有利于提高睡眠质量。

（9）B型血者。B型血者长寿的原因可能与他们的性格有关，因为B型血者性格大多表现为温和平静，不过分争强好胜，这是长寿之人应有的一种健康心理。研究人员经调查研究发现，B型血的人在长寿人群中的比例高达83%。

（10）血压略高者。许多老年人患有高血压，他们常常忧心忡忡，其实血压略高并不一定是坏事。研究结果表明，80岁以上的长寿者血压大多保持在160/90毫米汞柱左右。

老年人健康的十大标准

《黄帝内经》说，上古之人都能活到100多岁，还看不出衰老的样子，"黄发垂髫，并怡然自乐"，令人非常羡慕。而当今社会，人们追逐声色犬马、灯红酒绿，50岁左右就显出衰老之象，一些疾病如冠心病、高血压、糖尿病、中风等纷纷找上门来，要想长寿，恐怕是"难于上青天"了。

然而，凡事无绝对，只要找准了养生方法，现在的人想要健健康康地活到100岁也不是什么难事。全国各地都有一些著名的长寿村，通过对他们的调查发现，长寿老人有一些共同的特征，那就是寡欲恬淡、起居规律、生活环境没有受到污染。

随着医学的发展和生活条件的改变，人们对健康也有了新的认识，形成了判断老年人健康的十大标准。

眼有神

若老年人的眼睛显得灵活，目光炯炯有神，表明精气旺盛，不仅反映出他的视觉器官与大脑皮质的生理功能良好，还说明他的心、肝、肾功能良好。所谓"得神者昌"就是这个道理。

两耳聪

听力好坏是归肾脏管的，所以，若老年人两耳听力正常，说明肾脏功能良好，反映机体的衰老程度较轻。如果听不清别人的话，要和对方挨得很近或者要人家大声说话才能勉强听清，说明肾脏的功能衰弱。

声息和

"声息和则正气内存，正气充足，邪不可干，不易得病"。假如老年人声音洪亮，呼吸也很均匀，就表明他的发音器官、语言中枢、呼吸系统和循环系统的生理功能良好。

牙齿坚

"齿为骨之余，肾主骨生髓"。牙齿坚固，表明人的肾精充足。

前门松

"前门松"是指小便正常。若小便正常表明人的肾功能比较好，膀胱功能也正常，甚至表明人的整个泌尿系统和生殖系统功能都很好。

后门紧

老年人由于肾阳衰落，脾肾和大肠传送运化失调，从而引起五更泻、便秘或大便失禁；而"后门紧"则指的是肠道无疾病，排便通畅，表明身体健康。

脉形小

老人多数气虚，脉搏形状以粗大为主。若60岁后仍保持较小的脉形，则说明其心脏功能较好，动脉硬化的程度较轻，血液循环系统的机能正常。

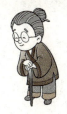

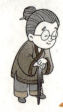

🍃 腰腿灵

"肝主筋，脾主肉，肾主骨；肝好筋强，脾好肉丰，肾好骨硬"，腰腿灵活不仅说明腰腿的骨骼、肌肉、运动神经和运动中枢的生理功能协调良好，同时还表明肝、脾、肾等功能完好。

🍃 形不丰

俗话说："千金难买老来瘦。"我们知道，如果体形过胖，很容易患上高血压、冠心病、糖尿病、高血脂等多种疾病，人的寿命便会因此受到影响。

🍃 思路清

人老了容易糊涂，也就是思路不清。如果老年人仍能保持思路敏捷，说话办事逻辑性强，精力集中，动作协调，说明神经系统功能正常。

以上就是老年人的十大健康标准。需要注意的是，这些标准并不是老年人想有就有的。要实现健康长寿的目标，就必须要关注生命旅程的每一个阶段。因为，如今的身体状况是过去几十年健康状况的积累与沉淀，只有量变才能引起质变。如果年轻的时候不重视身体健康，就会造成老年疾病缠身、躯体功能受损，将来想要无疾而终是不可能的。

小贴士

由于历史原因，中国过去比较贫穷，营养跟不上，人的体质比较差，尤其是老人。基于此，中国人不衰老的标准是：80岁的老人生活一切自如，且在30分钟中能够走1公里。而21世纪健康新观念是：20岁养成好习惯，40岁指标都正常，60岁以前没有病，80岁以前不衰老，轻轻松松100岁，快快乐乐一辈子。自己少受罪，儿女少受累。节省医药费，造福全社会。何乐而不为？

算一算你能活多少岁

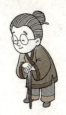

俗话说:"七十三,八十四,阎王不叫自己去。"73、84岁真的是一道无法逾越的坎儿吗?当然不是,放眼世界,90高龄甚至百岁老人比比皆是。前面讲过,人的寿命可以通过后天的因素得到控制。也就是说,人们可以根据各种因素来计算自己的预期寿命。目前最流行的测算预期寿命的方法,是以中国人的平均预期寿命76岁为基数,进行下列推算。

(1)如果你是男性减少2岁,是女性增加1岁。

(2)如果你懂一些养生之道,经常看保健读物增加2岁。

(3)如果你居住在100万人口以上的城市市区,减少2岁;居住在人口少于1万人的小镇或农村,增加2岁。

(4)如果你的祖父母或外祖父母中有1人活到85岁,增加2岁;如果他们4人都活到80岁以上,增加6岁。

(5)如果你的父母中有1人50岁前就死于中风或心脏病,减少4岁;如果你的父母、兄弟姐妹中有任何一人50岁前死于癌症或心脏病,或者你自己就有先天性糖尿病,减少3岁。

(6)如果你是一位富翁,减少2岁。

(7)如果你有大学文凭,增加1岁。

(8)如果你65岁还在工作,增加3岁。

(9)如果你有配偶并且住在一起,增加5岁;如果没有,从25岁起每独居10年减少1岁。

(10)如果你经常伏案工作,减少3岁;经常从事体力劳动,增加3岁。

(11)如果你每星期进行各种体育运动累计达5次,增加4岁;每星期累计达2次,增加2岁。

(12)如果你每天的睡眠时间在10小时以上,减少4岁。

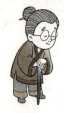

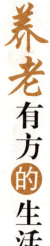

（13）如果你经常感觉紧张、易怒、性急，减少3岁；感到生活很轻松，增加3岁；经常感到快乐，增加1岁；经常感到不快乐，减少2岁。

（14）如果你每天抽烟2包以上，减少8岁；每天1~2包，减少6岁；每天在1包以下，减少3岁。

（15）如果你每天喝白酒1~2两，减少1岁。

（16）如果你每天喝茶6杯以上，增加2岁。

（17）如果你体重超过标准5公斤，减少2岁；超过15公斤，减少4岁；超过25公斤，减少8岁。

（18）如果你已经超过40岁，每年都体检1次，增加2岁。

（19）如果你是超过40岁的女性，每年看妇科5次，增加2岁。

（20）如果你今年30~40岁，增加3岁；40~50岁，增加5岁；超过70岁，增加6岁。

经过简单的计算，我们大致就可以得到一个数据，这就是我们自己的预期寿命。当然，这里的数值只是根据影响寿命的因素推算出来的，不要过于在意，重要的是我们要从中了解到怎样的生活方式更有利于自己的健康长寿。

健康长寿"十要诀"

上文中提到，理论上来讲，人的自然寿命应超过百岁，最高可活到150岁。而且，现代生物学技术已经完全能够让人活到100岁以上，这也是目前国内外生物学界所公认的一个观点。但是为什么多数人没有做到呢？那是因为人们不注意日常的保健。专家认为，如果你能按照下面的十个数字去做，人活百岁不是梦。

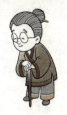

一贯知足

人们常说"知足者常乐",乐为长寿之要诀,而乐与知足又有着千丝万缕的联系。知足者活得简单,活得快乐。只有知足,才能适应自然规律而得高寿,颐养天年。

二目远大

人生之路不可能永远一帆风顺,处处充满矛盾,要化解矛盾,就要站得高一点,看得远一些,从长远利益着眼,切忌势利眼、目光短浅、见小利而忘大义。相反,若能高瞻远瞩,坚定理想信念,顺应自然,对身心健康有百利而无一害。

三餐有节

老年人要坚持"早餐吃好,午餐吃饱,晚餐吃少"的一日三餐饮食原则,不偏食,有节制,有规律。反之,饱一顿饥一顿,最容易伤脾胃。人要健康长寿,就先要保持胃的年轻态,故三餐有节十分重要。

四季不惰

"四季不惰"说的是生命在于运动,人们应该坚持锻炼身体,切忌三天打鱼两天晒网。最佳的有氧代谢运动是步行,每天步行3公里,时间为45分钟左右。老年人还可以选择其他形式的运动,如游泳、骑自行车、打太极拳、体操、打球、爬楼梯等等,但须量力而行。

五谷皆香

"五谷皆香"说的是饮食方面的保健。老年人的饮食应以清淡为主,多吃蔬菜、水果,粮食最好是杂粮、粗粮,可以适量吃一些豆制品、野菜。同时,每天应保证进食一定量的瘦肉、鱼、蛋,以达到营养平衡。对于动物脂肪,以及食糖、食盐则应尽量少吃。

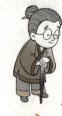

养老有方的生活智慧

六欲不张

人生在世，会有各种各样的欲望，诸如食欲、色欲、财欲、权欲、名欲等。但是人的欲望，须有理有节，一旦超过了一定的尺度，便是纵欲。古人云："欲不可以纵，纵则成灾。"纵欲不仅伤"心"，而且伤"身"。

七分忍让

与人交往以诚相待。发生争执，"忍"字当头。俗话说"气大伤身"，生气能伤肝肾，伤神经，伤脾胃，使人肝气不畅，胃肠功能紊乱，严重时还能使人精神失常，郁郁寡欢而亡。生活中处理纠纷和隔阂时，应推崇郑板桥的"难得糊涂""吃亏是福"。这就是所谓的"退一步天高地阔，让三分心平气和"。

八方交往

孤独是老年人健康的大忌。长期孤独，不仅会使大脑加速老化，使人早衰，而且还可能引起老年性痴呆等疾病。老年人应拒绝孤独，广交有益的朋友，不管贫富，不分年幼，增加生活的情趣，使生活充实而开心。

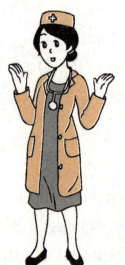

酒（九）少烟除

老年人不要饮烈性酒，可以少饮一些红葡萄酒。一定要戒除吸烟的坏毛病，事实证明，戒烟对人、对己都有好处。

十分坦荡

有句俗话说："将军额上能跑马，宰相肚里能撑船。"孔子曰："君子坦荡荡，小人常戚戚。"人到晚年更应坦坦荡荡，心平气和，快快乐乐地过日子。

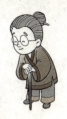

小贴士

中外医学专家目前已找出了许多影响人寿命的因素,归纳起来总共有28害:

①忧愁嫉妒;②懒惰发怒;③好色贪财;④烟酒过度;⑤营养单一;⑥饮食无度;⑦忽视早餐;⑧焦糊食物;⑨晚餐过饱;⑩身体过胖;⑪盐糖过量;⑫滥用补药;⑬情绪忧郁;⑭环境污染;⑮高枕无忧;⑯以车代步;⑰好逸恶劳;⑱不愿用脑;⑲讳疾忌医;⑳运动不足;㉑衣着脏乱;㉒嗜玩猫狗;㉓起居无节;㉔劳累过度;㉕熬夜打牌;㉖电视入迷;㉗夫妻分居;㉘寂寞孤独。

第一章 健康长寿:人活百岁不是梦

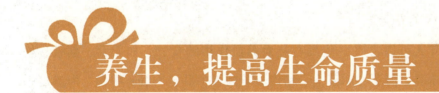

养生,提高生命质量

中医养生七要点,养好精神很简单

人到中老年,体质变虚,尤其以血虚为主,血内养脏腑,外濡皮毛筋骨,以此维持人体各脏腑组织器官的正常功能和生命活动,一旦血虚,就会在人体各方面显现出来。所以,老年人的常见症状是面色少华或萎黄,头晕眼花,精神倦怠,心悸失眠,关节活动不灵活,四肢麻木,皮肤干燥、瘙痒,舌质淡,脉细无力。这种体质通常由于年老体衰,或者老年脾胃功能低下,血液运化不足,或七情内伤过度,阴血暗耗所致。因此,老

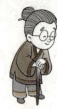

养老有方的生活智慧

年人的养生宗旨是补血养血、益气生血。

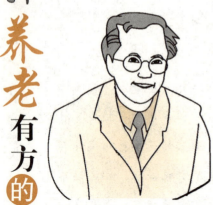

中医的养生方法常常以预防疾病、保健养生为目的。古医书上，从各个方面记载了许多关于养生保健的知识。例如，在起居调摄方面，《内经》强调风雨寒暑等虚邪贼风要适时避开；在饮食卫生方面，张仲景所著的《伤寒杂病论》中有专门的篇幅强调预防食物中毒；"药王"孙思邈在其医学著作中记载了用动物肝脏来预防夜盲症、用羊的甲状腺和海带预防地方性甲状腺肿大等一些实用的养生知识；在保健方式方面，《内经》提倡用针灸来预防疾病，养生益寿。因此，中医养生学的指导思想是未老先养。

一般来说，中医养生的方法包括以下几种。

饮食调养

老年人可以常吃一些具有补血养血作用的食物，如桑葚、荔枝、松子、黑木耳、菠菜、胡萝卜、猪肉、羊肉、牛肝、羊肝、甲鱼、海参、平鱼等食物。

保持乐观情绪

血虚的人常常表现为精神不振、失眠、健忘、注意力不集中，因此老年人应振奋精神。当烦躁不安、情绪不佳时，老年人要想办法调节自己的情绪，比如，可以找老朋友聊聊天、谈谈心，或者听听音乐、看看幽默剧，或者练习书法、下棋、练习太极拳，还可以约三五好友一起去钓鱼，这些活动都能够帮助老年人排解不良情绪，使精神尽快振奋起来。

慎防"久视伤血"

祖国医学认为"目得血而能视"，因此，长时间看书、看报、看电视等，不仅会损伤眼睛的视物功能，还会加重血虚的症状。一般看 1 个小时左右，应适当活动一下，使眼部肌肉得到放松，缓解眼部疲劳。

不要劳心过度

人的血液循环与心脏有着很大的关系，大脑的血液是由心脏源源不断地供给的。如果思虑过度，就会耗伤心血。因此，老年人尤其是血虚体质者不可用脑过度。一旦感觉大脑疲劳，就要及时进行调节，放空思维，放松精神。

积极锻炼并持之以恒

老年人自我锻炼的方法包括导引、按摩、气功等。如今人们口中的气功事实上是源于古代的导引、吐纳等锻炼方法，作用是调身、调心、调息。具体说来，就是可以使人们排除内外干扰，形神合一，处于最佳状态，从而实现对自身整个生命过程的调控，激发和调节人体内在潜力，达到祛病养老的目的。需要注意的是，运动量不宜太大，运动项目的选择应根据自身体质状况选择传统的一些健身运动，如太极拳、八段锦等，还可进行郊游、踏青等有益身心的运动，这样不仅能呼吸新鲜空气，还能活动筋骨。

生活有规律

讲究生活规律，注意平时生活中饮食、起居、睡眠、劳动及精神等方面的调养，对于延缓衰老、养生保健起着非常重要的作用。老年人可以从精神养生、睡眠养生、饮食养生、起居养生、四时养生等方面形成一定的规律，以使自己更加健康、更加长寿。

药食相兼，综合保健

在中医历代文献中，常常可以看到许多药物和方剂具有益气轻身、延年益寿等作用的记载，这些属于药养的范畴。食疗则是中医养生宝库中最璀璨的一部分。食物与药物相互作用，相辅相成，能够共同起到强身延年的功效。此外，中医养生还包括针刺保健、养生灸、脐疗法、药枕疗法等许多简单实用、行之有效的方法。

脑部调节9招，让您年老不糊涂

注重饮食

足够的营养不仅可以维持大脑的灵敏度和持续耐久的能力，还能有效地延缓和抑制脑细胞的衰弱老化过程。经科学验证，能促使人体血液呈碱性状态的食物都具有健脑养神的功效，如豆腐、紫菜、香菇、黄瓜、萝卜、莲藕、香蕉、核桃仁、禽蛋、鱼类、动物肉等，平时可以多吃一点，有助于健脑。

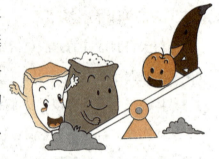

保持乐观的情绪

情绪愉快，可以使脑部血管处于舒展状态。这样脑神经细胞可以得到充分的血液供应，得到良好的保养。相反，情绪低落、性情暴躁或抑郁、心胸狭窄，可引起神经功能紊乱，无法对机体的血流量进行调节，同时还会使神经细胞的微细结构受到损伤，促进脑细胞死亡，并使一些有益于健康的激素、酶类分泌减少，致使整修机体的功能降低，对疾病的抵抗力减弱，还会导致消化系统不佳等。因此，豁达大度，恬淡寡欲，不患得患失，淡泊名利，悠然自得，助人为乐的性情，非常利于养脑。而胸襟狭隘，凡事斤斤计较，七情易动，容易引起脏腑气血功能失调，从而引发疾病。健脑养生，尤其要注意保持乐观、积极向上的情绪。

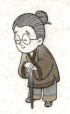

🍂 与人交谈

要尽可能多的讲话，最好多与陌生人交谈。人在说话时要动员大脑的许多部分，尤其是与陌生人谈话，更要大脑密切配合才能完成。在交谈时可能会涉及很多原先没想到的部分，久而久之，大脑会被多次刺激，从而变得活跃，思维也变得敏捷。

🍂 背诵记忆

美国某公司有一个83岁高龄的老职员，他之所以能胜任工作，秘诀就是学习外语。平时他坚持听外语广播，记单词，做练习。勤记忆会使大脑处于积极的工作状态，而这种工作状态对于大脑保持活力很有帮助。

🍂 集中注意力

人到中老年，大脑逐渐老化致使注意力不能集中，这种状态可以通过锻炼得到改善。平时老年人外出散步的时候，可以两眼注视一个目标，最好是较远的绿色植物，这样可以帮助自己集中注意力。在家的时候，可以平心静气地倾听钟表的滴答声。如果刚开始感觉声音远而弱，后来感觉声音近而强，则表明你的注意力已经比较集中了。而注意力能够集中，就说明大脑是健康的。

🍂 手脚勤快

实验证明，静止和运动两种状态下的肌肉记忆效果明显不同，运动状态的记忆优于静止状态的记忆。这是因为，肢体肌肉的运动受脑神经的指挥，而这种运动反过来又能刺激大脑，增强大脑活力。因此，手脚勤快有助于增强大脑功能，延缓大脑衰老。

🍂 书写

练习书法、写文章是保持精神健康、防止大脑老化的非常有效的方法。练习书法时，全身心投入进去，可使大脑和身体同时受益；写作时，要使文章文理通顺、段落清楚、结构紧凑、描写生动、用词得当，就要调动大脑各方同时积极工作，这就使得大脑得到锻炼。

口腔运动

疲倦时打个哈欠，平时多叩齿鼓漱。这些小动作都可以刺激口腔和咽喉，进而促进脑部供血，增加血液中氧的含量，有助于消除大脑疲劳。

常做脑按摩保健操

老年人最好经常做脑保健操，经常活动手指，这样能够直接刺激脑细胞，可以有效延缓脑细胞的衰老过程，对健脑养生益智很有好处。下面介绍3个有利于健脑益智的保健运动。

（1）呼吸操：两脚分开站立，闭目养神，两臂向上高举，做扩胸运动，用鼻深呼吸，再将两臂放下，由口呼气慢慢吐出，如此反复循环，共需做8次。

（2）理发运动：双手十指并拢，从前额发际处到后颈发际做干梳头动作。

（3）头部按摩运动：两手拇指分别按在两侧太阳穴，其余四指顶住头顶，按照先从上到下再从下往上的顺序做直线按摩12次。然后，两手拇指用较强的力量在太阳穴处做旋转按动，先顺时针转，再逆时针转，各12次。

定期体检，为身体保驾护航

健康就像阳光，拥有时，总是被忽略，而失去时，才会发觉它原来如此重要。定期体检是对疾病早检查、早发现、早预防、早治疗的一项重要措施，可以帮助人们提前发现一些健康状态中的危机，将产生疾病的危险因素早早消除。如果一个人把一生中10%的医疗费用投入未病先防,就可以节省下那90%的医疗费用。因为有许多疾病,它们在发生、发展的过程中都是"悄无声息"的,等到有症状时才被发现,但此时再治疗往往为时已晚。比如肿瘤、高血压、血脂异常、糖尿病等,在早期并无症状,只有靠检查才能发现。可以说,定期体检是一种良好的健康习惯,它可以帮助你把握好生命的每一步。因此,我们一定要定期检查身体,才能及时发现身体病变,及时将疾病消灭在萌芽状态中,才能安全地走出亚健康,活出真健康。

特别是人过中年,全身各组织器官开始老化,生理功能逐渐减弱,机体的免疫功能下降,各种疾病就会接踵而至,尤其是老年常见病如高血压、冠心病、心肌梗死、脑血栓、脑供血不足、动脉硬化、癌症,以及前列腺肥大、糖尿病、肝胆疾病、胃肠疾病、白内障等。因此,随着人口逐渐老龄化,做好老年人的保健,关注老年人的健康就具有更加重要的意义。

在体检前,就应该为体检做准备。在检查前几天,就要从饮食和药物方面加以注意,不要吃过多油腻、不易消化的食物,限烟不饮酒,不要吃损害肝、肾功能的药物。体检前不要贸然停药,服少量降压药对体检结果影响不大,可以忽略不计。对于糖尿病或其他慢性病患者来说,采血后要及时服药,不可因为体检而使常规治疗受到干扰。

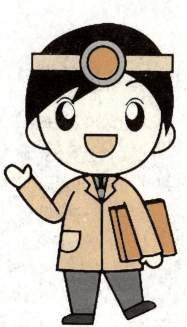

在体检当天,需要注意以下事项:

(1) 体检当天,不要化妆。

(2) 如果以前曾经动过手术,要带相关

病历和有关资料。在体检过程中，不要忽略重要病史陈述，因为病史是体检医生判定受检者健康现状的重要参考依据，并据此制定干扰措施，所以陈述病史对疾病的治疗有着极其重要的影响。

（3）体检当天早上应禁进食、禁饮水。

（4）进行前列腺或妇科B超检查者，一定要憋尿。

（5）需要进行妇科检查的人，检查前要排空小便。

人的血压及化验指标在一天24小时之内会随着人的活动和饮食等发生变化，因此要慎重选择采血时间。为了检查的准确性，采血时间不宜过晚，一般早上8：00～10：30采空腹血，最迟不宜超过上午11：00。时间太晚的话，受体内生理性分泌激素的影响，血糖值会失真。

另外，不要随意舍弃检查项目。体检表内设定的检查项目，既包括反映身体健康状况的基本项目，也包括一些针对恶性疾病和常见疾病的特殊检查项目。有些检查对疾病的早期发现具有特殊意义，不要随意丢弃。

体检项目早知道

老年人的体检一般包括三大部分，一是常规的体格检查，包括内科、外科、妇科、五官科、肝病科几个科室的专科检查；二是功能检查，包括心电图、X线、B超（包括肝、胆、脾、肾和生殖系统）等影像学检查；三是生化检验，包括血、尿、便三大常规及血糖、血脂、肝功、肾功能、乙肝五项的检查。此外，还有肿瘤三项（甲胎蛋白、EB病毒、癌胚抗原）检查，及前列腺癌、宫颈癌、乳腺癌的早期筛查等。一般情况下，体检都要按照以上几大部分进行，但不同年龄、性别、体重、职业的人所需的体检重点也有所不同。

具体来说，老年人的体检项目一般包括以下 15 项。

🍂 量体重

体重过高或过低都不利于身体健康。身体过于肥胖会增加心脏负担，增加诱发心脑血管疾病的风险，所以人们常说"有钱难买老来瘦"。然而，老年人过于消瘦会导致抵抗力降低，免疫功能下降，易感染其他疾病。另外，老年人的消瘦有可能是肿瘤导致的消耗性疾病的表现，应当引起重视。尤其是短时间内突然出现的消瘦，更应该引起注意，及时检查诊断。

🍂 测血压

过了 40 岁以后，最好每年测量一次血压，这样容易发现高血压，有利于早期治疗，防患于未然。血压高或血压低都应引起重视。一般老年人高血压比较常见，高血压的诊断标准是收缩压大于 140 毫米汞柱（19 千帕），舒张压大于 90 毫米汞柱（12 千帕），由于高血压是冠心病发病的诱因之一，血压经常处于高峰，容易发生脑血管意外，所以应特别引起注意。

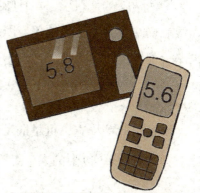

🍂 查血糖和血脂

肥胖或患有高血压、动脉硬化的老年人尤其应注意查血糖，特别是注意查餐后两小时的血糖，这个时候的血糖很能说明问题。而血脂检测的目的是检查是否患有高脂血症。步入中年后，最好每年检查血脂一次。

🍂 心电图及动脉 B 超

查心电图可以及时发现冠心病的心肌缺血、心律失常等异常情况。若年纪大，没办法跑活动平板则可以考虑做心脏彩色 B 超。颈动脉 B 超，可检查出血管是否发生病变。

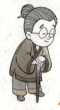

验小便

血尿、蛋白尿、尿糖增高有一定的诊断意义,不仅可以帮助人们及时查出肾病、糖尿病、高血压、冠心病等疾病,还可以帮助发现老年妇女的慢性肾盂肾炎等。

查眼底

眼底动脉可反映出脑动脉硬化的程度,眼底检查具有重要的意义。通过眼底检查可早期发现老年性白内障、原发性青光眼等疾病,还可以观察视网膜动脉是否硬化。患有高血压、冠心病、糖尿病的患者还可以通过查眼底反映出动脉是否硬化。因此,中年人应每年做一次眼底检查,尤其对于近期发生视物模糊并伴有头痛者,更需要检查眼底。

胸部 X 线透视

通过此项检查,可早期发现肺部疾病,尤其嗜烟者更应定期检查。尤其是抽烟 30 年以上的人,患肺癌的概率比不吸烟的人高许多。

肝、胆、胰腺 B 超及胸透

肝、胆 B 超可检查肝、胆的形态,提前发现肝、胆肿瘤或胆囊结石。由于这是一项无创伤的检查,所以老年人可以进行多次检查。胸透可早期发现肺结核、肺癌等疾病,常年抽烟的老年人更应该定期做胸透检查。对于无症状的早期肺部肿瘤,胸透是最佳的初筛手段。

胃肠镜检查

胃肠镜检查可发现一些癌前病变,如大肠息肉等,以便尽早清除。另外,通过大便潜血试验还可早期发现消化道疾病和癌症。该项检查适用于 50 岁以上的老年人,尤其是老年男性。

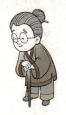

甲胎蛋白（AFP）、癌胚抗原（CEA）测定

通过这两项测定，可早期发现肝癌、胃癌等消化道肿瘤，对诊断早期原发性肝癌的准确率可达80%～90%。因原发性肝癌多见于中年人，因此40岁以后应每年检测一次甲胎蛋白。而已患乙肝或曾患乙肝的人，则应每半年检测一次。

大便隐血试验

可早期发现消化道疾病及癌症。

肛门指检

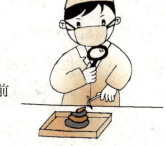

通过肛门指检，有助于发现直肠癌及男子前列腺癌、前列腺肥大等症。

前列腺检查

人进入中年后，由于前列腺开始衰退，结缔组织增生，会出现不同程度的退化，甚至还会产生恶性病变，特别是中年男性更应注意。

妇科检查

老年女性大多数已经绝经，即使如此，也不能忽视每年一次的全面妇科检查。进行乳房和妇科检查，可以帮助发现乳腺癌、宫颈癌、子宫癌及附件类疾病。

骨密度监测

老年人容易骨质疏松，因此50岁以上的男性和45岁以上的女性都应该进行骨密度检测。

老年人最好每半年或一年至少进行一次全面的体检，并注意做好体检记录，保管好化验单。而常规性检验项目如体重、血压、验小便、心电图、查眼底等最好每季度检查一次，这样既能及早发现疾病隐患，还能对自己所患疾病的治疗、病变、发展有所掌握。

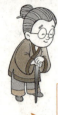

走出老年人保健误区

🍂 误区一：不疼不痒就没病

老年人对体内变化不敏感，有时候即使身体内部出现病患也没有疼痛等感觉。如果认为不疼不痒就掉以轻心，可能会使疾病延误诊治，对身体带来不利影响。因此，定期体检、及时发现疾病的蛛丝马迹是老年人保健不可忽视的问题。

🍂 误区二：能吃、能睡，身体就好

能吃、能睡固然是健康的表现，但有时候也是疾病的反映。有的疾病并不影响疾病和睡眠，相反有的病还会使人食量增加、睡眠时间延长，如甲亢、糖尿病、肥胖症等，因此一定要注意食欲增加或贪睡懒惰的苗头。

🍂 误区三：运动越多越好

人们常说："生命在于运动。"因此许多老年人误认为运动越多越好。这种观点是不对的。老年人生理已衰老、退化，过多或过量的运动对老年人都无益，低强度的运动锻炼才是老年人的正确选择。

🍂 误区四：体格好就是健康

现代人的健康观是身体上、心理上和社会适应方面都呈现出良好状态。健康不仅仅是身体没有病，还包括完整的生理、心理状态和社会的适应能力。因此，身体没有疾病，并不一定就是健康，老年人保健还要注意强调心理健康和社会适应能力。

🍂 误区五：老年疾病康复难

有的老年人认为老年疾病不容易康复，因此放弃对疾病的治疗，特别是对一些慢性病后期及后遗症的治疗。结果造成治疗不彻底，留下后遗症，酿成不良后果。

误区六：有病不求医

有的老年人常常不拿小病小痛当回事，认为这根本不算什么，岂不知这样容易将小病拖成大病，急性病拖成慢性病，失去了最佳的治疗时机。还有一些老年人常以"久病成良医"自居，认为自己对自己的身体状况比较了解，而且对自己的病已经摸索出一套行之有效的治疗方法，只要掌握了某些特效药物，自己就可以对疾病进行诊断和治疗。这样不仅诊断不科学，还会延误治疗时机，加重病情，造成不良后果。

误区七：滋补药有益无害

很多老年人，尤其是那些退休后享受公费医疗的老年人去医院看病，常常会要求医生开一些营养滋补类药物来吃。还有些老年人保健品一年四季都在吃着，以为凡是滋补类药物都能强身健体，多吃有益无害。其实，这种认识是错误的。这是因为，并不是老年人患上的所有疾病都是"虚证"，如果滥用补药，反而会引起新陈代谢失衡，导致各种疾病的发生。

误区八：治病就是打针吃药

老年人常以为治病就是简单地吃药打针，忽视疾病的综合治疗。其实，多管齐下，才有利于疾病的快速康复。一些疾病好转后，一定要注意食疗，如对于轻度糖尿病的治疗只需控制饮食即可，仅依赖药物会引发多种副作用。因此，老年人不要舍近求远，舍易求难，放弃除药物以外的其他治疗方法。

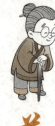

误区九:越舒适越好

有的老年人觉得自己"活的日子不多了",那就该享受就享受,能舒适就舒适,误把养生当成享受。

老年人养生16宜

养生16宜,是一套以动功为主的养生锻炼方法,在我国明代已有流传,如明初冷谦的《修龄要指》中及以后的李中梓《颐生微论》中均有这方面的记载。这套功法是以古代《修昆仑法五宜》为主,吸收了《祛病延年十六句之术》和《灵剑子引导子午记》中若干内容整理而成。此套健身法动作轻缓,简单易学,对老年人尤其适合。

发宜多梳

老年人可以坚持每天用木梳梳头3~5遍,每遍60次左右。此举具有疏通头部经络,防止脱发和头发花白的作用。

面宜多擦

用双手轻擦或拍打面部,每次1~2分钟,每天2~3次。由于经络系统中足三阳经都起于头面部,所以擦面可以疏通经络,并能起到面部美容的功效。

目宜常运

即眼球运动,匀速转动,每个转动方向可做2~4个节拍,当眼睛疲劳时应当停下来稍事休息。运目可加速眼睛局部血液循环,防止视力衰退,起到明目清神的功效。

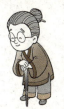

耳宜常弹

用两掌心捂住耳朵，食指放在中指上，向下弹响 10 次，然后突然张口。弹耳不仅可以预防耳聋，还有助于增强记忆力。

舌宜抵腭

舌轻抵上腭又被称为"鹊搭桥"，此项动作可以使任督二脉相通，从而达到阴阳平衡的目的。

齿宜常叩

叩齿即上下排牙齿轻轻咬合，用食指轻叩上下门牙齿，先叩上牙，再叩下牙，每次叩 36 下。这样做可以达到固齿清热疗牙疾的效果。

津宜数咽

鼓腮干漱口，待唾液充满整个口腔时分 3 次咽下，可以起到滋阴益气的作用。

浊气长呵

身体内的浊气要缓慢呼出，这样才能起到清理浊气、补益脏腑的作用。

背宜长暖

背集全身之阳气，是督脉所在处，背部常常保暖可以使阳气运行并畅达全身经脉，能够起到防病治病的作用。要使背常暖，可以采用按摩、晒太阳等方法。

胸宜常护

胸为心、肺所在的关键部位，需要特别保护，以防外邪侵袭。

腹宜常摩

腹部为胃肠等脏器所在的部位，经常做腹部按摩可以帮助消化。

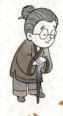

养老有方的生活智慧

谷道宜常提

谷道指的是肛门，平时有意识地提肛，有助于防治痔疮、肛裂等疾病。

足心宜长擦

用右手心擦左足心（涌泉穴），然后用左手心擦右足心，直到擦至双足发热为止。手心里有一个要穴——劳宫穴，足心处也有一个要穴——涌泉穴，手心擦足心，能够交通心肾，使水火相济，心肾相交，从而起到防治失眠、多梦的作用。

肢体宜常摇

四肢宜经常活动，不仅可以锻炼四肢肌肉、筋骨，还能通过四肢运动促进内脏气血运动，达到增强体质的目的。

皮肤宜常擦

洗澡时用手掌、干毛巾擦周身皮肤，相当于全身按摩，这样能疏通经络，活跃气血，从而起到抗衰老和预防疾病的作用。

大小便时宜闭口

古代养生家主张大小便时要集中精力，不宜开口呼吸，同时轻轻咬住牙齿，这样才能保住气血，也有助于浊气糟粕的排出。

老年人的数字养生

牢记生活6个数字

养生专家认为，老年人在生活中的日常饮食、日常保健应讲求"数字化"。

（1）排便1次。老年人活动少，消化能力降低，容易发生便秘。因此，老年人宜吃一些粗纤维食物，最好保证每天排便1次。

（2）睡觉2次。上了年纪，晚上往往睡眠质量不好，所以午睡必不可少。

（3）进食4次。除了一日三餐合理进食外，老年人下午宜增加1次点心，因为老年人胃纳少，所以适宜少食多餐的饮食方式。

（4）喝5杯水。老年人身体内容易失水，因此要主动、适时地补充水分，别等到渴了再饮水。早上起床后适宜先喝一杯淡盐水，唤醒一下肠胃，上午和下午再各饮2杯水，可以起到润肠补津的作用。

（5）吃8类食物。老年人的饮食讲究食物多样化和以素食为主的原则，因此既要有米饭，也要有面食。蛋、奶、鱼、肉不可少，还要多吃些蔬果、食用菌菇及豆制品。

（6）晚9点入睡。要保证充足的睡眠，最好养成晚上9点睡觉，次日6点左右起床的好习惯，这样才能做到劳逸平衡，有张有弛。

3个半分钟，3个半小时

（1）3个半分钟。老年人养生的"3个半分钟"说的是：醒来以后不要马上起床，在床上躺半分钟；坐起来后在床上坐半分钟；坐半分钟后也不要立刻下床，两条腿垂在床沿再等半分钟再下床活动。

（2）3个半小时。第一个"半小时"是指早上起床后运动半小时，可以跑跑步，但不能少于3000米，还可以打打太极拳或进行其他活动。运动量要因人而异。第二个"半小时"是指午睡半小时，这是为了顺应人体生物钟的需要，中午睡上半小时，下午精力会特别充沛。尤其是老年人更需要补充睡眠，因为他们通常早睡早起，中午非常需要休息。第三个"半小时"是说晚上6~7时漫步行走半小时。老年人晚上睡得香，可减少心肌梗死、高血压的发病率。

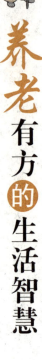

远离3个"3"

老年人退休之后,生活就没有规律可言。以下3个"3",就是一些老年人生活节奏紊乱的表现。这些行为要尽量避免,因为它们都是伤害老年人的利剑,会加速衰老的步伐。

(1)生活无章的"三贪"。"三贪"包括:贪睡、贪吃、贪补。

(2)娱乐无常的"三迷"。"三迷"包括:迷电视、迷看书、迷麻将。

(3)消极健身的"三不"。"三不"指的是有病不治、有福不享、龟缩不动。

健康长寿"加减乘除"四步走

随着人口老龄化,老年人越来越多。虽同是老年人,但每个人的情况却差异很大。最明显的差异是:有的老人虽年至耄耋,但仍然鹤发童颜、精神矍铄,看起来老当益壮;有的老人仅至花甲之年,却身心憔悴、病魔缠身,显得风烛残年。形成如此大反差的原因是多方面的,但是,归根结底,与他们是否学会生活中"加减乘除"的运筹有关。

"加"

"加"指的是加强健康意识,加强科学健身,加强合理营养。加强营养,这是人的一生都要做足的功课。只有补充足够多的营养,人的健康才能得到保证。生命在于运动,健康在于养生。年纪越大越要重视锻炼,就像刀子用的时间越长越要常磨。不管春夏秋冬,不论刮风下雨,都应该坚持适于自身的锻炼,哪怕在家简简单单的扭扭腰、弯弯背、踢踢腿、伸伸臂,也是一种有益的锻炼,也会使人身心受益。只要持之以恒,就会有收获。除了体魄的锻炼,还应该加强精神意志的磨砺。对于老年人的大脑,要做到三点：一要妥为保护；二要善于利用；三要不断开发。要多思、多谈、多看、多听，使五官六孔不闲不懒，这样才有助于增加大脑供氧能力，加强代谢，增强活力，从而使自己精力充沛，脑清目明。

"减"

"减"即尽量减少摧残身心的负面因素，减少不良生活方式的侵蚀。步入老年，难免会碰到不如意之事，大至丧偶，中至房子、票子，小至邻里街坊的小摩擦、小矛盾，都会对自己的心灵带来打击和伤害。这时，最重要的是做到以下三点：一是面对现实；二是冷静处理；三是尽量回避。尤其是患有冠心病、高血压等疾病的老人，更应该淡泊名利，少管闲事，不要把自己卷入是是非非之中，以免一时冲动，突发脑卒中致残甚至猝死。在日常生活中，老年人要注意饮食，尽量少吃过咸、过甜或油多的食品。

"乘"

"乘"说的是乘机作乐，适时寻欢。这里所说的"欢""乐"指的是寻找生活的乐趣。多去参加适合自己并有益身心的各种活动，不仅能联络感情，寻找友谊，还可以寓健身于快乐之中。譬如趁腿脚方便，去参加旅游，可以饱享自然风光、人文景观；也可以约志同道合者结伴去垂钓，或生烟野炊；还可以在庭院栽花种草，或一头扎进厨房为家人烹制出美味佳肴；兴趣爱好广泛的老人也可以参加绘画、作诗、下棋等活动。通过这些文化熏陶、知识交流，可以陶冶情操，常能对健康起到事半功倍的效果。

"除"

"除"包括改变陋习，淡泊名利，清除体内早期病灶。老年人要淡泊名利，不要太计较得失，也不要耿耿于怀或满腹牢骚。遇到不如意之事时千万不要借酒消愁，借烟麻醉。也不要暴饮暴食，或终日沉迷于麻将、扑克，沉醉于电视。这些日常陋习既伤身又伤心。另外，有了小病要及时就医，保证自己的健康生活不受到影响。

其实，"加减乘除"这四步理解起来并不难，关键是如何做到，如何做好，这就需要老年人多动脑，勤动手了。

发挥余热，争取做一个"老少年"

俗话说："老来少年心，疾病去七分。"现代医学研究表明，老年人保持一颗童心，无忧无虑，笑口常开，可以使人体分泌出一些有益的激素，促进新陈代谢，增强抗病能力，这对身心健康都有利。

所谓"老少年"指的是那些生活自如、精力旺盛、反应敏捷、仍保持充沛活力的，并能对社会有所贡献的年老者。要学会做一个身心健康、有益于社会的"老少年"，就应该做到以下几点。

不断学习新知识

如今，人类已进入一个知识爆炸的时代，知识更新的周期不断缩短。老年人应勤于学习新知识，不断汲取知识营养。如果老年人放弃学习，就容易与社会脱节，不断加速自己在生理上和心理上的衰老进度。

与年轻人平等相处

老年人不要倚老卖老，对年轻人颐指气使、呼来喝去，应该平等地和他们相处，最好结为推心置腹、无话不谈的挚友。经常在一起交流，年轻人所具有的那些朝气蓬勃的特点，能够对老年人起到潜移默化的作用，从而忘记自己日益衰老的事实，充满活力和生气，甚至产生重返青春的感觉。

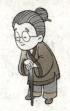

丰富生活内容

保持与社会接触是老年人健康长寿的秘诀之一。因此,老年人要经常参加一些社会活动,使自己的生活丰富多彩。此外,每年应尽可能地安排一些外出旅游或探亲访友的活动,这样也可以让老年人换一个生活环境,有益于老人身心健康。

爱好广泛

针对自己的兴趣爱好,努力钻研,争取将这些爱好变为自己的一技之长。应涉猎广泛,包括唱歌、书法、作画、写作,无所不猎,无所不为。如此不仅能填补空闲时间,还能减少无所事事带来的空虚的感觉。

坚持锻炼身体

俗话说:"流水不腐,动则不衰。"对于老年人来说,进行必要的体育锻炼,有利于灵活机体,延缓衰老。因此,老年人应坚持锻炼身体,进行适度的锻炼。与此同时,还要随时把握自己的身体状况,切记"病向浅中医"的治病原则,做到有病就医,无病就防。只有这样,才能有一个健康的身体。

科学饮食

对于老年人来说,科学饮食尤其重要。在平时的一日三餐中,主食应粗细搭配,五谷兼之;副食应少肉多鱼,少糖多菜,少盐多醋,进食讲究定时定量。有烟酒嗜好的老人,更应下定决心,戒除这些不良嗜好,此乃老年人防患疾病、延年益寿之所需。

少食多嚼,多饮茶水

多咀嚼食物,能够刺激神经,从而保证机体灵活,延缓迟钝。另外,水是生命之源,人到老年,更应该坚持每天多饮茶水,保持体内水分平

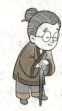

衡，从而防止疾病侵袭，推迟衰老进程。

🌿 情绪乐观，和善待人

精神乐观者，更容易长寿。宽容豁达、情绪乐观是人生最宝贵的精神财富。老年人要学会克己制怒，寻求乐趣，做对健康有益的事情。另外，对于老年人来说，体谅晚辈、和谐家庭、友善四邻是一剂健康的良药；反之，精神则有可能受到压抑，疾病也会随时找上门。

🌿 少衣多浴，睡眠充足

老年人的衣着应适应天气的需要，不要过厚或太薄。应坚持一年四季经常沐浴，不但能保持肌肤清洁，而且有益于肌肤按摩，流畅血脉，活络关节，延缓衰老。此外，老年人应保证充足的睡眠，睡眠充足可以使老年人机体平衡，精神饱满。老年人最适宜的睡眠时间是7~8个小时，如果长期睡眠不足6个小时，身体就会受损。

跟老寿星学养生

93岁寿星邓小平——三起三落，乐观养生

邓小平（1904年8月22日－1997年2月19日），原名邓先圣，出生于中国四川省广安县协兴乡（今广安市广安区协兴镇）牌坊村，是一位伟大的无产阶级革命家、政治家、军事家、外交家。他所倡导的"改革开放"及"一国两制"政策理念，改变了20世纪后期的中国，也给全世界

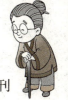

带来了很大的影响。在 1978 年和 1985 年,他曾两次当选《时代》周刊"年度风云人物",被称为中国改革开放和现代化建设的"总设计师"。

邓小平的一生波澜壮阔,曾经在政治生涯中三起三落,是一位备受人们尊敬的领导者。活到 93 岁高龄,邓小平有一套自己的养生方法。在他 87 岁那年他专门谈到了自己的养生之道:"我今天的思维还不算老化,主要还是靠平常的运动,如散步、打拳、游泳等;对问题、对事物多报以坦然乐观的心情;生活正常,调理得当;读书、看报、打桥牌、看足球、逗小孩。"

邓小平的一席话,说出了养生的重要几点:坚持锻炼、性情乐观豁达、合理膳食、勤于动脑、家庭和谐。下面我们就来具体分析一下这几个方面的养生智慧。

坚持锻炼

邓小平爱运动,他最喜欢的运动方式是散步、在大海里游泳、洗冷水澡、登山等。晚年时,邓小平每天早上都洗冷水澡,有长达 10 年的时间都没有患过感冒。在 75 岁那年,邓小平还健步攀登黄山,80 多岁时还在大海中畅游 1 个多小时。

乐观豁达

1984 年 10 月 11 日,时任联邦德国总理的科尔向邓小平讨教长寿秘诀,邓小平幽默地说:"我一向乐观,天塌下来,我也不怕,因为有高个子顶着。"就是这样的乐观态度,才使得邓小平在政坛上三起三落,而没有怨天尤人、消沉颓废,更没有被困难所打倒。

合理膳食

邓小平具有很好的饮食习惯,特别有规律。他每天早上 8 点半吃早餐,稀饭加馒头,鸡蛋加泡菜;中午 12 点吃午饭;晚上 6 点半吃晚饭,通

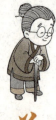

常是两个蔬菜一个汤,几十年如一日。平时,他最喜欢喝绿茶,而且茶叶完全泡开后要占整杯茶的2/3。

🍃 勤于动脑

邓小平虽然每天要处理很多公务,但是他的工作效率非常高,每天仅用2个小时就能处理好重要文件,还有许多空闲时间用来看书看报、打桥牌、运动和休息。他把打桥牌看做锻炼大脑的好方式,他说:"我用桥牌来训练脑筋。我能打桥牌,证明我的脑筋很清楚。"

🍃 家庭和谐

邓小平非常重视家庭和谐,畅享天伦之乐。即使处于人生低谷,他的家庭依然夫妻恩爱、儿孙绕膝。家庭温暖、尽享天伦,这是邓小平从容应对政治风云变幻的有力支撑,也是他的主要的长寿秘诀之一。

第二章

心理保健：做到"人老心不老"

有人说，离退休像一个句号，代表着最风光的日子的终结；有人说，离退休像一个逗号，后面还有更长的路要走；还有人说，离退休是一个转折号，前面的历程风光，后面的历程更精彩。不管怎么样，老年人都要看得开，不较真，心胸开阔，乐于奉献，使晚年生活丰富而有意义。就像人们常说的这句话："我们无法拉伸生命的长度，但是我们可以拓展生命的宽度。"在有限的生命里，活出属于自己的精彩人生。

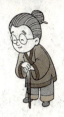

心态良好，活到终老

第二章 心理保健：做到"人老心不老"

笑一笑，十年少

"笑一笑，十年少"，这是流传在我国民间的谚语，它生动形象地诠释了精神情绪与健康长寿之间的关系，也是一条被古今中外验证了的"长寿秘方"。俗话说："一个丑角进城，胜过一打医生。"现代生理学研究也证明，笑是人类独有的一种锻炼方式，对人体来说笑是最好的运动体操。

无论从哪个角度来讲，笑对人体都有很大的好处。首先，笑能消除神经和精神的紧张，使大脑皮质得到休息，使肌肉放松。

其次，笑还是一种特殊的健身运动。人笑的时候会引起面部、眼、口周围的表情肌和胸腹部肌肉运动。"捧腹大笑"时还会连四肢的肌肉一起运动，从而加快血液循环，促进身体新陈代谢，提高抗病能力。

再次，笑对呼吸系统也有很好的作用。随着朗朗的笑声，胸脯起伏，肺叶扩张，呼吸肌肉也跟着活动，这就好像在做一套欢笑呼吸操。

最后，哈哈大笑还会产生"出汗、泪涌和涕零"的效果，这就可以起到促进汗液分泌，清除呼吸道和泪腺分泌物的作用。而且笑还是一种有效的消化剂，愉快的心情能增加消化液的分泌，欢声笑语可以促进消化道的活动，使人食欲大增。

近年来，对长寿老人的调查结果也显示，性格温和、乐观开朗是他们

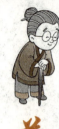

共同的养生大法。因此,我们可以说,只有"笑口常开"才能"青春常在",那就让我们尽情地欢笑吧!

下面为中老年朋友介绍几种保持快乐的方法。

阿Q精神

当你的家庭、爱情、婚姻不尽如人意时,当你因精神上得不到合理待遇而伤感时,当你无端遭到人身攻击或不公正的评价而感到气恼时,当你因生理缺陷遭到嘲笑而郁郁寡欢时,不妨用阿Q精神来安慰自己,寻求心理平衡,从而营造一个祥和、豁达、坦然的心理氛围。

难得糊涂

在一些非原则性问题的小事上"糊涂"一下,可以避免不必要的精神痛楚和心理困惑。"难得糊涂"是心理环境免遭侵蚀的保护膜。有了这层保护膜,才能使你处乱不惊,遇烦恼不扰,用一颗恬淡平和的心来对待生活中的种种不测。

随遇而安

老年人在生活中应培养自己适应各种环境的能力,遇事总能满足,烦恼就少,心理压力就小。人生在世,生老病死、天灾人祸都会不期而至,只有用随遇而安的心境来对待生活,我们才能拥有一片宁静清新的心灵天地。

充满幽默

幽默是人际关系的润滑剂,它能使沉重的心情变得豁达、开朗,能化解尴尬、不利的局面。因此,当你遭受挫折或处于尴尬紧张的境况时,可用幽默化解困境,维持心态平衡。

宣泄积郁

心理学家认为,宣泄是人的一种正常的心理和生理需要。中医认为,

"郁则发之"。郁，即郁结，主要指忧郁、悲伤等使人不快的消极情绪；发即抒发、发泄。当情绪不佳时，千万不要自寻苦恼，把悲伤留给自己，一定要及时发泄出来。不妨找至交好友倾诉，也可进行一些自己喜欢的运动，还可以痛痛快快地哭一场，这样可以将心中的积郁宣泄出去，有利于身心健康。

需要指出的是，兴奋不要过度，以防"乐极生悲"。人过中年，全身的动脉会发生不同程度的硬化，当然营养心肌的冠状动脉也不例外。如果心脏剧烈跳动，必然会增加能量的损耗，心肌就会出现相对的供血不足，从而引发心绞痛甚至心肌梗死，或心跳骤停，这是"乐极生悲"的一个原因。另外，"乐极生悲"还可导致血压骤然升高，这对于高血压患者而言，具有很大的危险性。高血压患者若过度兴奋，会导致"高血压危象"，表现为突然感到头晕目眩、恶心呕吐、视力模糊、烦躁不安，这些症状可能持续几个小时，却可能由此引发脑血管破裂发生猝死。

为了自己的健康，任何情绪都不要过了头，要采用"冷处理"的方法，不以物喜，不以己悲，善于调节自己的情感，保持稳定的心理状态。特别是患有某些疾病的老年人，不要过喜或过悲，情绪的波动一定不要超过正常的生理限度。

小贴士

一般来说，患病的老年人在以下情况下不能大笑：脑血栓、脑溢血等脑血管病急性发作期和恢复期，否则会引起病情反复；心肌梗死发作期和恢复期，如果心脏内有栓子绝不能哈哈大笑，甚至不能高谈阔论，否则会加重心肌缺血，容易心力衰竭而死；胸腔、腹腔、心脏、血管等外科手术痊愈不久的患者不宜放声大笑，否则会加剧疼痛，影响伤口愈合；疝气（小肠气）病人不宜哈哈大笑，否则会使疝囊增大或

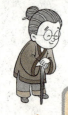

降至阴囊后形成嵌顿疝；尿道或肛门括约肌松弛的人不能哈哈大笑，否则易造成大小便失禁；有习惯性下颌关节脱位的人不宜哈哈大笑，否则可能真的会"笑掉下巴"；吃饭时不宜大笑，否则易使食物进入气管或支气管，引起剧烈咳嗽甚至窒息；吃饱饭后不宜大笑，否则容易诱发阑尾炎、胃扩张及肠扭转等疾病；患口唇干裂、口角生疮的人不宜哈哈大笑，否则容易笑豁嘴巴，引起出血或造成感染。

情绪佳，生病少

所谓情绪，指的是人思想感情的流露，使大脑皮层兴奋、抑制过程所处的一种状态。中医将这种精神因素分为"七情"，即喜、怒、忧、思、悲、恐、惊。这七情不可为过，过激就会损伤脏器，对身体有害。《内经》指出："怒伤肝，喜伤心，思伤脾，忧伤肺，恐伤肾。"如果情绪不佳，就会给身体带来极大的伤害。不良的情绪，恶劣的精神刺激，会造成神经系统功能紊乱，指挥失灵致使其他器官机能调节发生障碍，导致一系列疾病的发生。有许多疾病，如精神病、高血压、冠心病、脑血管疾病、胃及十二指肠溃疡病、甲状腺机能亢进症，甚至癌症，都与精神因素有关，一些坏情绪如疑虑、恐惧、悲伤、愤怒等都更易诱发疾病。人们常常爱说，选择什么样的心情就选择了什么样的人生。心情好，才能疏泄好；疏泄好，生病就少。疏泄就是舒展、通畅的意思。中医中所讲的肝主疏泄，是指肝气具有舒展、生发、柔和、条达的生理性能，唯有此，才能保持肝脏功能的协调和其他脏腑的正常活动。那么，到底怎样才能清楚地知道肝主疏泄的功能是否正常呢？

当形容一个人的状态比较好时，人们常会这样说："吃饭倍儿香，身

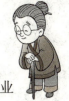

体倍儿棒。"可见,进食和健康之间有着一定程度上的必然联系。用专业一点的词汇来说,就是消化和吸收是身体倍儿棒的基础。综合以上说法,疏泄好才能生病少,而消化好、吸收好身体就倍儿棒,据此我们就能明白消化和吸收与疏泄的条达具有异曲同工之妙。

上文讲到,肝的疏泄功能可以调畅气机、协助脾胃之气的升降,这样一来,即使遇到令人不悦的事情,也不会对人的心情带来较大的影响。比如,找某人办事,本来这件事比较棘手难办,但是换一种说话方式就容易被别人接受。有一种经典的说话方式,即某人想说某件事却不敢贸然去说,就会先以这句话做铺垫:"某某,我有句话不知当讲不当讲。"对方往往会稍一愣神,然后会说"但说无妨"。即便听到了比较麻烦的事,也会说:"今天我高兴,这事包在我身上。"如果是一些感到尴尬的事,也通常会说:"这事都过去了,就当我不知道好了。"

一般而言,本应生气的却没有生气,这里面有两个方面的原因,一是这个人品性好,宰相肚里能撑船。第二个是生理方面的原因。从身体的功能来看,是因为此时心情不错,进而肝的疏泄条达很顺畅,气无从生起。因此,现实生活中,聪明的人总是会在某人心情高兴的时候找他办事。

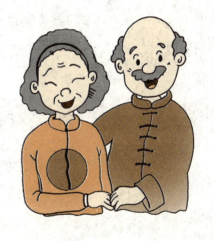

然而,肝与消化和吸收的关系并非总是如此和谐。比如,中医学上有一种说法叫"肝气犯胃""肝脾不和"。肝主疏泄是保持正常消化吸收功能的重要条件,同时,肝气的疏泄又与胆汁的分泌排泄有关。如果肝失疏泄,则容易影响到脾胃的消化功能和胆汁的分泌与排泄,从而导致一些消化功能失职病变,如常见肝气郁结的人除了有胸胁胀痛、烦躁郁

第二章 心理保健:做到『人老心不老』

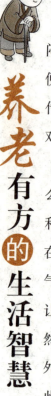

闷等表现外,还会出现为胃气不降的嗳气、脘胀、食欲减退或腹胀、大便溏泄等现象。弄明白肝气和消化吸收的关系之后,我们就不难理解为什么很多人在生气的时候没有食欲,连饭都不吃。可见,生气不吃饭,对大多数生气者来说,并不一定是在赌气,而是真的没有食欲。

因此,一个人在盛怒时,往往肝的疏泄功能会出现异常,气机就不那么条达,气血就会受到一定程度的阻塞,经脉不通,自然五脏六腑就不会和顺。如果盛怒之人不能及时调节情绪,和解身体脏腑的不调,生病也就在所难免了。《黄帝内经》说:"百病生于气也。"老百姓也常说"万病从气上来",这里的"气"当然也包括怒气。因此,经常安抚自己的情绪,让肝脏不受伤害,得到保养,肝的疏泄就会在身体里形成一种常态,自然,人就会处变不惊,从而在外在表现出一种大度和宽容的品性。名声在外,利于健康和财富的积累,这可谓是实实在在的"名利双收"。面对如此丰厚的回报,既知"肝喜条达而恶抑郁",那么,即使是投其所好,又何乐而不为呢?

人到中老年要"看得开"

人的生命是自然界最美丽的循环,正如春夏秋冬四季更替,亦如花开花谢,木荣叶枯。老年人要看开,有所顿悟。事实上,古今中外,没有一个百岁老人是心胸狭窄、脾气暴躁、小肚鸡肠、爱钻牛角尖的人,这就说明了步入中老年以后大多数人都能随着自己阅历的丰富而心胸开阔、大彻大悟,这对于健康长寿是极其有好处的。

❀ 人老心不老

在人的一生中,晚年比童年、少年等任何年龄段的时间都要长。这就要求老年人有人老心不老的信心,决不能被悲观的思想打倒。如果一个人对未来感到悲观，那么他的晚年生活就会在痛苦中度过。

🍂 人老心境宽

心境宽广，才能大度处世。有的老年人特别迷信"坎儿"，常见的说法是"七十三，八十四，阎王不叫自己去"，这其实是自己吓自己。其实，只要在自己生命中的每一天，都乐于奉献，发挥余热，活得充实，心情愉快，这就足够了。

🍂 学会宽容

有的老年人个性倔强，特别多疑，不相信别人，导致自己比较孤僻，特别不容易与人相处。这对老年人的身体健康和幸福会有负面影响。要学会对别人宽容，尤其对年轻人的追名逐利、金钱至上、追求大富大贵的行为有一颗平常心，因为不同的年龄阶段本该有不同的追求。

🍂 寻求寄托

当感觉生活空虚无聊的时候，培养兴趣爱好是消除孤僻郁闷、丰富老年生活的好办法。精神上有寄托才能乐而忘忧，提高生活质量，增强生命活力。俗话说"活到老，学到老"，如果原本缺乏兴趣爱好，这时候也还来得及培养。

🍂 体内调和

人到中老年，要有稳重的气质，要养成处事不急不躁、遇事不慌不忙、闻事不大喜大悲的心理承受力。老年人在平时的饮食、起居、劳作、性生活方面要注意体内调和。阴阳失调、气血不和、经络阻塞，是导致疾病的罪魁祸首。

🍂 人老不逞强

老年人要有"服老"的精神。我们常说的"人老心不老"是指心理

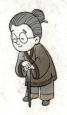

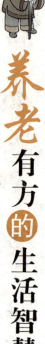

和精神面貌的年轻，并不是要老年人奋不顾身、事事冲在前面，做那些力所不能及的事情；相反，由于年龄的增长，人体的生理结构发生变化，组织、器官衰老退化，很容易使自己处在危险的境地。要记住人老别逞强，这也是从另一个角度所指的"看得开"。尤其是一些重体力活，不要以"当年……"为借口拿身体作赌注，你的英雄时代已经过去，一切都要悠着点来。

欣赏夕阳红

有句诗是"夕阳无限好，只是近黄昏"。前半句描绘得非常美好，但是后半句就带有遗憾的味道。对于老年人来说，如果不是以悲观的态度来看，而是以乐观甚至是欣赏的态度来看待晚年生活，就会看到人生的晚霞格外漂亮。

著名作家李国文先生说得好："不要怕被人遗忘；不要怕受到冷落；不要不识时务地抛头露面；不要怕失去讲话的机会；不要怕后来人否定自己，长江后浪推前浪，这是必然的真理……"做到这些，才能保持一颗平和、淡泊之心，不以物喜，不以己悲。而这才是老年人拥有健康、幸福的秘方。

长寿老人的心理特征

为了弄清心理因素对健康长寿的影响，有人在分析了古今中外200名70～135岁老人的资料后发现，这些长寿老人中，心理健康的人占总数的87.5%，在21项长寿因素中心理因素居于首位。

为什么心理因素对健康这么重要，而且心理健康能够延年益寿呢？古人的理论是："凡欲身无病，必先正其心，心不乱求，身不乱食，不贪嗜饮，不着迷，则心先无病矣。"现代研究结果也证明，人体所有脏器都受大脑神经、体液调节支配，在心理健康的前提下，这种支配能提高人体免疫力，有利于身心疾病的防治。

根据对中外长寿老人的研究，其心理特征有以下几个特点。

🍂 乐观豁达

大多数长寿老人都胸襟开阔，为人处事热情，乐于工作，善于助人，遇事不怒，心境平和。他们随和大方，生活得轻松自如。事实证明：心胸窄，忧患多；心胸宽，人快活。人快活，疾病躲。医学研究表明，具有乐观性格的人，长期保持心情愉快舒畅，有利于维持大脑的功能，能促使对神经系统的兴奋和抑制的调节，促进内分泌系统、免疫系统、心血管系统、消化系统等各个系统发挥正常效能，并达到相互平衡。人们常说的"笑一笑，十年少"就是这个道理。

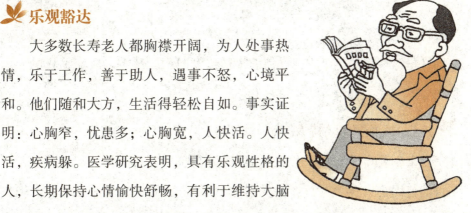

🍂 知足常乐

不切实际的奢求，往往会使人失望、难受、心理不平衡。而长寿老人多具备知足而乐，不足也乐的心理状态，他们面对现实时，一切从实际出发，对自己、对他人从不过分苛求。当自己的要求不能得到满足时，他们能冷静分析原因，找出自己的不足，且能够弄清别人能做到而自己做不到的原因，不会为此感到遗憾。现实生活中有一些长寿老太太，她们善良贤淑、不慕名利、不求奢华，以尽到做儿媳、做母亲、做妻子的责任和义务而感到骄傲和快乐，以能与他人和睦相处而心安理得。这些和善、平静、知足而乐的心理，使她们身体内的平衡变得有规律，这也是她们能够健康长寿的一个重要原因。

🍂 节哀制怒

人生不可能总是一帆风顺，总会遇到各种各样的坎坷、挫折，难免会

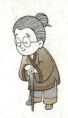

第二章 心理保健：做到"人老心不老"

出现令人气愤悲伤的事情，甚至让人长期陷于痛苦的逆境之中。在愤怒、悲哀、痛苦时，长寿老人大多数能够做到节哀制怒，他们想得通，看得远，在逆境中自强自立，坚持到最后，就有出头之日。这是一种健康向上的心理，乐观的人在逆境中总是知道采取积极的方法，如发泄、转移、忘却、升华等理智的行为方式，使悲愤情绪及时得到疏解，改变不良的心理状态。

严以律己，宽以待人

凡事不要斤斤计较，患得患失，不要为一时得失而烦恼、想不通，否则可能会因小失大。人们常说"吃亏是福"。有时候，表面上看好像失去了很多，其实从长远来看，自己会受益颇多。只有严于律己才能宽以待人，老年人要多看别人长处，多向他人学习，取人之长补己之短，只有达到这种崇高的精神境界，心理上才会保持平衡，感到舒畅。

兴趣广泛

事实证明，长寿老人大多精神生活丰富，有业余爱好，兴趣广泛，如种花养鱼、听书看戏、书法绘画、下棋斗鸟、河边垂钓等活动。一个人生活充实有趣，才会忘记自己正在衰老的事实。有所爱好，才能使大脑经常得到锻炼，改善脑部血液循环，延缓大脑的老化。

热爱生活

那些老寿星即使年迈也显得老当益壮。他们之所以能生机勃勃、精力充沛，是由于他们对生活充满热情，热爱家庭，热爱自己从事的活动。他们感到每天生活充实，与时代同步，精神有了寄托，内心十分愉快。另外，他们还善于生活，有着科学的生活方式，生活有规律，这种积极的心态可刺激身体各脏器协调平衡，有利于延年益寿。

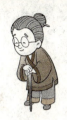

八种心态要不得

相信在生活中,我们常听说一些癌症患者努力抗癌,坚持不懈地与疾病作斗争的事迹。社会上涌现出了不少抗癌明星,不断地带来正能量。抗癌成功,有一大部分的功劳在于心态好。不只癌症,其他疾病的好坏也与情绪和心态有着千丝万缕的联系。据研究指出,疾病的产生70%是由坏心情引起的。同一种疾病,对于心态好的人能够康复得很快,即使是癌症也能创造奇迹。但是,对于那些心态不好的人来说,疾病好得缓慢甚至还会加重。因此,好的心态对于人的健康有着非常重要的影响。

随着年龄增长,特别是退休后,心理危机越来越重。生理上的衰老必然会带来生活自理能力、思维能力下降。一旦患上疾病,老年人更容易走入思想的误区,会被各种悲观的不良心态所包围。为自身的健康着想,老年人要及时克服以下几种不良心态。

忧郁

当退居二线,离开了原来的工作岗位,人走茶凉;经济收入减少,捉襟见肘;整天呆在家中,无所事事……这样的生活让许多老年人无法接受,让他们感到非常郁闷。尤其是退休前在单位担任领导职务的老年人,习惯了在单位一夫当关,等到他们终于成为和大家一样的普通人后,思想上的落差非常明显,这容易让他们产生忧郁心理。

急躁

我们在老年人身上常常可以看到急躁心理,究其原因,是退休后的社会角色发生了变化,他们的社会地位越来越低,于是孤独感、自卑感随之增强。在外面,他们享受不到被人尊敬的优越感,在家有时候子女把他们当作老小孩看待,在这种情况下,稍有不顺他们就会表现得非常急躁。

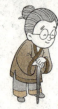

养老有方的生活智慧

🍃 怕死

许多老年人本来就为生活担忧，一旦生病，就会非常恐慌。尤其是当听说亲戚、邻居去世的消息后，对死亡的恐惧就会将他们笼罩。他们很容易联想到自己"年纪大了，所剩日子不多了"等想法。这些想法会带给老年人巨大的精神压力，对老人的身心健康十分有害。这需要老人的亲人和爱人对老人进行安慰，进行思想开导。

🍃 自尊心强

每个人都有自尊，尤其是老年人，自尊心特别强，他们希望子女一切都顺从他们，而不是处处都听从子女的安排，脾气古怪而倔强。这就需要周围的人尤其是子女多多理解他们的想法，理解为子女"鞠躬尽瘁，死而后已"的心理，多多给予包容，才能做到家庭和睦，让老年人度过一个幸福的晚年。

🍃 多疑

许多老年人退休后，交际圈子变小了，有的甚至大门不出二门不迈，不只是自己与别人沟通不畅，面对别人的好意和善意，也会本能地避开，而对自己身上的一点点小毛小病却总是过于敏感、疑神疑鬼。

🍃 掩盖

老年人虽然年纪大，但常常不服老，这其实是一种自我欺骗心理，说穿了就是担心别人说自己老，自己没有用处，甚至担心自己生病了子女会嫌弃。这时候晚辈的一言一行都要避免刺激老人，帮助老年人关注身体状况，如有疾病要及时治疗。

🍃 孤独

刚刚退休或失去老伴的老年人会不习惯一个人呆着，常常感觉孤独。

一旦生病，更会觉得茫然。尤其是生活在大城市单元楼里的老年人，"水电煤气相通，老死不相往来"，往往连近邻都不认识，这让他们常常有一种被人抛弃、冷落、与世隔绝的感觉。

 牵挂

由于现代生活压力增大，子女常常忙于事业，无法时时陪伴在老年人身边。老年人既希望孩子常回家看看，又常常担心晚辈的生活是否顺心、生活是否幸福、工作是否顺利，为此百般操心、牵肠挂肚。即使子女也为人父为人母，在他们眼里依然是"孩子"，自己累不说，小辈们也为此多有怨言。

上述种种不良心态，对老年人的健康长寿极为不利。当然，对于老年人来说，要克服上述种种并不容易。一方面需要自己拎得清、看得开，另一方面也需要子女和社会各方面的理解和配合。

气大伤身，与生气说再见

人们常说："生气是拿别人的错误惩罚自己。"有人对生气进行研究得出一个结论：生气几分钟就会耗费人体大量的精力，其程度不亚于进行一次长跑，而且生气时人的生理反应十分激烈，搅乱人体的内分泌，所以易生气的人身体一般都不太健康。据新加坡《联合早报》报道，有关研究人员发现，容易生气的中年和老年男子肺功能的衰退比一般人要早。

从医学上讲，我国中医认为生气会损伤人的五脏六腑。

生气易伤脑

人在生气时，大脑处于过度兴奋状态，致使血压升高，头痛、眩晕，严重时甚至会使脑血管破裂发生脑溢血，或由于脑血管收缩、管腔狭窄，

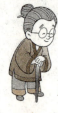

血液黏稠而形成脑梗死。同时，它还会促使脑细胞过早衰老而使人患上老年痴呆症、癔病、反应性精神病等。

生气易伤心

人在生气时会使冠状动脉收缩，心跳加快，从而导致心肌缺血、缺氧，进而出现心绞痛、心律失常、心肌梗死、心力衰竭等，严重时可导致猝死。

生气易伤肺

人在生气时呼吸会变得又快又急，气体交换失常，导致缺氧、咳嗽、呼吸困难等症状，严重时会发生哮喘、呼吸衰竭、肺心病等。

生气易伤肝

人在生气时，肝的解毒功能减弱，使肝胆代谢出现失常，容易发生肝胆管结石、胆囊炎、糖脂肪代谢的紊乱，严重时还会诱发肝炎、肝硬化。

生气易伤胃

人在生气时胃肠痉挛收缩，胃酸分泌增多，致使胃黏膜缺血、糜烂，出现烧心、胃痛、胃食道反流、胃溃疡等病症，严重时会导致胃大出血。

生气易伤胰

人在生气时胰岛素分泌会减少、胰高血糖素增多，造成糖代谢紊乱、血糖升高，胰蛋白酶、胰淀粉酶分泌也会变得不正常，发生消化不良、胰腺炎等病症。糖尿病患者生气时还会加重其病情。

生气易伤肾

人在生气时在肾部的表现是肾血管收缩、缺血、肾小管重吸收功能紊乱，肾小球滤过功能差，进而导致口渴、多尿、尿频、尿急、尿失禁等症状，严重时还会出现尿糖、尿蛋白增加或贫血、肾虚、肾功能衰竭等病症。

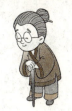

生气易伤皮肤

人在生气时往往会面红耳赤，血液中毒素增加。许多人会出现皮肤过敏的现象，容易过早生老年斑等。

生气易损害身体的免疫系统

人在生气时免疫细胞的正常工作会受到阻碍，从而使免疫能力下降，抵抗力减弱，易感冒。

老年人要做情绪的主人，要善于制怒，控制自己的情绪，让自己"宁静"。无论遭遇什么挫折，都要冷静面对，顺其自然，不以物喜，不以己悲，经得起欢乐和忧伤的考验。清代阎敬铭遭太监李莲英的迫害，大怒之下一病不起，在卧床休息期间，在冷静的思考中，他写下了《不气歌》，从此不再生气，真正做到了宁静制怒。

幽默，为健康加分

有一句话叫做"幽默是生活波涛中的救生圈"。幽默是一种力量，能将厄运逆转，将劣势转为优势，化不利为有利，化干戈为玉帛。幽默也是一种伟大的智慧，在现实生活中，人与人之间难免会发生磕磕碰碰的小摩擦，冲突各方互不相让，甚至弄到头破血流不可收拾的地步。假如冲突的一方心存宽容，运用得体的幽默，将矛盾化解，往往会使双方及时摆脱困窘的境地，握手言和，化敌为友。

有一个经典的幽默段子，说的是古希腊哲学家苏格拉底的故事。当时，苏格拉底正在和朋友们高

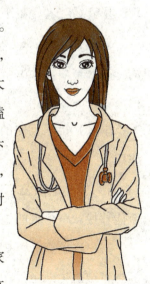

养老有方的生活智慧

谈阔论，他的妻子忽然大喊大叫地闯入，接着把一盆水泼到了他的头上。朋友们都感到非常惊讶，但是，苏格拉底却笑着说："我早就预料到，雷声过后，一定是倾盆大雨。"朋友们听了大笑，他的妻子却不好意思地退了出去。

这就是幽默的魅力所在。幽默是一种智慧，更是一种境界。能步入此重境界的老年人，凡事都会以平和之心待之，真正做到心无外物，自己的心情自己做主。而且，人们常常把那些年事虽高，但达观大度、幽默诙谐、爱玩好乐的老者誉为"老顽童"。事实证明，会自己找乐子的老人能长寿。老年人的生活趋向于平凡、单调，但如果能够适时幽默一下，那么平淡乏味的生活也会变得多姿多彩。更何况，老有所乐不仅是一种生活情趣，更是一种延年益寿的养老方式。宋代陈直的《养老奉亲书》卷四中说"养老之法，凡人平生为性，各有好嗜之事，见即喜之。有好书画者，有好琴棋者，有好赌扑者，有好珍奇者，有好禽鸟者，有好古物者，有好佛事者，有好丹灶者。人之僻好，不能备举。但以其平生偏嗜之物，时为寻求，择其精纯者，布于左右，使其喜爱、玩悦不已。"

如今，老年人的娱乐项目越来越多，可以打门球，练歌舞，击拳习剑，池畔垂钓，外出旅游，对弈斗智。乐而忘忧，乐而忘老，不知老之已至矣。

幽默是快乐天使的角色，是生活中的调节剂，关键时刻，幽默一下，作用大，益处多，是一个延年益寿的"长生果"。另外，幽默还扮演着"白衣天使"的角色。做一个幽默的人，拥有一个良好的心态，有时候甚至能够挽救一个人的生命。

在一次调查北京抗癌明星抗癌成功的因素的过程中，有1000多位癌症患者被医生断定只能活半年，最多活一年，结果有些病人却活了14年。医生简直不敢相信看到的事实，最后调查发现，那些抗癌明星将自己抗癌成功的因素归结于三点，一是心态好，不惧怕癌症，有信心使癌症康复；第二个原因就是人际关系和谐，来自家人的关爱及单位领导的关心，使自己战胜病魔，早日康复；最后一个原因才是与医生的紧密配合。

有一个90多岁的老太太，自己做饭，精神也特别好。当别人问她为什么这样长寿，她就只有一句话："没心没肺，有说有笑。"其实她平时并不太注意日常的饮食，最喜欢吃的就是杂酱面。所以她的长寿与她的好心态不无关系。相反，有的人天天对着食谱研究，一顿膳食多少卡路里、胆固醇、饱和脂肪酸、不饱和脂肪酸……即便如此，心态不平和、不开朗，吃得再讲究再好，也起不到保健的作用。同样，医学研究证明，良好的情绪和心态可以减少76%的患病率，也就是说，只要有一个良好的心态，就会有一个健康的身体。

乐观，心理保健的"不老仙丹"

《禅海箴言》里有这样一个故事：在京都南禅寺附近，住着一位人称"哭婆"的老太太。不管晴天还是雨天，她都不开心，整天以泪洗面，日子过得十分凄苦。

有一位南禅寺的和尚问她："老太太，你怎么总是哭呢？"她边哭边回答："你有所不知，我有两个女儿，大女儿嫁给了一个卖鞋的，小女儿嫁给了一个卖伞的。当天晴时，小女儿家的伞一定不好卖；下雨的时候，大女儿家的鞋肯定没人去买。想到这些，我怎么能不伤心落泪呢？"

和尚劝她："老太太，你不要哭了。不管天晴也好，下雨也好，我们都应该感激生活，好好地过日子。天晴的时候，你应该想大女儿的鞋店一定会生意兴隆；当下雨的时候，你应该去想小女儿家的伞一定会卖得很好。"

老太太经他这样一点拨，当即破涕为笑。从此以后，她的生活内容虽然没什么改变，但是由于她观察生活的视角变了，不再愁容满面，而是整天乐呵呵的，由"哭婆"变成"笑婆"了。

俗话说："愁一愁，白了头；笑一笑，十年少。"为了自身的健康，为了迎接幸福的晚年生活，老年人应该去掉无端的忧愁，保持乐观的精神。那么，应该如何培养乐观精神呢？

自得其乐

为了不使生活变得枯燥乏味，老年人要主动寻找乐趣。如艺术是一种美的享受，过去无暇顾及，如今闲暇时间较多，正是学习和享受艺术之美的时候。如今，许多老年大学里都有书法、绘画、花卉、园艺、雕塑等课程，拥有一种爱好和特长，可以使自己沉浸在艺术情趣中，让整个人显得胸襟开阔，情调高雅。同时，生活更充实，精神不再空虚。另外，通过这项爱好，老年人可以走出斗室，结交志同道合的朋友，消除孤独寂寞。

对人生充满希望

研究结果显示，在能够控制自己生活和对自己满意的人当中，有15%的人感觉很快乐。而快乐的人常常充满希望，无论在顺境还是逆境都会抱着积极的态度。一般来说，积极的人更健康，少生病痛。乐观的人即使生病，也会很快康复。

顺其自然

对于发生在自己身边的任何事情，都平淡看待。不管那些事情让自己是喜是悲是哀是乐，都应视为常理之中，坦然处之。

知足常乐

这并不是意味着人们不要对事业、对生活有所追求，恰恰相反，人们应该热爱生活，有所追求，对未来充满希望。人们常说"希望越大，失望越大"。因此，我们不要抱有不切实际的奢望，要面对现实，从实际出发，对他人不苛求。当自己的要求没有得到满足，自己的愿望不能实现时，要冷静地分析原因，要宽容大度、体谅理解、自我安慰、自我调节。

常怀报恩心

对于给予过自己帮助的人，常怀感恩之心，滴水之恩当以涌泉相报。同时，也要在自己力所能及的范围内帮助别人。

运用幽默

幽默是能在生活中发现快乐的特殊的情绪表现。具有幽默感的人，能够化不利为有利，可以从容应付生活中许多令人不快、烦恼，甚至痛苦、悲哀的事情。

忘却不愉快的经历

老年人往往阅历丰富，他们历经人生中的酸、甜、苦、涩，也产生了各种各样的情绪体验，他们常常回忆情绪体验深刻的事件，这是一种正常的现象。如果经常回忆一些令人愉快的往事，易产生乐观情绪；相反，如果经常回想一些令人不快的事情，则会给自己造成无形的压力，使自己产生紧张情绪。紧张是一种很糟糕的情绪，对心理健康危害很大。因此，老年人特别是老年朋友要学会忘却那些不快的往事。

苦中作乐

人生难免遭遇不幸，要善于调节自己的心情，凡事看得开，不较真。要善于安慰自己，消散自己的抑郁情绪，设法从不幸中尽快解脱出来。要有"不管风吹浪打，胜似闲庭信步"的度量和信心，时刻保持乐观情绪。

积极的生活方式

积极的生活方式是心理健康的必要前提。老年人最怕无所事事，如果每天只是保持三饱两倒（即三餐、午觉和夜觉）的生活方式，极易产生空虚、孤独和被抛弃的感觉，甚至会感到自己不过是在坐等死神降临，这对于老年人的心理健康有百害而无一利。因此，老年人要坚持积极的生活方式，积极健身、主动学习，经常参加有意义的集体活动，让自己老有所为，老有所乐。

如果以上几点你都能做到，始终保持一颗乐观向上的心态，积极生活，多与别人接触沟通，那么你就不会显老，你已老的容颜也会被别人忽略了，真正达到了年轻的目的了。

宽容，不生病的妙方

人生在世，免不了要与人相处，由于每个人的受教育程度、所处的环以及性格爱好不同，相处久了，难免会磕磕碰碰，甚至会发生矛盾冲突，如父子反目、婆媳不和等。其实，只要有一方豁达一些，大度一些，忍让一些，宽容一些，问题就会迎刃而解，就会化干戈为玉帛。"海纳百川，有容乃大"，这句至理名言永不褪色。

心理学家指出，适度的宽容，对于改善人际关系和身心健康都有好处，它可以防止事态扩大或加剧矛盾，从而使事情不可控，无法收场。大量事实证明，不会对别人宽容，也会殃及自身。

假如一个人心胸狭窄、小肚鸡肠，总爱斤斤计较，对人尖酸刻薄，看不得别人比自己强，一点亏都不吃，因为一时的得失、一时的纷争就大闹不休，与人水火不容；或寸权必争，寸利必夺，勾心斗角，互相攻击，甚至积怨成仇，欲置对方于死地而后快。那么，自己的神经也会绷得很紧，不但自己的心会很累很苦，也会使身体受损。精神处于高度紧张状态，内心冲突得不到解脱，就会导致神经高度亢奋，血压不稳，头疼失眠，心绪烦躁；跟谁说话都没好气，人们都会敬而远之，找不到发泄的借口，只好跟自己怄气。跟自己怄气的结果，在短时间内无法显现，长此下去，疾病随时可能光顾，更不要说快乐的生活了。另外，由于内心的矛盾或情绪危机难于解脱，极易导致体内分泌功能失调，给身体带来伤害，比如，会使儿茶酚胺类物质肾上腺素和去甲肾上腺素分泌过多，从而引起体内一系列恶性生理化学改变，造成血压升高，心跳加快，消化液分泌减少，胃肠功能紊乱等，并可伴有头昏脑涨、失眠多梦、乏力倦怠、食欲不振、心烦意乱等症状。这些内分泌功能的改变又会反过来增加人的紧张心理，形成恶性循环。而一旦宽恕别人之后心理上会经历一次巨大的转变，心灵得到净化，会使人际关系出现新的转机，那些忧愁烦闷的情绪就可得以避免或被消除。

人到中老年，生理和心理功能日渐衰老，心态的改变往往会影响人际关系和家庭生活的和谐。此时，老年人要学会自我调节情绪，少一点抱怨、固执，多一点宽容、忍让，这样才能拥有幸福的晚年生活。

学会宽容是人生的一大学问。老子说"心善渊"，说的就是人的心胸应该像水一样虚静深远，能包容一切、化解一切。那么，怎么才能做到宽容呢？让我们从以下"五个不要"做起吧。

❀ 不要过多抱怨

从心理上来讲，晚年是老年人对自己一生进行深刻反省的时期，但有的老人却不思自己付出不够，只想着别人对自己不够理解、不够关心，很多事情都与自己的意愿不相符合。

如果将这种抱怨情绪直接宣泄在家人或者朋友身上，常常会引起别人反感，进而影响到彼此之间的关系。

❀ 不要过分固执

从一定意义上来讲，固执是老年人的通病。老年人阅历丰富、见识广，往往已经形成了自己的一套固定的思考方式和办事方式。社会发展迅速，青年人有自己的想法和做事原则，当然不易接受老年人的意见和看法。如果老年人固执己见，可能会失去年轻人的尊重。

不要要求过高

懂得并践行"淡泊明志"的老年人，无疑会拥有健康的身体和美满的家庭生活。老年人要学会面对现实，随遇而安，对社会、对单位、对家人的期望值不要太高，因为希望越大失望越大。

不要一味否定

有些老年人常常为一点小事就和别人争吵不休。经常在别人高兴的时候，提出相反的意见或话题，让别人无所适从，让大家感觉他不好相处。当别人和自己的想法相左时，先保留自己的意见，不要急于否定，因为自己的经验之谈并不一定是正确的。

不要太苛刻

如果不顾及客观情况，只按照自己的标准说话和做事，就容易与他人产生矛盾。因此，对别人尽可能宽容一点，不要对一些小事斤斤计较。

大智若愚，难得糊涂

"扬州八怪"之一郑板桥写过一个条幅："难得糊涂"，条幅下面还有一段小字："聪明难，糊涂难，由聪明转入糊涂更难……"这里讲的"糊涂"，是指心理上的一种自我修养，意在要明白事理，胸怀开阔，宽以待人。

俗话说："大事清楚，小事糊涂。"即对原则问题要清楚，处理要有原则，即大事不糊涂；而对生活小事，不必过于计较。从心理学的角度看，一个人应该对生活中无关紧要的、不中听的话或看不惯的事，装作没听见、没看见，或者随听、随看、随忘，做到"三缄其口"。这种"小事糊涂"的做法，不仅是处世的一种态度，亦是健康长寿的秘诀之一。

人老了，常常会力不从心，对于有些无关紧要的小事，不妨糊涂点，抱着"睁一只眼，闭一只眼"的态度，就会减少一些不必要的烦恼。这就是说，老年人要学会随遇而安，遇上别人级别高、条件好、待遇优厚时，要做到不羡慕嫉妒恨；遇上飞扬跋扈、不可一世的人，能够知进退、会斗争也会保护自己；遇上喜欢争风吃醋、爱占便宜、爱出风头的人，能够宽容、谦让；遇到看不惯的事情能够做到心平气和，不动火……懂得知足常乐、吃亏是福的道理，做到眼光远大、胸怀宽阔，把世间的一切看得很淡、很平常。经验告诉我们，老年人多一些糊涂是一种大智慧，是大智若愚的表现。多一些糊涂，就能少一些烦恼；少一些精明，就会多一些快乐。

那么，怎么做才能让自己学会对一些小事糊涂呢？老年朋友不妨从以下几方面做起。

🍃 淡泊名利

我国古代的养生家嵇康说："清虚静养，少私寡欲。"诸葛亮说："非淡泊无以明志，非宁静无以致远。"学会清心寡欲，淡泊名利，不要过分计较利益得失，以减少自己的失落感。不要让这些消极情绪困扰自己，让自己苦恼，这样才不会损害自己的健康。

🍃 重视交际

学会交际，善于结交新的朋友，这样可以减少因环境变化而产生的孤独感。

🍃 改变生活节奏

学会改变一成不变的生活规律，建立全新的生活方式，这样就可以在身边的环境发生变化时不至于茫然无措，不能适应。

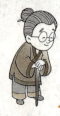

养老有方的生活智慧

🍂 **有自己的爱好**

追求自己的爱好，让生活充满情趣，从而减少自己的空虚感。

🍂 **调整生活重心**

每个人在每个阶段都有自己的生活重心，并随着年龄和境遇的变化而不断进行调整。老年人应该把健康作为自己的生活重心，将心灵自由而不越轨作为行为准则，从而保证身心健康。

概括来说，老年人真正意义上的"难得糊涂"，就是要学会控制自己的情绪，善于区分生活中的大事和小事，把握涉及原则问题的大事，忽略掉那些无关紧要的小事。

其实明白难，糊涂更难。老年人应该努力提升自己的定力，也就是常说的自控能力。学会控制自己的思维、控制自己的情绪、控制自己的态度、控制自己的喜怒哀乐，能做到这些你的"糊涂"就不会难了。

心存感恩，知足常乐

《道德经》中说："知足于内而不争虚名，就不会有屈辱；知止于外而不贪得无厌，就不会有忧患。如此可以使身体健康长寿。"老年人要懂得知足常乐的道理，对自己的生活有信心，学会客观地认识和评价自己的人生位置，满足于自己所处的位置，珍惜自己拥有的一切。我们要明白，有些东西是自己拥有而别人无法得到的，而有些东西是别人拥有而自己不可能得到的，自己不可能拥有世间所有的一切美好的东西。因此，不要攀比，凡事量力而行，根据情况随时调整自己的目标。

古语道："有功夫读书，谓之福；有力量济人，谓之福；有学问著述，谓之福；无是非到耳，谓之福；有多闻直谅之友，谓之福。""福"到底是什么呢？"福"其实是人们心态健康的一种状态，是一种知足感。只要用知足的心态来看待，世间任何事情都是"福"，享乐是福，吃苦也是福；机巧是福，吃亏也是福。

现实生活中，有的人对名利和享乐不知足，常常为此烦恼忧愁；更有甚者，因为不知满足、贪得无厌，不惜以身试法，最后走上了犯罪的道路。因此，不知足是人间的活地狱，它会让人一刻也不得安宁。要知道，人赖以生存的需求非常有限，一天不过三餐，夜晚不过一张床。把这些想明白了，你就能把一切放下了。

心存感恩，知足常乐，这一点在国外也有体现。外国有专门的感恩节，美国人将每年11月的第4周星期四定为感恩节，加拿大则是每年10月的第2周星期一。感恩节起源于1621年。1620年11月，102个英国清教徒到达美国的普利茅斯，当时正值严寒，他们饥寒交迫，最终活下来的只有50多人。这时，心地善良的印第安人给这些移民送来了生活必需品，还教他们学会了狩猎、捕鱼、种南瓜、饲养火鸡等。在印第安人的帮助下，他们终于获得了丰收，在欢庆丰收的日子，为了感谢上帝，感谢印第安人的帮助，这些移民大摆宴席，邀请印第安人一同庆祝节日。他们欢聚一堂，不仅大饱口福，还一同参加了摔跤、赛跑、唱歌、跳舞等活动。渐渐地，这个节日就流传了下来，并风行各地。感恩节的诞生，反映了人们心存感激、善待自己、善待他人的一种美好的想法，这是一种境界，是一种善良的、平和的、豁达的心境。

清朝内阁大学士纪晓岚有句话："事能知足心常惬，人到无求品自高。"老年人经历了一辈子的风风雨雨，体验了人世间的酸甜苦辣，如果自感没有虚度年华，没有遗憾之事，那么，无论贫富贵贱都无所谓了。因此，老年人更应该心存感激、知足常乐，如果抱着这样的心态，晚年生活一定充满阳光，自己必定会气血调和、健康长寿。

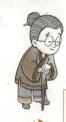

善找乐趣，做一回老顽童

著名作家、百岁文坛泰斗冰心曾说过这样一句话："人老并不可怕，可怕的是心老，心老易死。"一些调查结果也显示，那些童心常在、童心不泯的老年人，不但生活充满乐趣，而且身体非常健康。有童心的人，不会随着年龄增长而失去可贵的好奇心，也不会因腿脚不便就消极生活，更不会为芝麻绿豆的小事而烦恼，他们活得像孩童一样纯真，和孩童一样愉快，西方有一句谚语："有三岁老翁，也有八十岁的少年。"中国也有类似的俗语："人有三岁之翁，有百龄之童。"这些都表明，人的衰老不仅仅源于时光的流逝，更重要的源于童心的幻灭。一个人如果失去了童心，也就意味着失去了求知欲、好奇心和新鲜感。那么，即使是青少年，看起来也会是毫无生气、老态龙钟的"少年翁"。反之，即使已过古稀之年，如果保持一颗童心，那他看起来也是鹤发童颜、充满青春朝气的老小孩。

究竟何为童心呢？《辞海》说得很清楚："儿童的心情，孩子气。"我们可引申为真心，真情实感。童心是人们真情实感的外在流露，是天性，是真心实意。保持童心，就是要人们返璞归真，回归自然，而不要矫揉造作、虚情假意。面对纷繁复杂的世事，老年人应该常怀"三心"，即大度之心、善良之心、不苛求之心，坦然面对人生的顺境与逆境。这样的话，老年人就不仅仅只是经验丰富的老者，还是心无忧虑一身轻的孩童，拥有这样的心态、这样的人生境界，想要健康长寿并不是遥不可及的奢望。

那么，老年人怎么才能保持一颗童心呢？

追忆童年

每个人都有一段难忘的童年时光，童年时，我们无忧无虑，捉迷藏、放风筝、捉蛐蛐等，都是我们童年时代最喜欢做的事。让我们试着追忆一下，甚至再次尝试一下，就很容易在嬉笑玩闹中再次感受到童年的美好。

而如果能够回到童年时代居住、生活、玩耍过的地方，故地重游，重温旧梦，则可以使我们的童心再度萌发。我们也就能够"乐而忘忧，不知老之将至"了。

🍂 多交童友

除了与自己的孙子孙女享受天伦之乐外，老年人还可以多与其他小孩子亲近。孩子的言谈举止稚气而纯真，在与他们嬉笑玩闹中可以重温属于自己的童年乐趣，从而获得心灵的慰藉。

🍂 做个老顽童

生活中，人们习惯把一些乐观豁达、风趣幽默的年长者称为"老顽童"。他们常常博得大家哄堂大笑，是众人的开心果，是家里极为重要的"一宝"。有他们在，家里就会平添几分欢乐的气氛。老年人不妨试着学做一个老顽童，在自娱自乐的同时，也能带给别人欢声笑语。

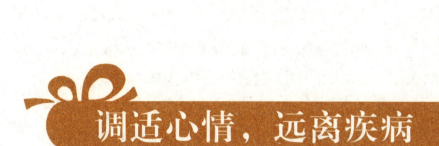

调适心情，远离疾病

以情制情法，中医心理疗法

以情制情法是中医独特的心理治疗和康复方法。它是根据情志及五脏间的阴阳五行生克原理，用互相制约、互相克制的情志，来转移和干扰原来对机体有害的情志，借以达到协调情志的目的。以情制情法包括以下几种情况。

喜伤心者，以恐胜之

以恐胜之，又叫惊恐疗法，适用于神情兴奋、狂躁的病症。《洄溪医书》里记载了一例喜病恐胜的案例：有一个新晋状元，告假还乡，途中突然病倒，请来一位医生为他治病。医生诊断后说："你的病无药可治，七天内就会死亡，快赶路吧，抓紧点还能回到家中。"新状元垂头丧气，日夜兼程赶回家中，可7天过去了他竟然安然无恙。他的下人拿了一封信走了进来，对他说："那位医生留下一封信，要我到家后转交给您。"只见信中写到："公自及第后，大喜伤心，非药力所能愈，故仆以死恐之，所以治病也，今无妨矣。"此例说明了惊恐疗法的有效性。

思伤脾者，以怒胜之

这种疗法运用了人在发怒时肝气生发，可以解除体内气机郁滞的原理，对长期思虑不解、气结成疾或情绪异常低落的病症有一定的治疗作用。《续名医娄案》载："一富家妇人，伤思虑过甚，二年余不寐。张子和看后曰：'两手脉俱缓，此脾受之也，脾主思故也。'乃与其丈夫怒而激之也，多取其财，饮酒数日，不处一法而去，其人大怒，汗出，是夜困眠，如此者，八九日不梦寐，自是而食进，脉得其平。"此例说明了思虑过甚可以使人的行为和活动调节发生障碍，致正气不行而气结，或阴阳不调，阳亢不与阴交而不寐，当怒而激之之时，逆上之气冲开了结聚之气，兴奋之阳因汗而泄，致阴阳平调而愈。

悲伤心者，以喜胜之

以喜胜之，又被称为笑疗，适用于由于神伤而表现得抑郁、低沉的种种病症。《医苑典故识趣》收集了这样一个笑话：清代有一位巡按大人，心情抑郁，郁郁寡欢，整天愁眉不展。为此，家人特请名医诊治。名医问完病因，并为其把脉，按脉许久，竟将其诊断为"月经不调"。那位巡案大人听了，嗤之以鼻，大笑不止。他像听到了世界上最好笑的笑话，连连说道："我堂堂男子焉能月经不调，简直荒唐到了极点！"从此以后，每次回忆起这件事，就忍不住大笑一番，乐而不止。其实，这是名医故意用常识性的错误来引病人发笑，以达到治疗的目的。

怒伤肝者，以悲胜之

以悲胜之，是利用《黄帝内经》"悲则气消"和"悲胜喜"的原理，促使病人产生悲哀情绪，达到身心康复目的的一类疗法，对于消散内郁的结气和抑制兴奋的情绪有较好的作用，最适于病人自觉以痛苦为快的病症。《儒门事亲》中载：张子和给一位妇人治病，他问病人："心欲常痛哭为快否？"妇人说："欲如此，余亦不知所谓。"张子和又说："少阳相火，凌灼肺金，金受屈制，无所投告，肺主悲，但欲痛哭为快也。"于是，张子和鼓励病人尽量痛哭，她的病才得以康复。此病例为木火的伤肺金，肝肺气郁，故以哭出为快。

服老，让气顺过来

日常生活中，操劳了一辈子该享清福的老年人，却一点儿也不比那些忙于工作、压力山大的上班族轻松。他们一会儿想到子女的生活是否顺利、是否满意，一会儿又想到孙子、孙女学习如何，还会想到自己是不是患上了某种疾病……总之，他们继续操心，甚至心理负担还与日俱增。所以，我们经常看到一些老年人没说几句话就开始长吁短叹。

叹气，实际上就是气不顺的典型表现，而气不顺人就老得快。那么，如何才能让那些不顺的气顺过来呢？最直接的做法就是少操心。下面，提

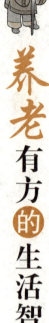

供几个方案以供老年朋友参考，也可作为子女给"老爸老妈"的建议。

🍁 服老，承认衰老

关于"老"，《黄帝内经》中曾有一段岐伯和黄帝之间的对话：

帝曰："人年老而无子者，材力尽邪？将天数然也？"

岐伯曰："女子七岁，肾气盛，齿更发长；二七而天癸至，任脉通，太冲脉盛，月事以时下，故有子；三七肾气平均，故真牙生而长极；四七筋骨坚，发长极，身体盛状；五七阳明脉衰，面始焦，发始堕；六七三阳脉衰于上，面皆焦，发始白；七七任脉虚，太冲脉衰少，天癸竭，地道不通，故形坏而无子也。丈夫八岁，肾气实，发长齿更；二八肾气盛，天癸至，精气溢泻，阴阳和，故能有子；三八肾气平均，筋骨劲强，故真牙生而长极；四八筋骨隆盛，肌肉满壮；五八肾气衰，发堕齿槁；六八阳气衰竭于上，面焦，发鬓颁白；七八肝气衰，筋不能动，天癸竭，精少，肾脏衰，形体皆极；八八则齿发去。"

这里大篇幅引用中医经典《黄帝内经》，要告诉老年朋友的是：衰老是有时间节律性的，衰老是一个不可逆转的过程。所以，老年人要"服老"，不要"妄为"。"想当初怎样怎样"的话说说无妨，但和年轻人去拼体力，去较劲，就不是明智的行为了。老年人不比年轻人的身强力壮，平时用力过猛，超体力劳动或连续时间过长，都有可能会使身体受损。轻者，会引起腰肌劳损；重者，可能还会损伤内脏，甚至引起内脏出血淤血等。因此，老年人要以平常心坦然面对自己日渐衰老的事实，上应天地下合乎自然，就会"心气自顺"。儿孙的事难免会操心，但也要尽己所能，适时放手，不要勉强自己，人们不是常说"儿孙自有儿孙福"嘛。

🍁 该放手时就放手

在许多老人眼里，孩子再大也是孩子，但如果大到买房、购电器、儿女找工作,小到锅碗瓢勺、一针一线,都要过问,这不仅自己会感觉累,子女从父母健康的角度出发心里也不乐意。再说,在儿女心中说不定还把老人当小孩呢。他们认为老人和小孩一样,是需要他们细心照顾的人群。我们平时说的"老小孩",其实说的就是这个道理。此外,那些想要让老人真正放手的子女要认为到老人会主动去改变,只有自己将有些事情扛起来,这样老人才能放心,从而安心地放手。同时,子女还要更多的发现老人的兴趣爱好,并加以支持和引导,甚至可以让他们参加一些社会活动,不仅可以让他们生活得充实,还能在一定程度上发挥余热。

三字法养生

人体盛衰有其自然的规律,但这并不是说老年人只能无所作为。虽然要老年人服老,但并不是说老年人消极得什么都不做,老人可以学一些养生的知识,让自己的晚年更健康,更幸福,更快乐。这里为老年朋友推荐"三字法"养生方式。一是"炼",就是积极锻炼身体,提高健康水平,增强抗病能力。运动方法的选择因人而异,老年朋友可以根据自己的体质选择散步、打球、做操、打太极拳、气功、慢跑等运动。二是"防",要采取相应的措施,预防感冒、气管炎、胃炎、关节炎等常见病。三是"养",《黄帝内经》里讲:"五谷为养,五果为助,五畜为益,五菜为充,气味合而已之,以补益精气。"平时老年人可以适当多饮些开水、淡茶豆浆以及牛奶等饮料,还应多吃些番薯、玉米、芝麻、青菜、柿子、香蕉、蜂蜜、红枣等柔润之品。

嫉妒要不得,伤己又伤人

嫉妒是对别人的优势而心怀不满的一种不悦、自惭、怨恨的负面情绪。在现代快节奏、压力大的工作和生活中,嫉妒已经无处不在,有些严

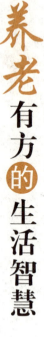

重的嫉妒甚至使人的心理扭曲。客观地说，几乎每个人都有嫉妒心理，但是有的表现得明显，有的隐藏得几乎不能被别人看到。不管如何表现，嫉妒都是一种不健康的心理，它会对人的健康造成极大的危害。

首先，嫉妒能带给人一系列生理变化，造成人体内分泌紊乱、消化腺活动下降、肠胃功能失调、失眠、血压升高、脾气暴躁、性格多疑、情绪低沉等，甚至会使人患上高血压、冠心病、神经衰弱、抑郁症、胃及十二指肠溃疡等不同程度的疾病。目前，德国已经把嫉妒列为疾病的一种。

其次，嫉妒还是一种人格缺陷，一种阴暗心理，也是一种破坏性因素，对自己的生活、工作、事业等各个方面都会产生消极的影响。一个怀有嫉妒心的人，总是难以获得良好的情绪，并且缺乏积极奋进的精神。

再次，嫉妒容易使人产生偏见。从某种程度上来说，嫉妒是与偏见相生相伴的，嫉妒程度有多大，偏见就有多严重。

此外，嫉妒压制和摧残人才。在现实生活中，由于对比自己有才的人产生嫉妒和偏见，许多人不被重用，才华被埋没。这样的例子比比皆是。

最后，嫉妒是人际交往中的一种心理障碍，它会限制人的交际范围，影响人际关系，使人们带着偏见交友，甚至能反友为敌。

嫉妒这种心理带给人这么多危害，我们怎么才能消除嫉妒带来的不利影响呢？

其实，只要有一个较好的意志品质，有一心向善的自觉行为，嫉妒这种不良心理就能转化为积极的动力。这就需要我们从以下几个方面做起。

要有自知之明，客观评价自己

当露出嫉妒心理的苗头，或是有一定的表现时，就需要冷静地分析自己的想法和行为，同时对自己作出客观的评价，找出自己与别人的差距和问题。

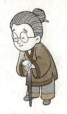

调整心态

一旦发现自己有嫉妒心态，就要调整自己看问题的角度，从另一个角度全面审视，便会发现自己对别人嫉妒完全没有必要，而且毫无意义。

不要追求虚荣

虚荣心其实是一种扭曲了的自尊心。对于嫉妒心理来说，要面子、不愿意别人超过自己、通过贬低别人来抬高自己，正好反映了自己内心的虚荣和空虚。

要心胸开阔

一个心胸宽广的人，是不会嫉妒别人的。要使自己心胸宽阔，就要不断提高自身修养，使自己从爱嫉妒的心理中解脱出来。同时，多向身边那些性情开朗、心胸开阔的人学习，要不断地在心里告诫自己，不能小心眼。

总之，嫉妒是一种不健康的心理。只要你努力客观地评价自己与他人，找出与他人的差距，学会调整自己的心态，不爱慕虚荣，不去计较一些无关紧要的小事，就能克服这种不良心态。

制怒，避开不良消极情绪

现代研究表明，善于避免忧郁、悲伤等不愉快的消极情绪，使自己处于怡然自得的乐观状态，会对人体的生理起到良好的作用。比如，能提高大脑及整个神经系统的功能，使各个器官系统的功能协调一致，不仅可以避免焦虑、失眠、头痛、神经衰弱等轻度的心理疾病，即使像精神分裂等严重的心理疾病的发病概率也会降低。因此，老年人要懂得控制自己的情绪，特别是抵制消极情绪。

愤怒是一种常见的消极情绪，严重地危害人的健康。医学证明，随便发怒会产生毒素。美国一位医生曾做过一项实验，他把一个正发怒的人的唾液取出来放在试管摇一摇，里面的沉淀物好多都是毒素，将这些沉淀物注射到白鼠身上，结果白鼠立刻就出现中毒迹象。第二次在一个心态好、心平气和的人身上，再取他的唾液装入试管，结果试管里没有出现沉淀物，再将试管里的唾液注入白鼠体内，结果白鼠没有中毒。这就说明一个人在发怒时体内会产生毒素，影响我们的健康。愤怒不仅能伤肝，还能伤害心脏、胃、大脑等组织器官，从而导致多种疾病。清朝禁烟英雄林则徐将"制怒"作为自己的座右铭，想来有一定的道理。

那么，如何避免或消除发怒呢？中老年朋友不妨试试以下几种办法。

充分认识到发怒带来的不良后果

发怒会危害健康。因为发怒可造成心血管机能的紊乱，出现心律不齐、高血压和冠心病等病症，严重时还会导致脑血栓或心肌梗死，以及高血压患者的猝死。老年人在发怒之前，首先应想象发怒带来的不良后果。

有意躲开"触媒"，及时撤火

在"怒火"尚未"冲冠"时，要用理智转移注意力。只要情况允许，就可以有意躲开一触即发的"触媒"，即吵架的对象、发怒的现场，"三十六计，走为上计"。这样，眼不见，心不烦，火气就消了一半。另外，还可以自己有意撤火，强忍着不做声，进行"冷处理"。只要自己还能自我控制，就可以试着自我暗示，在心中默念"发怒是没文化的""发怒是无能的软弱的表现""不能发火，否则会把事情搞砸"。通过这样积极的暗示，可以组织自身的心理活动获得战胜怒气的精神力量。俄国作家屠格涅夫劝人争吵时，让舌尖在嘴里转十圈，等到心平气和时，气头过后再解决矛盾，千万不能火上浇油。

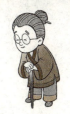

🍂 及时宣泄

如遇到不开心之事,就要及时宣泄出来,千万不能闷在心里,以免气郁成疾,或者大发雷霆。宣泄的方式可以是摔打一些无关紧要的物品,也可以对空大喊缓解一下自己的愤怒情绪。最好是跑到楼下,再爬上楼,还可以通过与别人聊天来转移自己的注意力。

🍂 制怒要注意养肝

中医学认为,肝主怒,要制怒,就必须要保护好肝脏的功能。可以根据发怒的原因,采取不同的药膳进行调理。比如,对于由肝气郁结引起的发怒,当疏肝解郁,可用逍遥散治疗;对于肝火上炎引起的发怒,当清泄肝火,用龙胆泻肝汤治疗;对于肝阳上亢引起的发怒,当滋阴潜阳,可用镇肝泻风汤治疗。

🍂 自我按摩

怒气会使人的颈部和肩部的肌肉紧张,从而引起头痛,因此,自我按摩头部或太阳穴10秒钟左右,有助于减少怒气,并能缓解肌肉紧张。

🍂 闭目深呼吸

闭目几秒钟,再用力伸展身体,慢慢安定心神。

发怒有害无益,但现实中又常常难以避免。老年人遇到让人生气的事时,不要轻易动怒,更不能拿同学、同事、朋友或别的人当"出气筒",否则会影响人际关系,要学会自我调节,合理宣泄情绪。

合群,自己并没有不同

在生活中,我们常常见到一些老人独来独往,从不往人堆里凑,看起来与人群格格不入。他们或许过于洁身自好,或自命清高,不好交往;也有些老年人过于自卑，总以为别人看不起自己，因而缺乏积极交往和参与集体活动的勇气。总之，这些人常常表现为孤僻内向，离群索居。

心理学家指出，这种不合群的性格最要不得，不仅有碍于和谐的人际关系的建立，还会使人心理上缺乏安全感和归属感，形成退缩感和孤独感，从而对自己的身心健康不利。

那么，怎么做才能改变不合群的性格呢？

🍂 学会关心别人

如果你希望被别人关系和喜欢，你就首先要关心和喜欢别人。关心别人，帮助别人克服困难，不仅可以赢得别人的尊重和喜爱，还会因对方积极的回应而带来满足感，这就增强了你与别人交往的自信心。另外，有了困难你要学会向别人求助，别人帮你克服了困难，你的心情放松下来，从而可以了解到与人交往的重要性；而且由于你诚挚的道谢，别人也会有一种满足感，这就沟通了人际之间的情感交流。

人与人之间本来就应该互助友爱，在互相帮忙的过程中，不仅困难得以解决，还能收获愉快的情感体验甚至宝贵的友谊，何乐而不为？

🍂 学会正确评价自己

古人云："人贵有自知之明。"在人际交往中，你对自己的认识越正确，你的行为就越自然，表现得越得体，结果也就能够得到别人肯定的评价。而别人的肯定对于帮助你克服自卑和自傲两种不利于合群的心理障碍是十分有利的。

此外，"知人之明"对于合群也是非常重要的。人们常常会戴着"有色眼镜"看别人，带着偏见去评价他人。比如，人们常常会根据对方的面相评价某人面善还是面恶，会根据职业评价某人具有某些特征；如人们通常认为会计总是爱斤斤计较，十分小气。这种错误的人际直觉，当然会使你难以与人和睦相处。但是，如果你能认识到这些人际直觉中的偏见，并不为之所囿，你就能慢慢地融入人群，拥有和谐的人际关系。

🍃 保持人格的完整性

庄子说："水至清则无鱼，人至察则无朋。"与人相处时，当然不应该苛求他人，而应该采取随和的态度，但是随和也要有一个度。因为随和并不意味着放弃原则，迁就也不意味着予取予求。如果那样的话，根本不会得到别人的信任和尊敬，使自己合群更无从谈起。

保持人格完整的正确做法是，在平时的待人接物中，坚持自己的处事原则和态度，让别人了解自己是怎样一个人。这样，别人就会知道你的作风，而不会勉强你做你不愿意做的事，而你也不会因经常需要拒绝别人的要求而影响彼此之间的人际关系了。

🍃 学会和别人交换意见

要想合群，就要学会与别人沟通、交流，相互交换意见，从而使双方互相了解，这样有助于建立良好的人际关系，使自己不再显得与众不同。因此，经常找机会与别人谈谈话、聊聊天，不但能增长知识，而且还能加强情感交流。

🍃 学会一些交际技巧

如果你在与人交往时总是产生挫败感，那么由此而引起的消极情绪当然会影响你的合群性格。如果你能多多学习一点与人交往的艺术，自然有助于交往的成功。例如，你可以多掌握几种文体活动技能，如跳舞、打球等，你就会发现自己在许多场合都会成为受别人欢迎的人。

友情是在相互的施与受中产生的。孟子说得好："爱人者，人恒爱之。"如果你能主动伸出善意的手，它马上会被无数友好的手握住的。

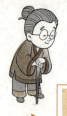

冥想，放松和养生的好方法

现代人生活节奏加快，往往感觉时间不够用，利用几分钟时间好好放松一下，是给自己最好的礼物。也许你会用这几分钟的时间躺在床上放松片刻，但是最好的放松方法是冥想。有的人可能会问，冥想和放松休息有什么不同吗？

最明显的不同是身体放松后，从肌肉到神经逐渐舒缓下来，人会感觉特别舒服，想要渐渐进入梦乡。而冥想则不同，在整个冥想的过程中，虽然我们也会放松身体，但会把精神集中到一个定点上。这个定点可以是身体的某个部位，也可以是身外的某个地方。因此，冥想时我们始终保持一种既平静又专注的状态。进入冥想状态以后，可以在很短的时间内让呼吸和脑波渐渐平静下来，全身也能慢慢放松，自己也会被带入另一个领域。这对于减压和平静思绪大有裨益。

第一，冥想能培养一种满足和平静的情绪状态。他能让人精神放松，脑电波平静，而且能帮助调节血压。此外，冥想还能启动副交感神经系统，从而平息体内的躁动情绪，清除肌肉中不必要的张力，有助于调节呼吸频率。如果每天坚持练习冥想5分钟到1个小时，对于应付当前的挑战和压力很有帮助。

第二，在精神方面，当注意力集中、大脑活动平静的时候，你就能够进入到一种真正的冥想状态，这时你脑中无任何杂念，不受任何事物干扰。冥想的最终目的是达到一种天人合一的最高精神境界，从而使自己洞悉世事或感悟到自我的本质。

第三，作为一种古老的修炼方法，被现代医学证明能够大大降低高血压患者患心血管疾病的概率。研究人员对202位平均年龄为72岁的老年高血压患者进行长达18年的跟踪调查后发现，练习"沉思冥想"的患者，其动脉壁厚度明显缩小，患心血管疾病的概率比对照组要低30%。

研究证明，"沉思冥想"不仅可以治疗心脏病、关节炎等疾病，还可以治愈、预防癌症。那么，冥想具体应该怎么做呢？可以参考以下三种做法。

🍃 观呼吸

做法：把注意力放在平稳且深长的呼吸上，然后慢慢缩小注意力的范围，最后将专注力放在鼻尖，或是鼻尖外那一小块吸/吐气的空间上。在此过程中，仔细感觉每个吸吐之间的变化，脑子放空，别的什么都不要去想。

🍃 观外物

做法：半闭着眼睛，把目光集中在眼前约一尺远的定点上，可以是一幅图，也可以是烛光，总之眼前的事物越单一越好，以免分心。在注视一段时间之后，缓缓地闭上眼睛，心中仍想象刚才的那个影像，仍旧保持呼吸平稳。

🍃 观其他

做法：除了以上介绍的观呼吸外，还可以让自己专注于第三眼、喉轮、心轮等多处。期间，若有杂念产生，仍旧回来注视那个顶点，注意不要让自己的注意力分散。

冥想的时间不用太长，对于初学者来说，如能专注且享受5分钟，就很不错了。以后，可以逐渐延长每次冥想的时间。不过，需要注意的是，在冥想时，身体和心情应绝对放松，不要不自觉地皱着眉头或握着拳头，应静坐，全身自然放松，调节呼吸，缓慢出气，脑中不断想象美好的事物，比如想象蔚蓝的天空，飘逸的白云，雄鹰展翅翱翔，一望无际辽阔的草原，五彩霞光，皓月当空等；想象青山幽谷，奔腾的黄河和长江，甘甜

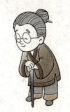

第二章　心理保健：做到"人老心不老"

的清泉等，想象孩童天真活泼的笑颜，青壮年的青春朝气，姑娘的文静与温柔等，想象一桌子的美味佳肴，梅、橘、杏的甘甜，回忆自己取得的成就，以往喜悦之事，昔日趣闻等，就会觉得生命如此神奇，自己就会充满信心，充满希望，全身心地迎接美好的生活。

中老年患者更需要小心呵护

随着年龄的增长，各种由于机体衰老所致的疾病接踵而来，这是正常的生理现象，老年人需要做的就是提高自我保健意识，加强自我调控能力，努力让自己的晚年生活在健康、幸福、快乐中度过。

老年人应意识到，生病乃是一件寻常事，这个世界上绝对健康的人也很少。一位老医师也说："几乎对每个40岁以上的人，我都可以从他身上找出至少4种病。"《养老奉亲书》中也承认了这一点："殊不知上寿之人，血气已衰，精神减耗，危若风烛，百疾易攻。"这就意味着，在每个人生命的最后几十年，疾病会三番五次地侵扰我们的身体。尤其是那种剪不断理还乱的慢性病，更是会人心惶惶，整天活在病魔的梦魇之下，生之乐趣也会大打折扣。

另外，由于慢性病长期缠身，迁延难愈，有的卧床不起，生活不能自理，需要家属长期照料，再加上长期吃药的经济负担，中老年患者常会出现焦虑、内疚、自责的心理，消极悲观，自暴自弃，有的甚至还会出现绝望寻死的心理。平时，患者有时表现为抑郁少言，有时则表现为暴躁、怒气冲冲，遇到一些不如意的小事就会雷霆大怒。这些不良情绪如果不能及时得到排解，常常会使原有疾病病情加重，导致血压的不稳定、消化性溃疡的加剧、癌症的恶化等，证候还可能会出现反复或更为严重，甚至医生也对此无能为力。《黄帝内经》中有一句名言："百病皆生于气。"因此，积极、热情、健康的生活态度，对于老年人的健康极为有利。我们应该带着"带病延年"的健康心态来看待疾病和人生，这样我们就能确保健康。"带病延年"一语，古已有之，系清代医学家王孟英之言，出于《王孟英医案》，主要是针对慢性病而言的。患上慢性病以后很难治愈，只能改善临床症状，缓解病情。但是慢性病患者也不要为此消沉，悲观失望。因为坏情绪对疾病的治疗和恢复非常不利。现代心理免疫学的研究表明，人在患病的时候需要"心量抗争"。只有树立战胜疾病的信心，才能调动体内的免疫力量，进而促进身体早日康复。而人的精神一旦崩溃，即使是不起眼的感冒发热也能致人死亡。

因此，在为患者医治的过程中，一定不能忽视患者的情绪调节。除了对患者采用手术、放疗、化疗、免疫及中医治疗，还应配合使用心理治疗及护理。对于慢性病患者的一些心理变化，患者家属应善于捕捉，当老人因为疾病而焦虑抑郁时，应对患者热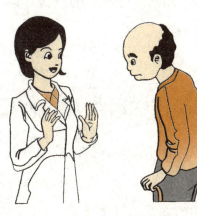情关心，耐心引导，帮助患者树立战胜顽疾的信心。对于患者的粗暴无礼，切不可感情用事，与其针锋相对地争吵，不要伤害患者的自尊心，要站在患者的角度给予深切的理解，用真诚的善心去感化老人。家属最好能时常与患者促膝谈心，帮助老人正视现实，鼓励他振作精神，使其重新燃起对生活的希望。家属要尽量帮助患病老人消除顾虑和其他有害的心理因素，用一些同样病例的患者与疾病做顽强斗争的生动事例开导启发患者，增强患者的心理承受能力，充分调动患者的积极性，使其主动配合治疗。另外，还应在病情允许的情况下，把患者的生活安排得丰富多彩，让其适当参加一些文娱、体育活动。有趣味的活动可以分散患者的注意力，有助于他们克服消极情绪的滋长，驱散心头的忧郁和烦闷。单调、乏味的生活，会增加患者的寂寞感，加重焦虑和烦躁情绪。

慢性病的治疗，"三分靠药，七分靠养"。许多慢性病患者由于治病心切，往往盲目求医问药，私自乱用药物，这很容易产生严重的后果。在这里提醒老年朋友，一定要遵守医嘱，在正规的医院就诊，不要乱投医，也不要轻易相信偏方、验方，因为那些偏方、验方并不一定适合自己。心理效应可以影响药物疗效，患者要相信医生，相信所用的药物，良好的心理效应才可以提高药物的疗效。患者家属也不要与医生唱反调，贬低现用药的治疗价值，盲目介绍患者尝试其他治疗方法或用其他药物。

阿尔茨海默症老人的 5 种情感及对策

阿尔茨海默症老人一般有以下 5 种情感：

焦虑

症状：阿尔茨海默症老人常出现失落和不安全感，表现为坐立不安、反复挑选衣服、不停地搓手、到处吼叫或来回走动，甚至拒绝进食与治疗等。

应对建议：给患者足够的照明，保证居室安静，安排有趣的活动，鼓励其参加运动、散步。

抑郁

症状：阿尔茨海默症老人经常会出现心情抑郁，表现为呆滞、退缩、食欲减退、心烦、失眠、疲倦等。

应对建议：耐心倾听患者自述，不强迫患者做他不情愿做的事，鼓励其参加运动、散步。

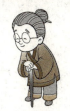

激越

症状：情感不稳定，常为一些小事发火，逃避，顽固，不合作。

应对建议：分析老人产生激越情绪的原因，适时安慰患者，并避免刺激性语言对老人再次造成伤害，鼓励老人参加规律性的锻炼，以达到放松的目的。

淡漠

症状：表现为退缩、孤独，回避与人交往，对环境缺乏兴趣。

应对建议：给患者增加室内照明度，室内摆放患者喜欢的物品，如日历、时钟、照片、收音机等，对患者说一些关心的话，取得患者信赖，鼓励患者做一些有益于身心的事情。

欣快

症状：常表现为易怀旧，有满足感。话语增多，回首往事，自得其乐，而面部表情却给人一种幼稚、愚蠢的感觉。

应对建议：尊重患者，耐心倾听，但不要让其总是沉浸在陈年往事中。可以适时增加患者的活动，如下棋、读报、打太极拳等。

警惕老年空巢综合征

自己给自己过生日，不自觉地会多准备几副碗筷，期待孩子能回来给自己一个惊喜；时不时翻看以前的照片，回忆子孙绕膝时的愉快场景……由于生活的压力，子女不得不外出打拼，"父母在，不远游"的古训已没有多少人能够遵循。而一天天变老守巢的老人们会以各种各样的方式来排解心中的孤寂和落寞。俗话说，幸福的生活总是相似的，但在空巢家庭的老年人各有各的寂寞。

"空巢家庭"是指子女长大成人分离出去，只剩下老一代的家庭。"空巢老人"是指没有子女照顾、单居或夫妻双居的老人，分为三种情况：一是无儿无女无老伴的孤寡老人；另一种是有子女但与其分开单住且离其距离较远，在生活上不能给予照顾，精神上也不能时常得到关爱的老人；还有一种就是儿女远在外地，不得已独守空巢的老人。

如今，"空巢老人"已成为当今社会最重要的老龄问题之一，未来10年，随着独生子女的父母辈步入老年阶段，以后"空巢家庭"将越来越多。由于孤单寂寞、缺乏精神慰藉，空巢老人很容易患上老年空巢综合征。

老年空巢综合征的症状主要表现为以下3个方面。

精神空虚，无所事事

子女离家以后，老人原来多年形成的紧张而有规律的生活节奏被打乱，突然转入一种松散的、无规律的生活状态，他们无法很快适应，结果就会出现情绪不稳、烦躁不安、消沉抑郁等精神不适现象。

孤独、悲观、社会交往少

看不到个人的价值，对自己存在的价值表示怀疑，陷入无趣、无欲、无望、无助的精神状态，有的老人甚至会出现自杀的想法和行为。

躯体化症状

受"空巢"应激影响产生的不良情绪，可导致出现一系列的躯体症状和疾病，如头痛、乏力、心慌气短、失眠、早醒、睡眠质量差、消化不良、心律失常、高血压、冠心病、消化性溃疡等。

对于老年空巢综合征来说，预防很关键。在子女长大以后，老年朋友就要对孩子离家独立生活有一定的思想准备，并注意调整自己的生活节奏，不要总是围着孩子转。毕竟孩子也是独立的个体，他们要有自己的生活，实现自己的人生。孩子离家后，老年人要注意培养自己的业余爱好，如种花、养鸟、练习书法、欣赏音乐、进行适度的体育锻炼等，使自己的生活丰富多彩，这样才有利于排解自己的孤独和思念情绪。夫妻之间应给予对方更多的关心、体贴和安慰，加强情感交流，让生活更和谐有趣。需要指出的是，子女要理解老人的心情，常回家看望老人，这对于处于孤独和空虚中的老人是最大的安慰。对于较严重的空巢综合征，如有严重的心境抑郁、失眠，并存在多种躯体化症状，有自杀想法和行为的老人，应及时寻求心理或精神科医生的帮助，切不可讳疾忌医，延误病情。

失去老伴，也要活得好好的

人们常说："少来夫妻老来伴。"暮年丧偶，可以说是人生的一大不幸。当相依为命数十载的老伴突然撒手人寰，生者的悲痛之情可想而知。两人在一起经历了几十年的沟沟坎坎和磕磕碰碰，终于能够心手相携、安度晚年的时候，倘若有一方"先走一步"，必定会给另一方造成巨大的精神打击，甚至会丧失继续生活下去的勇气。据专家分析，丧偶老人的精神世界，一般要经历3个阶段：自责期、怀念期和恢复期。

自责期

这是第一个时期，这个阶段生者十分自责，总觉得对不起老伴，认为是自己的原因才造成了老伴的去世，自己应该负有主要责任。于是，精神恍惚，心理负担极重，吃不下睡不着，有时还会出现一系列的反常现象。

怀念期

经历一段时间的自责后，生者会进入一个深沉的回忆和思念阶段，时不时地脑海中会浮现出老伴的身影，时常感到失去老伴之后自己一个人是多么的凄凉和孤寂，对老伴思念强烈而深刻。

恢复期

在亲朋好友的关怀和帮助下，自己终于走出了心理阴影，并领悟到"生老病死乃无法抗拒的自然规律"这个道理。于是，理智战胜了感情，身心渐渐恢复了常态，并以坚强的毅力面对现实，开始新的生活。

有位心理学家为了弄清生活事件与疾病的关系，曾对5000多人做了调查，结果发现丧偶后患病的可能性最高。尤其是老年人，更不易适应丧偶引起的生活巨变，由此产生的抑郁情绪和孤独凄凉感难以排遣，常使健康状况急剧恶化，甚至失去生命。统计资料显示，丧偶老人在配偶死亡后两年内的死亡率是一般老人的7倍。为了老人的健康着想，为了让老人能够适应新的生活环境，消除失去老伴后的悲痛心情，老人丧偶后的当务之急就是进行正确的心理调适。首先，要正确对待丧偶的现实。应认识到人的生、老、病、死是不可抗拒的自然规律。失去了几十年与自己朝夕相处、相濡以沫的老伴确实是一件令人痛心的事，但是这是谁也无力更改的现实，我们无法逃避，要冷静地劝慰自己，对老伴最好的怀念就是保重身体，好好地活下去。其次，要使自己尽快从失去老伴的悲痛中走出来，不妨通过各种方式尽情地宣泄，如在亲人挚友面前痛哭一场，也可通过诗文、书信或日记的形式将自己的眷恋怀念之情抒发出来，并作为永久的纪念。有的医生把宣泄称为"净化作用"。医学专家和心理专家都认为减轻忧虑或消除忧郁的有效良药是"跟你信任的人谈自己的问题"。"尽抒情怀"，可以帮助减轻老伴离世带来的心灵创伤。再次，尽管宣泄对维护自己的身心健康有益，但是无休止的悲伤会造成人为的精神消耗，所以，经过一段时间的悲伤低落情绪之后，要设法转移自己的注意力。可以到儿女或去好友那里小住一段时间，或者换一个环境，重要的是走出斗室，多接触外面的世界，多参加有益的文体活动和公益活动。随着生活视野的日益开阔，精神上的痛苦也就会随着淡化和消失。最后，许多老人期盼的与老伴"在另一个世界团聚"的美好愿望是不可能实现的，而对老伴最好的寄托和思念应该是悟透人生的哲理，勇敢地挑起社会和家庭的重担，坚强、乐观地生活下去。

治失眠，心理调节更重要

失眠通常指患者对睡眠时间或质量不满足并影响白天社会功能的一种主观体验，包括入睡困难、时常觉醒及（或）晨醒过早。可引起人的疲劳感，不安、全身不适、无精打采、反应迟缓、头痛、记忆力不集中等症状，它的最大影响是精神方面的，严重的会导致精神分裂。失眠大多数是由心理因素引起的。因此，只要患者能够进行自我调节，它又可以成为克服疾病的有力武器。下面介绍几种利用心理调节来克服失眠的方法。

放松情绪法

失眠本身的危害，并不如对失眠的恐惧和忧虑所带来的危害大。对失眠的恐惧和忧虑，易形成一系列精神方面的恶性循环，即失眠—恐惧—紧张—失眠加重—恐惧加重—紧张加重—失眠更重……因此，患上失眠症之后，放松心情、冷静地接受现实就显得非常重要。同时，失眠患者还要认识到，只要能够身心放松，即便整夜不眠，也无大碍，高僧经常静坐（卧）不眠却能长寿就是最好的证明。

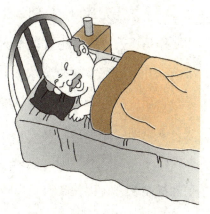

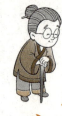

紧松摇头法

静躺床上，仰卧，先双臂收缩用劲，持续10秒后放松，并体会放松的感觉。重复3次以后，依照此法依次做下肢、头、面部和全身的紧张后放松锻炼。待彻底放松后，微闭双眼，将头部以正位向左右两侧摇摆，摆动幅度不要太大，摆动速度为1~2秒/次，一边摆动一边体会身体越来越松散深沉的感觉，随着摆动幅度和速度的不断变小，人的睡意就会袭来，容易入睡。

松笑导眠法

平卧静心，面带微笑，先行6次深而慢的呼吸，而后转为自然呼吸。每次吸气时，依次意守（注意力集中）头顶—前额—眼皮—嘴唇—颈部—两肩—胸背—腰腹—臀和双腿—双膝和小腿—双脚，并在每一次呼气时，默念"松"字，且体会意守部位散松的感觉。待全身放松后，一般能够自然入睡，必要时可重复2~3次。

逆向导眠法

思维杂乱无章，长时间无法入睡的失眠者，可以尝试逆向导眠法。具体操作是：就寝后，不要准备入睡，而是想一些自己经历过的令人愉快的事情，并沉浸在幸福的情景之中。如果心中有杂念难以入眠，不要去控制杂念，而应顺着杂念去续编故事，而所编故事的内容一定要让自己身心愉快，故事的篇幅越长、故事越久远越好。这些有意的回想和编故事可以帮助失眠患者消除对失眠的恐惧，还可因大脑皮层正常的兴奋疲劳而转入保护性抑制状态，促使自己自然入眠。

以上几种心理调节睡眠的方法，对于纠正失眠、改善睡眠具有较好的作用，失眠患者不妨一试。尤其对于由心理因素导致失眠的患者，采用以上方法加以调节，效果会更加明显。

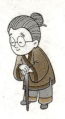

跟老寿星学养生

106岁老人靳华然——幽默风趣,心态不老

在生活中,靳华然老人幽默风趣,常常逗得人开怀大笑。当看到有客人拜访的时候,她常常会说:"你们都来了,我拜拜你们。"并且双手合十,然后大笑,逗得所有人都跟着笑。当人们问她多大岁数、属什么的时候,老人回答得特别快:"俺属那个好大个的龙。"她那样的表情,再加上她双手比划的夸张动作,又把大家逗得哈哈大笑。

据老人的外孙女介绍,老人非常爱干净、爱美,每3天洗一次澡,每天自己照镜子梳头。老人还特别喜欢照相,如果有人要给她照相,她会非常高兴,还说:"你等我一会儿,我得打扮打扮!"大家看她像小孩子一样认真地梳头,都非常羡慕她这开朗乐观的性格。在照相的时候,老人会摆出各种各样的姿势,笑容一直挂在脸上。"返老还童"这个词在老人身上真正体现了出来,老人的笑容让大家觉得她虽然年纪大了但依然非常美丽。

老人的头发还是比较黑,而且色泽也非常好,让她看起来根本不像100岁的老人。更有意思的是,老人居然还长出了新的牙齿。老人自豪地说:"我又长出新牙了!"在场的人无不涌起一种对生命的敬畏之情。随后,老人幽默风趣的话语惹得全场人大笑不止:"又长黑头发,又长新牙,那不成精了。"靳老总是这样能让人们活在她的风趣幽默和开朗的性格当中。

由此可见，幽默是靳华然老人长寿的重要因素之一。有学者认为，幽默有益于身体健康的原因是幽默使人发笑，而笑能引起许多生理变化，即遵从"幽默—笑—健康"的模式。实验证明，有活力的笑能够使肌肉放松，呼吸加快，从而刺激循环，减少一些与压力有关的激素的产生，增强人体免疫力。现代医学也表明，谈吐幽默，精神乐观，不仅有利于人体健康，而且还能疏通经络，和畅血气。从古今中外百岁老人的资料中，我们也可以发现，大多数寿星性格乐观，语言幽默。由此我们可以说，他们的高寿与其开朗乐观、诙谐幽默有很大的关系，精神乐观是他们高寿的一大法宝。心理学研究表明，人的大脑皮质有一个"快乐中枢"，而幽默是其最好的刺激源。这个"快乐中枢"在接受一定的刺激后会呈现出兴奋状态，能够激发人体机能，帮助人们洗刷掉生理疲劳和精神倦怠，从而改善体内循环，增强免疫力。因此，科学家们将幽默生动地比喻为"心理按摩"。

另外，有研究显示，幽默的人战胜疾病的概率更高。其中幽默感较强、笑声不断的癌症患者的存活率可提高70%，原因是幽默感能提高人们的抗压能力，激发体内的免疫力。

老年人离退休后，数十年的忙碌生活忽然变得清闲、无所事事，一时之间难以适应，如不注意心理调试，就很容易产生"老了，不中用了""夕阳虽好只是近黄昏"的失落感，心情郁郁寡欢，对生活提不起兴致，没有信心。而幽默对去除老人的不良心理具有非常重要的意义，因此拥有幽默感构成了健康长寿的心理基础。

在我们的生活中，从来都不缺乏幽默，老年人只要耐心寻找，无处不存在幽默。如果像靳华然老人一样永远保持一颗童心，拥有幽默感，您也可以身体健康，长命百岁。

第三章

科学饮食：为您的身体注入"正能量"

俗话说"病从口入"，这句至理名言深刻地揭示了人体健康与饮食之间的密切关系。医学专家认为，人的很多疾病，固然和遗传基因有关，但与进食也有着很大的关系。可以说，人的生、老、病、死与饮食都有着不可分割的关系。长期进食不合理、不科学，不仅会产生诸如高血压、癌症、肥胖症、心脏病等许多难治之症，还会使自己身心痛苦，缩短寿命。因此，防止"病从口入"，坚持合理、科学、卫生的饮食习惯是健康长寿的重要条件。老年人一定要重视食养食疗，改变自己的饮食方式，将吃出来的疾病吃回去。

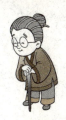

食养食疗，健康养料

第三章 科学饮食：为您的身体注入"正能量"

食疗养生，源远流长

食疗养生在我国古代已引起人们重视，食养食疗是我们祖先的一大发明。关于食疗养生的历史，我们可以从一些古籍中发现一些蛛丝马迹。

我国第一部食疗与汤液专著《汤液经》出自商朝，是商汤宰相伊尹在继承前人理论和经验的基础上，并结合个人研究所得完成的。而《周礼·天官》一书中已有"五味、五谷、五药以养其病"的记载，并且在宫廷中设有"食医"，掌管皇宫上下的"六食、六饮、六膳、百羞、百酱、八珍之齐"。秦汉时期的《神农本草经》，是我国现存最早的药学专著。后来，魏、晋、隋、唐时期，食养食疗学已经形成一门专门的学科，有关专著相继问世，北魏崔浩的《食经》、梁代刘休的《食方》等都是对食养食疗学的继承与发展，对饮膳延寿的发展做出了积极的贡献。著名医药学家孙思邈是我国食疗学的奠基者之一，他对老年人的饮膳之学颇有造诣，他指出老人的饮食最宜"清、淡、温、软、简"；最忌"腻、厚、生、冷、杂"。他认为，不懂饮食宜忌、食养食疗的人是不能抗衰防老、颐养天年的。

光绪年间，人们发现了我国唐代第一部食疗专著——《食疗本草》的残卷。此书的作者是孟诜，他继承了业师孙氏之学，对养生之道颇有研究，而且他本人靠饮膳延寿活了93岁。孟氏在《千金·食治》的基础上，广征博采、取精用宏，撰成食疗专著。在孟诜的影响下，南唐陈士良著成了《食性本草》，元代吴瑞著成了《食物本草》，忽思慧著成了《饮膳正要》，明代卢和著成了《食物本草》等，这些著作的诞生，使膳食养生逐渐发展为一门完善的有益于老年人的食疗科学。

现代研究表明，孟诜等人的食疗著作，对老年人健康养生十分有益，是养生延寿学的重要组成部分。据书中记载，圆白菜、萝卜、胡萝卜、绿豆芽、胡桃等有一定的抗癌作用；南瓜、洋葱、薏米、海带、红小豆等有助于降血糖；大蒜、洋葱、生山楂等有防治高脂血症的效果；芹菜、淡菜、黑芝麻、醋泡花生米、蜂蜜等对高血压有一定的治疗作用；萝卜、胡桃、杏仁、银耳等可以防治慢性气管炎；牛奶、花菜、虾、苋菜、芥菜、墨鱼、豆浆、海带等有防治老年骨质疏松症的作用。孟诜等人的努力，使得食养食治自汉唐以来得到长久的发展，从而形成了我国养生史上独具特色的流派——饮膳养生派。

饮食搭配的四大原则

健康几乎是所有人都渴望拥有并努力追求的，而健康与吃又有着密切的关系，那么，我们怎样才能吃出健康呢？营养专家指出，真正健康的膳食应做到饮食的合理搭配。具体说来，我们应从以下4个方面着手，来合理地搭配饮食。

主食与副食搭配

主食是指一日三餐中的米、面、馒头等，副食泛指除米、面等以外的所有食物，包括各种菜肴、奶类、水果以及一些休闲食品等。主食与副食各有特色，主食能提供人类生命活动所需的能量，是人类赖以生存的主要食品。而副食能补充从主食中摄取不足的维生素、矿物质、纤维素等，而且副食的烹调方式多种多样，可以变换出各种色、香、味、形俱佳的美味佳肴，不但能增加营养，更能促进食欲。

🍂 粗粮与细粮搭配

粗粮一般指玉米、高粱、红薯、小米、荞麦、黄豆等杂粮，细粮专指精米、白面。一般来说，细粮的营养价值和消化吸收率比粗粮要高，但粗粮的某些营养成分比细粮要多一些。因此，在日常饮食中，中老年朋友可以将适量的粗粮与细粮搭配食用，这样就能达到营养互补的目的，有助于提高食物的营养价值。

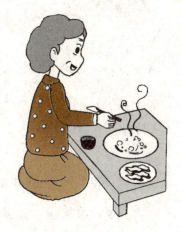

🍂 荤菜和素菜搭配

畜禽肉、蛋类、奶类、鱼类等动物性食物都属于荤菜，蔬菜、瓜果等植物性食物则属于素菜。荤菜和素菜的营养成分各有优劣，其中荤菜中含有优质蛋白质、磷脂、钙和素食中缺少的维生素A、维生素D等，而素菜中含有大量的膳食纤维、B族维生素和维生素C。荤素搭配，可以将二者的营养互补，使人体所需的营养更加全面合理，并且可以防止单一饮食（只食荤或纯素食）给健康带来的危害。

🍂 食物的酸碱搭配

食物的酸碱性不是由食物的口感是否是酸的来确定的，而是根据食物进入人体后所生成的最终代谢物的酸碱性来确定。具体来讲，我们平时食用的大部分的蔬菜、水果、豆类都属于碱性食物，而大部分的肉、鱼、蛋等动物性食物和大米及其制品都属于酸性食物。如今，人们生活水平不断提高，餐桌上往往荤多素少，长期如此，易导致人体内的血液偏酸性，从

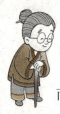
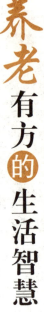

而引发多种疾病。为了避免血液中酸碱失衡，建议爱吃荤的人士多吃一些新鲜蔬菜、水果及豆类食品。

小贴士

常见的相克的食品、药品有以下12个：①人参蜂王浆不可与治疗低血糖的药物同服；②人参不能与萝卜混吃；③白内障、青光眼、结膜炎等眼疾患者不能食用大蒜；④服用使君子（驱蛔虫药）后不可饮热茶；⑤茯苓忌与醋同食；⑥苍耳子忌与猪肉同食；⑦地黄、首乌忌与葱、蒜、萝卜同时食用；⑧薄荷不能与鳖肉同时食用；⑨蜂蜜与生葱不能同时食用；⑩半夏、栝楼、贝母、白蔹、白及及乌头、附子，不可同服；⑪海藻、大戟、甘遂、芫花及甘草，不可同服；⑫各种人参、细辛、芍药及藜芦，不可同服。

老年人四季饮食原则

春、夏、秋、冬四季变化给人的生理活动带来一定的变化，因此，在饮食上我们也应该顺应四时而变，以适应季节和生理变化的特点。老年人在不同的季节要合理安排自己的饮食，这样才能达到食养的目的。

❋ 春季饮食

春季是一年的开始，万物焕发出勃勃生机，自然界的阳气逐渐由弱转盛，人体内的阳气也开始逐渐提升。阳气的提升使得肝气得以疏泄，气血趋向体表，体内郁积了一个冬季的内热也得以发散出来，表现在生理方面的现象就是容易生痰生热，并且容易伤风和流行传染病。

鉴于上述人体在春季的生理特点，老年人在饮食方面需注意清补、养肝、通畅肠胃。在春季，老年人适合多吃一些绿色蔬菜和时令水果，可以多吃荠菜、苋菜、香椿等野菜，以清补养身。同时，还要多吃一些动物肝脏、鱼类、肉类、蛋类、奶类等高蛋白食物，以满足组织器官正常活动的需要。另外，春季饮食宜清淡，食用味道过重、过浓或者过于温热辛辣的食物都容易导致上火，而且会使肠胃不通，生痰生热。

夏季饮食

夏季天气炎热，人体阳气太盛，容易耗气伤津，人的脾胃功能也随之减弱，导致食欲下降，而且容易为湿气所伤而患上暑湿症。因此，老年人夏季饮食应遵循新鲜干净、清淡易消化、清热解暑、益气生津的原则。老年人此时应多饮用清凉去火的饮料。不同体质的老人可以根据自身体质选择适合自己的食物，例如，阳虚的老人可以多吃红枣、核桃等益气的食物；阴虚的老人可以选用乌龟、甲鱼、绿豆等食物；脾胃虚的老人可以多吃鸭、冬瓜、番茄等食物，不宜吃油腻和热性食物。

老年人在夏季不要吃太多的生冷食物，以免伤害脾胃。同时，还要注意饮食卫生，防止感染肠道疾病。

秋季饮食

秋季是冷热交替的季节，也是适合进补的季节。炎热的夏季容易损耗身体，可以利用秋季来进补。但是秋季干燥，所以不宜大补，而且应以清热润肺为主。

老年人在秋季应当食用新鲜蔬果和一些清咽润肺的食物，尽量少用葱、姜、蒜、辣椒、胡椒、花椒等佐料，不要吃太多油炸、熏烤的食物，以免燥热伤津。

冬季饮食

冬季，数九寒天，天寒地冻，万物凋零，既是自然界的闭藏季节，也是人体阳气的闭藏季节，阴盛阳衰，最适合进补。冬季饮食应选择温补助

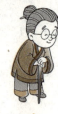

阳的食物,并注意补肾益精。

老年人在冬季可以多吃羊肉、鸡肉等热性食物,也可用人参、鹿茸、山药等补药适当进补。冬季人体容易缺乏维生素,老年人要多补充维生素,多吃动物肝脏、鸡蛋等,多饮牛奶。此外,老年人血液循环比较缓慢,血流量减少,容易导致体内缺铁,因此,还应多吃一些含铁丰富的食物,如瘦肉、鱼、芹菜、菠菜等。

需要注意的是,冬天不要吃太多生冷的食物,而且食物不能太油腻,否则会容易伤胃,还会影响消化吸收。

"七守八戒",健康益寿

老年人常常出现牙齿松动或脱落的迹象,咀嚼肌也在慢慢变弱,消化液和消化酶分泌的量逐渐减少,胃肠消化功能逐渐降低。这些生理上的改变,要求老年人在饮食上要分外注意。要想吃得健康,老年人首先要牢记最基本的饮食原则——"七守八戒"。

所谓"七守",包括以下7个基本守则。

(1)多喝水、多喝汤,少喝或不喝含糖饮料、碳酸饮料以及酒类。

(2)烹调方式要健康,坚持能生吃的不熟吃(番茄、鱼肉等除外),能蒸煮的不煎炒,能煎炒的不炸烤,少放盐和味精。

(3)老年人的一日三餐尽量做到定时定量进餐。吃东西要讲求有节制,不要暴饮暴食,每餐最好只吃七八分饱。

(4)严格控制糖和淀粉的摄入,吃主食时多吃粗粮(未进行精加工的食物),不吃或少吃细粮,并少吃血糖生成指数较高的食物。吃饭时最好先吃膳食纤维含量高、血糖生成指数低的食物，如绿叶蔬菜、坚果和肉类。

（5）平时最好多吃鱼类、海鲜、肉类、蛋类、坚果、种子、天然植物油、绿叶蔬菜和低糖水果等卡路里比较低的食物。

（6）尽量少吃会引起过敏的食物以及含有有害物质的食物，如油炸食品、氢化油食品、腌制食品等。

（7）应增补多种营养素，如增补抗氧化剂，包括维生素 A、维生素 C、维生素 E 以及含原花青素高的食物，如可可和绿茶；增补矿物质，包括钙、镁、铁、锌、硒、铬等。

除此之外，老年人还要牢记健康膳食"八戒"。

（1）戒贪肉。老年人不要贪吃肉类，膳食中如果肉类脂肪进食过多，就会引起营养平衡失调和新陈代谢紊乱，易患高胆固醇血症和高脂血症，这对于防治心脑血管疾病十分不利。

（2）戒贪杯。长期贪杯会导致心肌变性，失去正常的弹力，从而加重心脏的负担，而且老人饮酒过多，还易导致肝硬化。

（3）戒贪精。如果人们长期食用精米、精面，就会使体内摄入的纤维素减少，肠蠕动就会减慢，从而导致患上便秘等症。

（4）戒贪咸。长期吃过咸的食物，就会使摄入的钠盐量过多，这会增加肾脏负担，易使人患上高血压、中风、心脏病以及肾脏衰弱疾病。

（5）戒贪甜。吃甜食过多，会导致机体功能紊乱，使人患上肥胖症、糖尿病等疾病，不利于身心保健。

（6）戒贪硬。胃肠消化吸收功能不好的人，尤其是老年人，如果贪吃过于坚硬或者没有煮烂的食物，时间长了就会导致消化不良或者胃病。

（7）戒贪快。如果进食过快，食物不能得到充分的咀嚼，就会增加胃的消化负担，还可能发生鱼刺卡喉或骨头卡喉的意外事故。

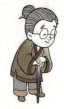

（8）戒贪饱。每顿餐最好只吃七八分饱，如果长期贪多求饱，不仅会增加胃肠的消化吸收负担，还会诱发或加重心脑血管疾病，导致猝死等意外的发生。

健康的饮食习惯使人终身受益，对于老年人更是如此。若能在生活中坚持一些健康的原则，每位老人都可以活到天年，走完生命的全程。

食物的冷热，可左右老人的健康

在吃饭的时候，人们常说的一句话就是："快趁热吃吧。"中国人有吃热食的传统，这其实是由我们自身的体质决定的，因为我们不像西方人那样总是吃一些高热量的食物，致使寒凉容易侵体，导致疾病的产生。有些老人也认为吃越热的东西会越舒服，其实吃太热的食物对健康是不利的，应予以纠正。著名医学家孙思邈在《千金翼方》中说："热食伤骨，冷食伤肺，热无灼唇，冷无冰齿。"因此，老人在进食时，一定要注意冷热的均衡。

热食的危害

从冒着热气的面条，到热乎乎的粥，再到滚烫的火锅……这似乎让人无从下嘴，但有的人却吃得津津有味。尤其是老年人比较畏寒，更是顿顿要"热"。的确，吃热食可以为身体提供更多的能量，特别是冬季，吃热食可以帮助人们御寒。

凡事有利就有弊，吃热食虽然能增加热量，但是许多研究显示，饮食过热和食管癌等多种消化道疾病有一定的关系。食管壁是由黏膜组成的，非常娇嫩，它能耐受的食物的温度范围为50～60℃，如果超过这个温度，食道的黏膜就会被烫伤。而过烫的食物温度通常在70～80℃，刚沏好的茶水温度更是高达80～90℃，很容易将食管壁烫伤。老年人如果经常吃烫的食物，黏膜损伤后还未恢复又受到烫伤，就会形成浅表溃疡。反复烫伤、修复，还会引起黏膜质的变化，进一步发展会形成肿瘤。

寒凉食物更不可取

前面说过，老人不宜食用太热的食物，但并不是说可以吃寒凉的食物，寒凉的食物同样不可取。天气炎热的时候，有的老人无法忍受燥热，希望吃些冷饮降降温。不过，冷饮还是少吃为好。经常吃冷饮会伤害"胃气"，致使身体的抵抗力降低。中医所说的"胃气"，不是单纯指"胃"这个器官，还包括脾胃的消化、吸收能力，后天的免疫力和肌肉的功能等。

老人的消化功能逐渐减弱，所以对冷饮的耐受力也降低了很多。尤其对于那些平时就畏寒的阳虚体质者，如果过多食用冷饮，不但会使胃肠道消化功能紊乱，还可能诱发更为严重的疾病。因此，老年人喝冷饮要谨慎。对于体质虚弱的高龄老人，最好禁喝冷饮。

总而言之，最健康、最适宜吃的食物是温热食物。大人在喂孩子食物时，常常吹至微温后再喂，其实这也是最适合老年人的进食温度。

同样，老年人在喝水时也要讲究温度。平时最好饮用温水，水温在18~45℃。过烫的水不仅会损伤牙釉质，还会强烈刺激消化道黏膜。因此，即使在冬天，老年人喝的水也不应超过50℃。如果是畏寒体质，实在怕冷，可以多吃些姜、胡椒、肉桂、辣椒等有"产热"作用的食物。这些食物不仅不会伤害食道，还具有额外的保健功效。

清晨一杯水，养生又健康

众所周知，水是构成人体组织的重要成分，充足的水分可以保证人体正常的新陈代谢，使肾脏发挥良好的功能，将体内的有害物质及时排出去，还可调节体温。此外，机体各项功能的活力也需要足够的水分才能实现，如饮水不足可能导致肾功能失调，人体的活力就会下降。可以说，足量饮水是对抗衰老的一种良方。不爱喝水的人，皮肤常常显得干燥，皱纹也可能会较早出现。如果老年人长期处于缺水状态，就会表现为"津液不足"而患上慢性便秘症等。《内经》中说："圣人不治已病治未病，不治已乱治未乱。"在此提醒老年朋友，不要等到口渴才饮水，要"未渴先饮"，养成每天不渴也要多次适量饮水的好习惯。

医学家指出，成人每天应喝1500毫升水，睡前和早晨饮水可防血栓塞。特别是早上饮水，有诸多好处。有许多长寿老人，都喜欢早上醒来后，用凉开水或淡盐水漱口，然后再喝适量的水。事实证明，长期坚持清晨饮水，确实能起到祛病强身、延年益寿的作用。

中医认为，脾胃是一切精、血、气的生化之源，称之"后天之本"，脾胃机能强盛的人，往往精力旺盛，身体健壮。人们经一夜睡眠，胃和小肠的食物都被消化吸收了，未吸收的东西被送到大肠。清晨起床后就喝水，可以将排空的肠胃洗刷一遍，使其干净清洁，有助于当天所进的食物得到更好的消化和吸收。如果坚持每天早上起床后饮水，清洗肠胃，粪便就不会淤积干结，有助于排泄。这对于老年人非常有益。

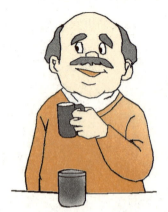

随着年龄的增长，人体内固有的水分会逐渐减少，这说的就是老年人生理性失水的现象。不爱喝水的老年人，通常皮肤显得干燥，皱纹也会出现得较早。由于皮肤分泌减少，对外界环境的抵抗力下降，细菌就容易活动滋生，从而引发疖、肿等皮肤病。此外，老年人体内的水分减少，还会使肠内黏液的分泌减少，产生中医中所说的"津液不足"的现象，从而引起大便干燥，不易排出。粪便

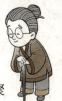

在肠内停留时间过久的话,就会产生含有肠菌的有害物质,这些东西积聚太久,被肠壁吸收后,容易使人头痛、头晕、精神不振,导致神经衰弱等疾病的产生。

一般来说,晨起饮水有以下5大益处。

补充水分

人们在晚上睡觉时,会从排尿、皮肤、呼吸中损失大量的水分,早上起床后人体会处于一种生理性缺水的状态。人体一晚上损失的水分大概有450毫升,早上起床后喝水可以补充前一天晚上身体代谢失去的水分。

防止便秘

晨起喝水还能刺激肠胃的蠕动,湿润肠道,使大便软化,有利于大便的排出,防治便秘。

冲刷肠胃

早上起床后肠胃已经排空,这时喝水可以洗涤和清洁肠胃,冲淡胃酸,减轻对胃的刺激,从而使肠胃保持在最佳状态。

清醒大脑

早上起床喝的水能够很快被肠黏膜吸收进入血液,从而可以有效地增加血容量,稀释血液,使血液黏稠度降低,有利于促进血液循环,能预防心脑血管疾病的发生,还能让人的大脑迅速恢复清醒状态。

美容养颜

早上起床后饮水,可以为身体补水,水分通过循环系统被输送至全身,有助于血液循环,帮助机体排出毒素,还能滋润肌肤,使皮肤显得水灵娇嫩。

早上饮水,可以满足人体一天内对水的最低的需要量。当然,最好喝凉开水，能够对肠胃有轻微的刺激作用，从而促进胃肠收缩。如果不习惯或不适应喝凉开水，可以喝微温的开水，但不宜饮用滚烫的开水，因为烫开水不能很快喝完，就起不到冲洗肠胃的作用了。有的人喜欢喝淡盐水，这不一定是坏事，但要控制盐的加入量，只要有一点淡淡的咸味就行了，若长期摄入过多的钠，反而会影响血压和水分滞留。

一日三餐，餐餐有讲究

步入老年，人体的生理机能衰退，代谢变得缓慢，腺体分泌减少，各器官代谢功能下降等等。鉴于这种种变化，老年人的一日三餐也应有一些需要注意的地方。

早餐

俗话说："早餐要吃好。"一天的营养是从早餐开始的，早餐对于人体的健康尤为重要，对于老年人更是如此。经过一夜的睡眠，血糖被大量消耗，人体内的血糖水平处于一天中的最低状态。如果不吃早餐或者胡乱凑合，就会使血糖供应不足，不仅会使人体力不支，还会使大脑和各脏器的活动受到影响。这也就是说，早餐吃得好不好，会直接关系到人们的体力和精神状态，因此要给予早餐足够的重视。

老年人的早餐应注意进餐时间、进餐量和营养搭配。进餐时间以起床30分钟后为宜，过早进餐食欲不好，过晚进餐则会影响体力，进而影响早上的正常活动。早餐进食的量要控制在一天所需总食量和总热量的1/3左右。对于老年人来说，早餐主食量在150~200克为最佳，通常的主食为含有淀粉的食物，如包子、馒头、面包、油条等，还应吃一些富含蛋白质的食物作为副食，如牛奶、鸡蛋、豆浆等。除此之外，老年人的早餐还应再搭配一些素菜，以补充维生素，保持营养均衡。早餐的营养均衡还应注意干稀搭配、粗细搭配等。摄取均衡的营养可以使人体的血糖水平迅速恢复到人体所需的正常标准，使人精力充沛，还能为机体供给各种营养素，以保证健康。

🍂 午餐

俗话说："午餐要吃饱。"午餐是一天中的主餐，不仅要补充人在上午的体力和精神消耗，还要为下午的工作和学习活动提供能量来源。

一般来说，老年人午餐摄取的能量应占全天所需能量的40%左右，主食摄取量应为150～200克，应以面食为主；副食摄入量应为240～360克，以满足人体对无机盐、维生素等其他物质的需要。副食种类众多，包括肉类、蛋类、禽类、奶制品、豆制品、海产品、蔬菜等。当然，这些副食也要进行科学合理的搭配，比如可以选择50～100克肉、禽、蛋类，50克豆制品，200～250克蔬菜搭配食用，不仅耐饥，还可以补充多种营养成分。

不过，午餐吃饱并不等同于暴饮暴食，吃得过多不利于消化，还会使身体产生许多不良反应，这样反而不利于营养物质的吸收，危害健康。老年人尤其应注意节制饮食，合理控制食量。

🍂 晚餐

与午餐一样，老年人的晚餐同样要注意营养，并且要控制食用量。老年人很少过夜生活，基本上吃过晚饭不久就上床准备睡觉了。晚上如果吃得过饱的话，胃部就会有不适感，难以入睡了。此外，晚上人体的活动水平比较低，能量的消耗就低，入睡以后，能量的消耗会更低，因此，晚餐实际上不需要摄取太多的能量。

除了控制食量，老年人的晚餐还应注意食物的选择，最好选择那些含脂肪较少的、易消化的食物。一般来说，晚餐主食摄取100克即可，可以选择馒头、花卷、米饭或稀饭、面汤等；副食的进食量应在50～100克，

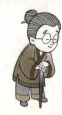
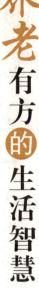

可以选择鱼类、肉类、禽类、蔬菜等。

另外，老人吃晚餐不要太晚。吃得太晚的话，不但不利于消化，影响睡眠，还容易患上尿结石。

小贴士

进餐的"三宜"：①餐前宜乐观；②进食宜专心；③饭前宜喝汤。

进餐的"三不宜"：①不宜用汤泡饭；②不宜高声谈论；③不宜饮浓茶。

餐后的"三要"：①饭后要漱口；②饭后要散步；③饭后要按摩。

餐后的"三不要"：①饭后不要立即吃水果；②饭后不要马上洗澡；③饭后不要做剧烈运动。

七分饱，抗衰老

早在公元前400年，医学之父希波克拉底就说过："寿命是从嘴里省出来的。"美国白宫保健医生来中国讲学时，送给听众这样一句话："吃饭七八分饱，走路爬楼慢跑。"中国古代老中医也这样说："若要身体安，三分饥与寒。"这些至理名言无不说明，吃饭七八分饱，营养刚刚好，是最健康的饮食方法。

美国科学家曾做过这样一个实验，他们养了200只猴子，让其中100只猴子每一顿都吃饱吃好，另外100只猴子定量供应，只给吃到七八分饱。10年后，科学家发现，顿顿吃饱的猴子大多数比较胖，肚子比较大，患上脂肪肝、高血压、动脉硬化、冠心病的猴子较多，而且有50只猴子在这10年间死亡；而只吃七八分饱的猴子大多数体形较瘦，较健康，精力充沛，活蹦乱跳。这样饲养到第15年，每一餐都吃饱的猴子基本上都死亡了，而吃七八分饱的猴子有许多都活了下来。最后证实了这样一个结果：所有长寿的、高寿的猴子都在吃七八分饱这一组。

在平常的饮食中，吃到饱的感觉时其实已经过量了。但是在现实生活中，人们由于各种原因，总是追求吃饱。以前有这样的说法："宁可撑死人，也不占着盆。"意思是说，即使已经吃饱了，可是为了不占用餐具，还是把饭菜吃得一点不剩。实际上，这种做法是不科学的。

现代营养学研究结果显示，如果进食过饱，大脑中被称为"纤维芽细胞生长因子"的物质就会明显增多，这些物质能够使毛细血管内的皮细胞和脂肪增多，产生动脉粥样硬化。大科学家富兰克林说："饮食节制，常使人头脑清醒、思维敏捷。"长期吃得过饱，势必会导致脑动脉硬化，出现大脑早衰、智力减退等现象。而脑动脉硬化正是老年阿尔茨海默症的诱发因子。

西南地区有一句方言，叫做"胀憨了"，说的就是这个意思。"胀"指的是吃得过饱，"憨"即是傻的意思。吃得过饱会使大脑运转缓慢，很多老人都有这样的经历：吃得过饱的话，容易精神恍惚，睡意油然而生。这是因为吃得过饱，增加了肠胃的工作量，致使血液集中到肠胃系统，导致大脑缺血。

进入中老年时期之后，机体的各个系统的代谢功能基本趋于平稳状态，有的还呈现出下降态势，人体所需的热量也随之相对平稳或减少。此时，如果进食达到十成饱，就会增加胃肠的负担，造成能量过剩。而如果适当节制饮食，每顿饭只吃七八分饱，就能预防多种疾病，包括心脏病、糖尿病、肾脏病等。不仅如此，还能消除或预防一些常见的老年病，如白内障、毛发变白、身体虚弱等。此外，节制饮食还能延缓或预防各种癌症的发生。

另外，吃得过饱会使人发胖。关于这一点，道理显而易见。肥胖本身并不可怕，可怕的是由此引发的一系列疾病，如动脉硬化、冠心病、糖尿病、癌症等。反过来，如果只吃七八分饱，就会抑制肥胖，并可有效预防肥胖引起的诸多病症。

如果睡觉之前吃得太多，食物在胃里停留的时间就会较长，会促进胃液大量分泌，时间长了，很容易导致胃溃疡。如果吃了含有致癌物质的食物，如油炸、烧烤、煎制等食物，更会对胃黏膜造成不利影响，甚至可能导致患上胃癌。

为了自己的身体着想，老年人应该做到每餐吃到七八分饱，让自己的身体处于最好的状态，从而为健康长寿打下坚实的基础。

小贴士

营养学家认为，老年人的节食标准从相对数来看，如果20~39岁时进食热量为100，那么50岁以后每增加10岁要减少10%，即60~69岁的老年人饮食总热量应比年轻时降低10%~15%，70岁以后降低25%~30%。从绝对数来看，60岁以上的男性每天饮食总热量不应超过1900千卡，而女性则不应超过1600千卡。

若要身体壮，饭菜嚼成浆

俗话说："若要身体壮，饭菜嚼成浆。"细嚼慢咽是健康饮食的重要原则。历代养生家和医家都倡导"进食要细嚼慢咽"。现代医学认为，咀嚼是人体的消化系统消化食物的第一道程序，食物咀嚼得越细，越充分，食物与肠管的接触面积就会越大，这就有利于消化液充分发挥作用。事实上，细嚼慢咽还有利于唾液的分泌，唾液中含有多种物质，咀嚼时分泌出来的大量唾液与食物混合、溶解、相互作用，不仅可以促进机体对营养素

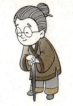

的消化吸收，还可以改变食物中有毒物质的化学结构，帮助身体解毒。

对于老年人来说，细嚼慢咽还有一个神奇的作用，那就是抗衰老。大家知道，人们在咀嚼时唾液腺会分泌唾液，但我们可能不知道，唾液腺不仅仅只会分泌唾液，它还会分泌一种腮腺激素，这种激素可被人体重新吸收进入血液循环系统，发挥抵抗机体组织老化的作用。另外，经常进行咀嚼食物的口腔活动，还能提高大脑的思维能力，加速脑细胞的信息传递，有助于预防大脑老化和老年阿尔茨海默症。

细嚼慢咽还有助于美容。有科学家指出，细嚼橄榄、甘蔗等耐嚼食物，可以促进面部肌肉活动，从而起到美容的作用。

此外，细嚼慢咽还会对牙龈起到按摩作用，能提高牙龈的抗病能力。细细咀嚼时分泌的唾液对牙齿表面进行冲洗，可以减少龋齿的发生。而狼吞虎咽、快速进餐很容易咬伤舌头、腮帮，损害口腔、牙齿和牙床，甚至引发口腔溃疡。

既然细嚼慢咽有这么多好处，那么，老人在日常进食的过程中怎样做到细嚼慢咽呢？

（1）吃一口食物最好咀嚼30次。据专家介绍，一口食物在口腔里至少咀嚼20次，才能充分发挥唾液的作用，30次则较为理想。另外还要把这30次限制在30秒内完成。

（2）可在饭前喝水或淡汤以增加饱腹感。

（3）尝试着用左手进餐，可延长吃饭时间，同时还能起到开发右脑的作用（因左手受右脑支配）。

（4）应多吃耐咀嚼的食物，如红薯条、鱼干、带骨鱼、带刺鱼、鱼头、鸭头、鸡头、螃蟹、牛肉干、甘蔗、五香豆、玉米等，平时还可以经常嚼嚼口香糖。

以上几种办法都可以帮助老年人减缓进餐的速度，老年朋友不妨一

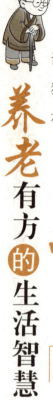

试。中国是礼仪之邦,自古以来都讲究站有站相,坐有坐相,吃有吃相。狼吞虎咽往往给人一种粗野的感觉,吃得慢一点,嚼得慢一点,也会显得有教养。所以吃饭时把食物多嚼几下又何妨?

食材药材,天赐良药

食物巧搭配,营养又健康

前面讲过,我们日常饮食要注意食物的配伍,也就是食材的搭配。如果搭配得好,可使食材的功效加倍。而搭配不当,不但不能发挥各自的功效,还可能对人体产生不良反应。

下面是一些常见食材的合理搭配,供老年人参考。

豆腐 & 白萝卜

豆腐属于植物蛋白,吃得过多容易消化不良,这被称为"豆腐积"。而白萝卜助消化,与之同煮,就会使豆腐的营养更易于被吸收。

海带 & 芝麻

海带和芝麻同煮,能起到美容、抗衰老的作用。这是因为海带含有钙和磷,具有净化血液的作用,还能够促进甲状腺激素的合成。而芝麻能够改善血液循环,促进新陈代谢,它所含的亚油酸具有调节胆固醇的功效,所含的维生素 E 又可以防衰老,二者同煮,会使效果加倍。

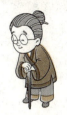

甘薯 & 米面

甘薯营养丰富,但是吃了之后很容易消化不良,吃多则会胀气,如果同米面混食,就没有消化不良和胀气的情况发生。

百合 & 鸡蛋

中医认为,百合清痰水、补虚损,而鸡蛋能滋阴润燥、清心安神,蛋黄更能除烦热、补阴血,二者加糖调理,效果更佳。

大蒜 & 瘦肉

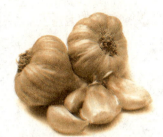

研究结果显示,瘦肉中含有维生素 B_1,维生素 B_1 被人体吸收后停留在体内的时间很短。如果在吃肉的时候吃些大蒜,肉中的维生素 B_1 就会和大蒜中的蒜素相结合,不但能使维生素 B_1 的析出量提高数倍,还能使其溶于水的性质发生改变,变得能溶于脂类,这就使维生素 B_1 停留在人体内的时间得以延长,这对促进血液循环以及尽快消除身体疲劳、增强体质等都具有重要的意义。因此,中老年朋友在吃肉的时候,不妨吃几瓣大蒜。

菠菜 & 猪肝

猪肝、菠菜都具有补血作用,二者一荤一素,相辅相成,可以同时被身体吸收,对治疗贫血有一定的效果。

羊肉 & 生姜

羊肉具有补阳生暖的作用,生姜具有祛寒保暖的作用,相互搭配,更具有保暖效果,还可以驱外邪。

鸡肉 & 栗子

鸡肉能补脾造血,栗子能健脾,脾气健则鸡肉的营养成分更容易被吸

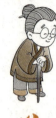

收，鸡肉可以发挥更强的造血功能。人们常做的老母鸡汤煨栗子效果更佳。

🍃 牛肉 & 土豆

牛肉营养丰富，具有较好的补益作用，但是较为粗糙，有时会伤害胃黏膜，若与土豆同煮，可以使味道更为鲜美，还会因土豆中多含维生素C而起到保护胃黏膜的作用。

🍃 鸭肉 & 山药

鸭肉可以补阴，并且具有消热止咳的作用。山药也有补阴的功效，与鸭肉同食，还能起到解油腻的作用，补肺作用也会更明显。

🍃 鲤鱼 & 米醋

人们所患的水肿除肾炎外大多数都是湿肿，米醋具有利湿的功效，而鲤鱼具有涤水的功效，二者一起煮食，利湿的功效更强。

🍃 甲鱼 & 蜜糖

甲鱼和蜜糖搭配烹食，不但味道甜美，鲜香怡人，而且含有丰富的蛋白质、脂肪、多种维生素，以及辛酸、本多酸、硅酸等营养物质，可谓不可多得的强身剂。此道膳食对心脏病、肠胃病、贫血均有一定的疗效，并能促进生长，延缓衰老。

五谷杂粮有营养，吃法各不同

如果将人们常吃的各类饮食排成金字塔形，那么排在金字塔最底层的无疑是五谷类主食，也就是我们常说的"五谷杂粮"，它们是要求"吃最多"的一类。对于老年人来说，五谷杂粮是最好的基础食物，也是最便宜的能量来源。如果老年人每天摄入250~400克谷物，就有利于预防一些相关的慢性病。五谷杂粮种类不同，吃法也应有差异，只有最佳的吃法，才能将其中的营养效用发挥得淋漓尽致。

荞麦适合做面条

荞麦面是一种灰黑色的面粉，看上去其貌不扬，却具有很高的营养价值。荞麦的膳食纤维含量丰富，具有降低血脂和降血压的作用。荞麦有多种多样的食用方法，不过人们还是习惯用它做面条。不过需要注意的是，荞麦面虽然好吃，但最好作为午餐食用，不适合做早餐和晚餐，如果早上和晚上食用，很容易使胃部受损，或者不易消化。另外，每次不要食用过多，适量就好。

燕麦八宝饭好瘦身

燕麦通常做成燕麦片泡在牛奶中食用，其实老年人可以偶尔尝试着做一顿燕麦八宝饭，也是一个不错的选择，这道膳食还能起到延缓衰老的作用。燕麦中含有多种酶，可以抑制老年斑的生成，同时能延缓人体细胞的衰老，是中老年心脑血管疾病患者的最佳的保健食品。

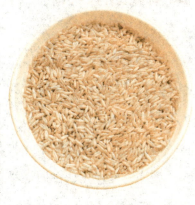

糯米适合做醪糟

糯米可以用来煮粥，也可以做成汤圆食用，但是最健康也最神奇的做法还是把它做成醪糟酒酿。醪糟酒酿可以在中午和晚上食用，不仅有助于老年人的消化功能，让老人感觉胃很舒服，而且还具有镇静安神的作用。

薏米煲汤最滋补

薏米颗粒饱满，清新黏糯，很多老年人都喜欢吃。由于薏米性微寒，所以不适合煮粥或者单独食用。但是非常适合与一些具有温补作用的食物一起煲汤，比如可以把薏米与鸡腿、番茄一起炖煮，不但容易消化，还具有很好的滋补效果。薏米不易消化，老年人尽量不要多吃。

糙米稀饭"刮"脂肪

糙米最大的特点就是含有胚芽，并且纤维素和维生素的含量都很高，经常食用能够起到降低脂肪和胆固醇的作用。我们可以把糙米做成粥，在做糙米粥之前，要先把糙米浸泡30分钟左右，然后按正常的程序来煮粥就可以了。糙米粥能刺激胃液的分泌，从而帮助消化和吸收营养。但是患有糖尿病的老人最好不要直接喝糙米粥，否则可能会引起血糖骤然增高。

高粱适合做点心

高粱米煮粥做饭，都会显得有些粗糙，难以下咽，但是把它磨成面粉做成点心就会细腻很多，口感较好。高粱米最适合做成一种叫做高粱粑的点心，做法就是：将高粱米磨成粉后加入泡打粉、白糖、鸡蛋和适量水调成黏糊，揉成面团，再把高粱面团摁平蒸熟，下油锅稍炸，撒上芝麻即成。对于一些胃肠功能略差的老人来说，高粱粑不易消化，这时可以尝试做一些高粱羹，比如在做银耳羹或玉米羹的时候放入一些高粱，可以让原本就很营养的汤羹增加一些丰润的口感。

蔬菜应常吃，为身体加料

现实生活中，许多老人在食用蔬菜时存在一些使用方法上的误区，这让食量有限的他们又失去了很多获得营养的机会。

首先，深色大叶菜吃得不够。最近的一项调查显示，老年人平时所吃的蔬菜中深色菜只占1/3，加之脂肪、热量和盐摄入不平衡，导致中国老人体内钾、钠比例严重失衡。而多吃深色大叶菜能够在一定程度上解决这个问题。比如，菠菜等深绿色蔬菜中维生素 K、钙和核黄素的含量比浅色蔬菜高出很多倍，红、黄、绿等深色蔬菜中各种维生素的含量比浅色蔬菜和水果要高。此外，深色叶菜中还含有丰富的钙。

其次，老年人牙口不好，为了方便吃蔬菜，他们更愿意将其做成蔬菜汁、蔬菜汤等，可是就是这样的做法让蔬菜中的营养白白流失了。

还有就是，生活中有不少老年人，喜欢在烹煮前先将蔬菜焯一遍，然后再水煮，做成白菜汤、菠菜汤什么的，这种做法同上面一种做法相似，水煮会将蔬菜中的水溶性维生素煮没了，吃到最后只剩下一点纤维，根本没有什么营养价值。因此，老年人在食用蔬菜时最好不要用"烂菜汤"式做法。

下面列出了一些适合老年人食用的蔬菜，老年朋友可酌情选用。

菠菜

菠菜的营养价值很高，老年人可以常吃。菠菜中含有胡萝卜素，有助于维护视力和上皮细胞的健康，增加预防传染病的能力。菠菜中还含有大量的铁元素，对于治疗缺铁性贫血有较好的效果。另外，菠菜中还含有大量的酶，可以对消化系统的分泌和消化功能起到一定的促进作用。菠菜具有养血、止血、清热除烦、帮助消化等功效，主要用于治疗高血压、头痛、目眩、便血等症，对于便秘、痔疮、慢性胰腺炎等症具有一定的防治作用。

韭菜

韭菜具有活血化瘀、行气导滞、促进胃肠蠕动的作用，因此对于跌打损伤、反胃、便秘等有一定的治疗效果。韭菜还可以预防肠癌。韭菜还被称为"起阳草"，具有温阳补肾、散血化瘀的功效，常用于治疗肾虚阳衰、性功能低下等症。

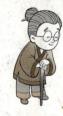

养老有方的生活智慧

🍂 芹菜

芹菜具有很高的营养价值，其含有丰富的蛋白质、钙、磷等。中医认为，芹菜具有利咽喉、明目、养精益气、补血健脾、止咳利尿、降压镇静等作用。芹菜还用于治疗高血压及其引发的相关疾病，对防治糖尿病、贫血、血管硬化、月经不调以及白带过多等症有一定的效果。

🍂 空心菜

空心菜可以药食两用，其营养丰富，含有大量的纤维素和木质素、果胶等，可以促进肠道蠕动，有利于排便。同时还能清除体内的有害物质，防止便秘，降低肠道癌变的可能性。空心菜中的叶绿素还具有清洁牙齿、滋润皮肤的作用。空心菜具有清热解毒、凉血止血的功效，对痔疮、便血、虫蛇咬伤具有一定的治疗作用。

🍂 胡萝卜

胡萝卜富含多种胡萝卜素，具有补肝明目的功效。另外，胡萝卜还有利尿等作用。经常吃胡萝卜，可以防治高血压、冠心病、糖尿病等疾病。

🍂 洋葱

洋葱具有强烈刺鼻的辛辣味，这能够刺激胃肠及消化腺的分泌，可以增进食欲，促进消化。洋葱还含有抗老、防衰的物质，有助于防止衰老，延年益寿。此外，洋葱中含有微量元素硒，这是一种抗癌物质，能抑制癌细胞的分裂和生长。

🍂 香菇

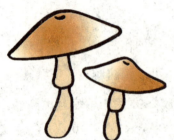

香菇是一种高蛋白、低脂肪、低热量的菌类，有清香味，味道鲜美，能使人食欲大开。香菇中含有 10 多种易被人体吸收的氨基

酸和30多种酶，是老年人补充氨基酸的最佳食物之一。香菇中还含有大量的钙、磷，对防治佝偻病有一定的作用。此外，香菇还能提高免疫系统的功能。

黄瓜

黄瓜具有清热解毒、除湿镇痛、生津止渴、利水消肿的功效，常用于治疗咽喉肿痛、黄疸、眼疾、小便不利等症。黄瓜中的纤维素能够促进肠内腐败食物的排出，并且具有减肥的功效，对于高血压、高血脂等患者也十分有利。此外，黄瓜还具有很好的利尿作用。

苦瓜

苦瓜中含有苦瓜多肽类物质，这种物质能够快速降低血糖，并且可以预防和改善糖尿病及其并发症，并且具有调节血脂、提高免疫力的作用，对于患有糖尿病的老年人具有很好的食用价值。苦瓜还有清凉消暑、解毒明目等作用。

水果入肚，健康常驻

水果色泽诱人，味道鲜美，而且还能补充人体所需的多种维生素和糖分。水果中还含有丰富的膳食纤维，可以促进胃肠蠕动和消化腺分泌，对预防肠癌有一定的作用。因此，老年人每天应适量吃些水果，这有益于自身的健康和长寿。但由于老年人生理功能较弱，而且不少人都患有或轻或重的老年常见疾病，如高血压、老年性慢性支气管炎、消化不良、便秘、失眠等。因此，老年人应该根据自己的体质，选择适合自己的、有助于疾病康复的、营养丰富的水果。

接下来为老年朋友介绍几种有益于老年健康的水果。

苹果

苹果比较常见,其营养丰富,食用价值较高。苹果含糖量高,主要是果糖,容易被人体吸收利用。苹果中的苹果酸有助于增进食欲、促进消化,对老年人的消化系统有良好的保健作用。苹果中还含有大量的钾,对老年人易患的高血压有较好的治疗效果。另外,苹果又被称为"记忆果",能够增强记忆力,对于老年人的健忘症有一定的防治作用。

苹果的果实、叶、皮都可入药,具有补心益气、生津润肺、开胃醒酒的功效,对消化不良、口干舌燥、便秘、高血压等有良好的治疗效果。

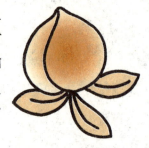

桃

桃是一种常见的水果,其果形美观、味道甜美,深受人们喜爱。桃中含有丰富的铁,可以防治缺铁性贫血等症。此外,桃能止咳平喘,对老年人慢性支气管炎等症有良好的治疗效果。

梨

梨在祛痰止咳、降血压、软化血管壁等方面功效显著,而且对于肝脏具有很好的保护作用。常吃梨,可以预防老年人动脉硬化等疾病,并具有抗癌的作用。此外,梨还有通便、降压、增进食欲的作用。

荔枝

荔枝果实多汁、味道极佳,为药食两用水果,并且有"果中皇后"之美称。荔枝果肉性温、味甜,具有益气、通神、益智、滋润等作用,对淋巴结核、肿毒、痘疹、贫血、津液不足、胃寒、胃痛、疝气等症有一定的治疗作用。此外,荔枝能够益心肾、养肝血,老年人食用,具有很高的食用和药用价值。

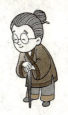

葡萄

葡萄不但外表晶莹剔透、味道鲜美，还具有很高的营养价值。葡萄中不仅含有大量的糖分，还含有很多果酸，可以起到健胃消食的作用，有助于消化，而且葡萄能够缓解过度疲劳和神经衰弱。葡萄中含有大量的氨基酸和维生素，是滋补佳品。

葡萄还可入药，具有补气益血、强身健骨、滋阴润肺的功效，可有效治疗老年人气血虚弱、肺虚咳嗽、风湿痹痛等症。

橙

橙的果肉中含有大量的维生素A、B族维生素、维生素C、维生素D，以及柠檬酸、苹果酸、果胶等成分，具有化痰、健脾、温胃、助消化、增食欲、降血脂等作用。多吃橙子还可以增强皮肤弹性，减少皱纹滋生。

龙眼

龙眼果实内含有半透明的乳白色果浆，色泽晶莹、味甜爽口，具有极强的滋补作用。龙眼非常适合老年人食用，而且对更年期妇女失眠、健忘、出汗等有特殊的功效。龙眼肉能够益心、健脾、滋补气血、安神静心，对营养不良、神经衰弱、贫血体弱、病后体虚等症有一定的辅助治疗作用。

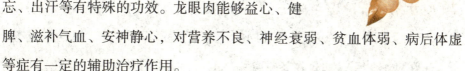

猕猴桃

猕猴桃口感独特，兼具橘子、香蕉、草莓等多种水果的味道，其营养丰富，清香宜人，有"水果之王"的美称。猕猴桃具有多种功效，是一种保健水果。食用猕猴桃及其制品，可以防癌抗癌，而且具有清热、通淋的作用，常被用于治疗食欲不振、消化不良、反胃、黄疸、疝气、痔疮等症。此外，猕猴桃对于体弱消瘦者还具有滋养、强壮的作用。爱

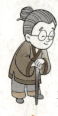

美人士常吃猕猴桃可以延缓皮肤的衰老，永葆年轻肤色。

🍂 枣

枣甘甜可口，更是补中益气的佳品，具有养血安神、保护肝脏等作用，对于脾胃虚弱、倦怠乏力、气血不足、心悸等症有一定的治疗效果，同时可缓和药物毒性。

🍂 山楂

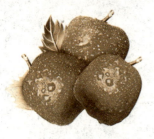

山楂可以说是老年人的保健果，山楂最基本的功效就是健胃消食、增进食欲。与此同时，它还具有其他的保健作用。比如，山楂可以调节血脂，预防动脉硬化、心肌梗死等心血管疾病；还可以增强心肌收缩力，使心率减慢、心肌耗氧量降低，对心肌缺血有很好的治疗效果，而且山楂具有较为持久的降压作用，有利于高血压患者降压。

水果虽然有诸多好处，但是吃法也很重要。稍不注意，可能会引起身体不适。老年人需了解一些食用水果的注意事项。

🍂 吃水果最好应季

不同的水果食用的季节是不同的，比如西瓜具有清热、解暑的功效，所以应在夏季食用，如果在冬季食用，就会蓄寒积痰，不利于消化。

🍂 霉变水果不能吃

水果含水量高，容易滋生细菌，产生霉变。近年来研究发现，霉变水果中含有一种毒素，具有极强的毒性，对此切不可掉以轻心。水果一旦被霉菌侵袭，果皮就会软化，形成病斑、下陷，果肉软腐，霉菌在果肉中生长繁殖并产生毒素。据测定，在距离腐烂部分1厘米处的正常果肉中仍可检测到毒素。因此，在选水果时，最好选择那些表皮色泽光亮、鲜嫩、清脆、有香味、水分饱满的。如果略有小斑或有少量虫蛀，可以用刀挖去腐烂虫蛀处及其周围超过1厘米处的部分，继续食用其他部分。但是腐烂或虫蛀超过水果面积的1/3或有苦味的水果就不要再食用了。

饭后不宜立即吃水果

餐前1个小时食用水果，效果较好。因为水果属于生食，吃了生食之后再吃热饭，可以保护免疫系统，从而增强人体防病抗癌的能力。而饭后短时间内吃水果，

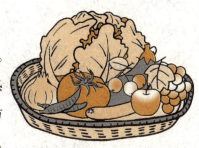

不但不能达到这个效果，反而会增加肠胃的负担，专家认为，吃水果的最佳时间为饭前1小时和饭后2~3小时。当然，个别水果也有例外。比如柿子，就不能在饭前空腹食用，这是因为柿子中含有较多的鞣质和柿胶酚，空腹食用时这些物质遇到胃酸就会凝结成块，形成"柿石"，从而导致胃结石。

水果在食用前要正确冲洗去皮

为了防止病虫害，果农通常会在果树开花到结果期间喷洒大量的农药。农药一旦残留在水果上面就很难清除掉，食用这样的水果会对人的健康不利，尤其是一些农药如三唑类、二氧化硫等具有致癌性和致过敏性，会严重影响人的健康。在苹果、李子、杏和梨等果实形成时喷洒农药，农药会浸透果皮并大量残留在果皮的蜡质中，这就使得果皮中的农药残留量比果肉中高出许多。现在使用较多的植物保护剂是波尔多液，它是用硫酸铜和石灰乳配制而成的悬浊液，二者在水果表面残留后会形成蓝白色斑点。如果不将这些蓝蓝白白的小斑点彻底清除干净，吃进肚子里后，很容易引起腹痛、腹泻等中毒症状。

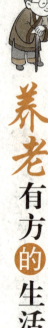

🍂 吃水果应当适量

老年人大多胃肠功能较弱，进食过多水果反而不利于健康。比如，橘子不能多吃，因橘子中含有大量果酸，会对胃产生一定的刺激作用，建议每天最多吃2~3个。

常用调味料，选放有顺序

人们对于美食总是无法拒绝，因为美食常常"色香味俱全"，其中的"香"和"味"都与调味料有关。人们常说，同样的食材，不同的人会做出不同的味道，这其实与很多因素有关，比如食材投放的量的多少、食材投放的先后顺序、火候的把握等。有的人虽然炒菜很好吃，但是油盐酱醋大多数是依据经验随手投放，其实，如果这些调味料的投放顺序正确的话，不仅能够最大限度地保存食物的色香味，还会使食物中的营养更大程度地保存下来。因此，老年人做饭时要讲求调味料的选放时间，使美食更益于健康。

🍂 油盐酱醋

一般炒菜投放次数最多的4种基本调料，正确的顺序应该是油—盐—酱油—醋。

（1）油。炒菜时油温不宜过高，一旦超过180℃，油脂就会发生分解或聚合反应，产生具有强烈刺激性的丙烯醛等物质，危害健康。因此，正确的烹炒方法是先将锅烧热再放油，油八成热时下入菜煸炒，不要等油冒烟了才放菜。

（2）盐。盐是电解质，具有较强的脱水作用，因此，放盐的时间因菜肴的特点和风味而有所差异。炖肉和炒含水分多的蔬菜时，应在菜八成熟时放盐，过早放盐会导致菜中汤水过多，或使肉中的蛋白质凝固，不易炖烂。

（3）酱油。烹调时，高温久煮会使酱油的营养成分遭到破坏，并失去鲜味。因此，应在菜即将出锅时再放酱油。炒肉片时，为了使肉质鲜嫩，可以提前将肉片用淀粉和酱油腌制一下再炒，这样还不会损失蛋白质。

（4）醋。醋不仅具有祛膻、除腥、解腻、增香的作用，而且还能保存维生素，促进钙、磷、铁等物质的溶解，这就使菜肴更有营养。做菜时放醋的最佳时间是原料入锅后和菜肴临出锅前两个时间点。原料入锅后加醋可以祛膻、除腥，临出锅前再加一次，可以起到增香、调味的作用。

此外，由于各种调料品的渗透力不同，投放的先后顺序也不一样。原则上先放渗透力弱的，后放渗透力强的，即糖—盐—醋—酱油—味精。如果炒菜时要放糖，就要早于盐先放，先放盐的话，会影响糖类的作用。因为食盐有脱水的作用，会促进蛋白质的凝固，使食物表面变得硬且有韧性，这样糖类的甜味就不易渗入到食物中去了。味精的主要成分为谷氨酸钠，耐受不了高温，所以只能在最后添加到食品中。

葱姜蒜

葱、姜、蒜、椒，被称为调味"四君子"，它们不但能够提味，而且能杀菌去毒，对人体健康十分有益。但在烹调时如何投放才能发挥它们的作用，却是一门高深的学问。从营养的角度来说，对于不同的食材需要选用不同的作料，这也是健康饮食的一个重要环节。

对于平时喜欢吃肉的老人，烹饪重点是多放花椒。特别是做牛肉、狗肉、羊肉菜肴时，更应多放。花椒有助暖作用，可以预防老寒腿，同时还有利于体内排毒。

对于喜欢吃鱼的老人来说，平时做鱼的时候记得多放些姜。鱼类腥味重，性寒，若食用不当会产生呕吐症状。生姜既可缓和鱼的寒性，又具有去腥的效果。做时多放姜，还有助于消化。

养老有方的生活智慧

对于平日里喜欢吃海鲜、贝类的老人，重点要多放葱。大葱可以缓解贝类（如螺、蚌、蟹等）的寒性。此外，不少人在食用贝类后会出现过敏性咳嗽、腹痛等症状，在烹制贝类食物的时候应多放一些葱，可以帮助抵抗过敏。

对于平时喜食野味的老人，烹制禽肉的时候应多放些蒜。蒜能够提味，在烹制鸡、鸭、鹅肉的时候宜多放蒜，这样可以使肉质更鲜美、更香，还不会因为消化不良而引起腹泻。

这些调料和作料的投放次序看似不起眼，就是稍微搞混问题也不大，但对于上了年纪的人来说，越早纠正这种不科学的烹调法，就会使自己离健康长寿更近一步。

多吃"黑"，强身健体

食物五颜六色，大大满足了人们的食欲，这是大自然对人类的馈赠。有人以其颜色的深浅来评价食物的营养价值，其中黑色食物不仅风味独特，而且具有很高的食疗价值。下面为中老年朋友介绍几种常见黑色食物的营养价值及简单的食用方法。

黑枣

黑枣中含有多种维生素和微量的钙、磷、铁，对人体健康十分有益。民间有谚语云："日服三枣，百岁不老。"据现代药理学研究表明，黑枣具有促进生长及增强肌力的作用。此外，药理实验还证明，黑枣具有保护肝脏的作用。中医认为，黑枣具有补脾和胃、益气生津、养血护肝、滋肾暖胃的功效。在许多补益滋养的方剂中都能看见大枣的身影。老年人在入冬进补时，不妨在各种肉食炖品中加入数枚黑枣，以使炖品的营养成分更加完善，滋补作用更明显。

在此推荐一个滋补偏方：取 500 克黑枣（去核），1 枚鸡蛋，放入锅中以文火同煎，饮汤食蛋。每天服用 1 次，对于贫血萎黄、面色无华之人，具有一定的滋补效果。

黑木耳

黑木耳寄生于阴湿、腐朽的树干上，是木耳科植物木耳的子实体。常见的黑木耳有两种：一种是子实体较小、较薄，浸水后较为柔软细嫩，这种叫云耳，常用于作为素菜的配料；另一种是子实体较大、较厚、较为坚硬粗糙，口感没有云耳嫩滑，这种叫木耳，多供食疗之用。

黑木耳中所含蛋白质的含量约为10%，糖类约为6%，并含有丰富的钙、铁、磷、多种维生素以及具有补脑作用的卵磷脂和脑磷脂。据研究证明，黑木耳具有活血化瘀、润燥利肠的功效，尤其适合产妇、高血压和血管硬化之人食用。黑木耳可与瘦肉或鸡肉煮汤，也可用冰糖炖服。

黑芝麻

黑芝麻的主要成分为不饱和脂肪酸的脂肪油。古人对黑芝麻评价甚高，认为它能补肝肾、润五脏、强筋骨，具有防衰老、补益精液和养血舒筋的功效。在食用黑芝麻时最好用捣碎机将芝麻碾碎来吃。另外，还可以经常吃黑芝麻糊，可以令人肌肤润泽，

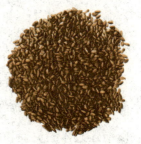

头发乌亮，大便通畅。老年人常吃，具有明显的抗衰老的效果。

黑米

黑米，又叫乌米、药糯。黑米营养丰富，素有"黑珍珠"和"世界米中之王"的美誉。中医认为黑米具有补中益气、健脾暖胃、明目养血、壮腰补精的功效，适合体质虚弱、少年白发之人食用。黑米可以用来煮饭或做粥，也可用于酿酒。

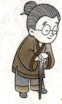

黑醋

黑醋是用米酿造而成，含有醋酸和少量有机酸，有开胃、养肝、强筋的作用。中医认为黑醋具有养血、散瘀、解毒的功效，因此人们常用黑醋煲猪脚、生姜和鸡蛋供分娩后产妇食用。具体做法为：取去皮生姜250克，鲜鸡蛋10枚，去毛猪脚2只，黑醋1000克，糖适量。将生姜切碎，猪脚斩块，连同其他食材、调料一同入锅，加适量清水，以文火煮沸片刻，盖好放置1周后分次服食。此汤品对于产妇具有很好的补益效果，其中黑醋能溶解猪脚骨和蛋壳的钙质，可以帮助产妇补充钙质，并具有助消化的作用；猪脚具有补血、生乳、填肾精的作用；生姜有利于增进食欲，同时具有散风寒和促进血液循环的作用。

乌鸡

乌鸡是家鸡的一种，全身覆盖丝绒状的白羽毛，但其肉与骨均为黑色。乌鸡有养阴健身补虚的功效，医生常用它来治疗妇女月经过多引起的贫血和体质虚弱。研究结果表明，乌鸡所含的蛋白质高于普通家鸡，它含有18种氨基酸。乌鸡还含有多种维生素，其中维生素E每100克的含量达到4.05毫克，而普通鸡仅为1.55毫克，所以乌鸡非常适合妇女服食。此外，乌鸡还能增强体力，提高抗疲劳、耐寒、耐热、耐缺氧的能力，可以增强人体的免疫功能。

海参

海参的营养价值较高。干海参所含的蛋白质高达55.5%，而且还含有钙、磷、铁、碘等元素。海参的药用价值也很高，有"其性温补，足敌人参，故曰海参"之说。海参具有补肾益精、养血润燥、壮阳疗痿的功效，可用于治疗精血亏损、虚弱劳怯、阳痿梦遗、小便频数、肠燥便艰等病症。常食海参对于体虚气弱、性功能低下、患慢性病之人都有益处。

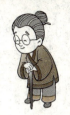

黑豆和塘鲺鱼

黑豆，又名橹豆、黑大豆等，是豆科植物大豆的黑色种子，它含有丰富的蛋白质、脂肪和碳水化合物以及多种维生素，具有活血、利水、祛风、解毒的功效。塘鲺鱼外皮乌黑发亮，有补血、滋肾、调中、兴阳的功效，主治腰膝酸痛。黑豆炆塘鲺是一款广东民间调理体虚、贫血、头晕目眩、自汗盗汗、耳鸣乏倦的滋补菜式，它还是老年人强身健体的理想食疗佳品。这道菜的烹制方法是：先将100克黑豆洗净，用水浸泡数小时，再将500克左右大的塘鲺鱼去鳃、去内脏，切段。烧热油锅，加入姜和塘鲺爆炒片刻加入适量水，并倒入黑豆，以文火煮至水干，加盐、豉油、糖调味，佐餐食用。

厨房中的保钙技巧

老人很容易患上骨质疏松，这和身体中钙质的流失有很大的关系。在补钙产品广告铺天盖地的时候，如何健康补钙，是很多老年人共同关心的话题。

其实，补钙并不难，我们无须花费大量的人力去购买补钙产品，因为正确的补钙方法就藏在我们的日常饮食中。

在烹调方法上，"保钙"的菜肴的搭配技巧是荤素搭配、豆谷搭配。在烹制时，要尽量去除影响钙吸收利用的因素，以使钙得以保存。

具体来说，如果我们在平时的饮食中注意以下几种烹饪搭配就能在一定程度上保证钙的吸收。

（1）鱼与豆腐一起炖。豆腐中钙的含量较丰富，而鱼肉中含有维生素D，两者同炖食用，使人体对钙的吸收率大大提高。因此，这道汤特别适合老年人食用。

(2) 菠菜、苋菜等绿色蔬菜先焯一下。因菠菜、苋菜等绿色蔬菜中含有一定量的草酸、植酸等物质,人们进食后,这些物质在消化道内容易与钙结合生成一种不溶性的化合物,影响钙的吸收。当食物中的草酸、植酸等过高时,不但影响食物本身钙的吸收,还会影响到其他食物中钙的吸收。因此,在烹调时应尽量去除这些不利于钙吸收的因素。由于草酸易溶于水,我们在烹制食物前,可以先将菠菜、苋菜等在沸水中焯一下,除去草酸,再与豆腐等含钙的食物一起炒,这样就不会形成不易溶解的草酸钙。

(3) 煮粥前把大米先在温水中浸泡一下,或多做发酵的面食。因为大米和白面中含有大量的植酸,易与钙形成不溶性的植酸钙,不利于钙的吸收。因此,可以将面粉发酵,或者把大米放在温水中浸泡一下,都可以去除部分植酸。

(4) 烹调荤菜时常用醋,糖醋鱼、糖醋排骨是最有利于钙吸收的菜肴。醋是酸味食品,不仅可以去除异味,还有助于鱼骨、排骨中的钙的溶出。鱼和排骨中的钙和蛋白质的含量都很高,在有醋的酸性环境中,钙与蛋白质一起,最容易被人体吸收。在烹制时,可用小火长时间焐焖炖煮,这样就能使鱼和排骨中的钙溶出得比较彻底。

(5) 西红柿炒鸡蛋、雪里蕻炒黄豆等食谱补钙作用也比较明显。维生素C能促进钙的吸收,而西红柿中维生素C含量丰富,与鸡蛋同炒,西红柿中的维生素C可以提高钙的吸收率。雪里蕻中也含有较多的维生素C,与黄豆同食,同样可以大大促进钙的吸收和利用。

蜂蜜,长寿食品

据古代药书《神农本草经》载:"蜂蜜久服强志轻身,不饥不老。"

可见，蜂蜜延年益寿的功效早在几千年前就已经被人们深刻意识到了。尤其对于老年人来说，蜂蜜更是不可多得的滋补佳品。

蜂蜜具有多种保健作用。首先，蜂蜜本身含有多种氨基酸，所含的矿物质与人体血液中的矿物质含量大致相似，有利于人体对矿物质的吸收。

其次，蜂蜜在人体内呈碱性，可中和血液中的酸性成分，可以使人较快地消除疲劳，增进健康。

再次，蜂蜜能增强免疫功能，保持人体健康。蜂蜜中含有能防止心血管疾病所必需的多种维生素，如维生素 B_1、维生素 B_6、维生素 C、叶酸和烟酸等。

最后，蜂蜜中含有钾，其在人体内具有排钠的作用，可以维持血液中的电解质平衡。

蜂蜜在治疗疾病方面也有很好的作用。动脉硬化症患者可以常吃蜂蜜，能够起到保护血管、通便、降压的作用；慢性肝炎、肝功能不良的患者常吃蜂蜜有助于保护肝脏，改善肝功能；对于肺结核、虚痨久咳患者，蜂蜜是天然营养佳品，能够帮助他们增强体质；对于患有胃及十二肠溃疡的老人来说，常喝蜂蜜可以起到良好的辅助治疗作用；蜂蜜能够改变血液成分，提高血色素、血细胞和血红蛋白的含量，所以非常适合贫血患者食用；神经衰弱、失眠、便秘者，食用蜂蜜有镇静、催眠、通便的作用。

市面上常见的蜂蜜种类有枣花蜜、洋槐蜜、紫云英蜜、桂花蜜、油菜花蜜、棉花蜜、梨花蜜、枇杷蜜、荞麦蜜、椴树蜜、桉树蜜、荆条蜜和百花蜜等，其中又以华北、东北、华东地区所产的蜂蜜较好。

从健康的角度考虑，新鲜成熟的蜂蜜可以直接饮用，也可以将其配制成水溶液，相对来说，蜂蜜水比纯蜂蜜更易被吸收，但绝对不能用开水冲或高温蒸煮蜂蜜。不合理的加热，会使蜂蜜中的营养物质被严重破坏，使蜂蜜中的酶失去活性，颜色变深，香味挥发，味道改变，食用时有令人不悦的酸味。因此，最好将蜂蜜用温开水或凉开水稀释后饮用。还可以在进餐时将蜂蜜涂抹在面包、馒头上，也可把蜂蜜加入温热的豆浆、牛奶中，搅拌均匀后一并饮下。

此外，蜂蜜的服用时间也很有讲究，一般来说，饭前1~1.5小时或饭后2~3小时食用比较适宜。对于有胃肠道疾病的老年人来说，服用蜂蜜的时间应根据病情来确定，这样可以充分发挥其医疗作用。如果在饭前1.5小时服用蜂蜜，它将会抑制胃酸的分泌；如果在服用蜂蜜后立即进食，将会刺激胃酸的分泌，刺激肠道的运动，有轻泄作用。因此，肠胃不好的人宜在饭前1.5小时服用温蜂蜜水，从而可以抑制胃酸分泌，减少对胃黏膜的刺激；而对于胃酸缺乏或萎缩性胃炎的患者，宜在服用冷蜂蜜水后立即进食。

服用蜂蜜的一般剂量是：成年人每天服用60~100克比较适宜，最多不可超过200克，体质较弱的老年人应酌情减少。但都需要分早、中、晚三次服用。正常情况下，用于治疗时用量可以稍大一些，用于日常保健时用量应适当小一些。同时还需要根据个人身体的具体情况灵活掌握，如果用量太小则无法达到相应的效果，用量过大则没有必要，需因人而异，灵活食用。

小贴士

正常情况下，新鲜蜂蜜不必加热可直接饮用，这样可以使蜂蜜的营养成分不遭到破坏，有利于充分吸收和利用。但是，如果蜂蜜出现发酵现象并且不太严重的话，我们就可以通过加热灭菌的方法来补救。这个方法很简单，就是将蜂蜜放在锅中隔水加热，在温度达到60~65℃时保持15~30分钟，这样蜂蜜的酵母菌就能被杀死。60℃的温度不会使维生素和酶等活性物质失去活性，能较好地保持蜂蜜的营养成分。

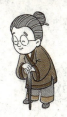

牛奶，老人补钙佳品

牛奶具有很高的营养价值，它是一种特别有益于老年人身体健康的营养保健饮料，被誉为"白色的血液"。牛奶中含有丰富的矿物质元素，胆固醇含量较低，并且易于被人体消化吸收。另外，牛奶对于老年人来说，具有很好的保健作用：牛奶可以降低人们从食物中所吸收的有毒物质如金属铝和镉的含量，具有轻度的解毒作用；牛乳中含有生物活性物质，能够清除人体内的有害物质，从而增强免疫力，具有抗衰老的作用；牛奶中的维生素，有助于防治心脑血管疾病，抗肿瘤。患高血压的老年人如果每天饮用1~2袋牛奶，可以帮助降血压，还能调节紧张情绪，镇静心神。中医认为，牛奶是补益五脏、润养心肺的滋补食品，尤其对老年人的皮肤干燥和便秘有特效。

一项针对286名50岁以上的老年人进行的骨密度及相关因素的调查研究显示，随着年龄的增长，人体内的骨密度呈现逐渐下降的趋势。事实证明，适度运动及经常饮用牛奶可以延缓骨密度降低的趋势，可以预防骨折。牛奶中所含的乳糖具有促进钙吸收的作用，而且其钙、磷的比例适宜，人体的吸收率较高，因此，牛奶是补充钙质的良好食物来源。

然而，牛奶虽好，并不是所有人都适宜饮用，如腹部手术后的病人就不宜饮用牛奶，否则易引起腹部胀气或腹泻。因此，老年人有必要了解一下饮用牛奶的相关禁忌及注意事项，让牛奶发挥其应有的保健作用。

不宜买散装牛奶

有的老年人喜欢购买散装牛奶，他们认为那样的牛奶比较纯，然而有的奶农用农用塑料桶来装奶，并且这些奶也没有经过加工处理和消毒灭菌，因此卫生质量难以保证。有些老人认为把这些牛奶煮熟来喝，可以消除卫生隐患，这种想法是不可取的。因为，牛奶经久煮后，其营养成分会

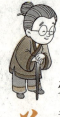

受到破坏，原来牛奶中液态的蛋白微粒会呈现凝胶状态而出现沉淀，维生素也会被降解，失去了原有的营养价值。

不要空腹饮用牛奶

饮用牛奶的正确方法是先吃一定量的淀粉类主食，如馒头、米饭等，再饮用牛奶，这样，淀粉类可以提供机体所需要的能量，可以让牛奶中的蛋白质充分发挥其生理功能，否则蛋白质很快就会转化为能量被消耗掉。

每天少量多次喝

每天少量多次饮用比一次大量饮用牛奶，钙的吸收率要高。一般来说，老年人钙的推荐供给量是800毫克，而每100毫升牛奶可提供100毫克钙，这样的话，老年人每天只需饮用500毫升牛奶，再加上从其他食物中摄取的钙，就能满足其对钙的需求。饮用牛奶的最佳时间是早上和晚上，早餐喝牛奶，可以为一天的活力提供充分的营养保证。晚上喝牛奶，不但有助于睡眠，还有利于人体对其营养成分的吸收。

坚持选用多种牛奶或奶制品

老年人每天应喝多个品种的牛奶，可采用多种组合方式，比如可以将鲜牛奶和酸奶，全脂牛奶粉和酸奶，鲜牛奶和奶酪等搭配饮用。

不宜饮用过凉的牛奶

冷牛奶会增加肠胃蠕动，易引起轻度腹泻。特别对那些患有溃疡病、结肠炎及其他肠胃病的老年人来说，喝过凉的牛奶还会加重病情。另外，冷冻牛奶中的营养成分多数不能为人体所利用。

不能喝放置时间长的牛奶

牛奶放置时间过长，会滋生细菌而变质。喝变质的牛奶，不但不能给身体增加营养，反而会带来一些疾病。因此，牛奶还是随买随喝。

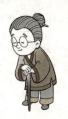

不习惯喝牛奶可以改喝酸奶

很多老年人不习惯喝牛奶，有的老年人虽爱喝牛奶，但由于体内的乳糖酶活性较低，会出现乳糖不耐受的现象，也就是喝过牛奶以后会出现腹胀、腹痛、腹泻、排气增多等症状。这些老年人可以改喝酸奶及乳酪等，酸奶是新鲜消毒奶经乳酸菌发酵而制成的，其中的乳糖已被分解为乳酸，因此，饮用后不会出现乳糖不耐受的现象。另外，与牛奶相比，酸奶还具有促进消化的功效，而且酸奶中的钙已转化为乳酸钙，更易于吸收。

市面上的奶制品种类繁多，如酸奶、各种口味果奶、脱脂奶、全脂奶……有不少老人对此没有分辨能力，不知道该如何选择。科学研究表明，全脂牛奶的脂肪含量为30%，半脱脂奶的脂肪含量约为15%，全脱脂奶的脂肪含量低于0.5%。专家指出，牛奶的香气来源于脂肪中的挥发性成分，牛奶脂肪中含有较多的抗癌物质，所以经常喝全脂牛奶的人不易患癌症。另外，喝低脂或脱脂牛奶可以预防一些老年人易患的慢性病，如心血管疾病、糖尿病、痛风、肥胖等，因高脂血症是这些疾病的危险因素，而饮用低脂或脱脂牛奶可以减少脂肪的摄入量，从而降低患上此类疾病的概率。因此，如果给老年人选牛奶，不妨选半脱脂奶。

名贵药材——人参

人参之所以备受人们青睐，是因为它具有较强大的保健功效。中医认为人参为济世之佳品，有补气养血、固液生津、益智安神、开心明目、大补元气等功效。而现代医学研究也证明，人参有以下几个方面的功效：①能够调节人体的生理机能，强健筋骨，提高人体的免疫功能；②抗衰老，抗疲劳，增强耐力，提高体力和脑力劳动的效率；③协调神经的兴奋和抑制功能，使

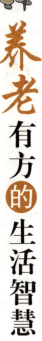

其发挥正常作用，降低血糖，促进体内蛋白质合成；④对贫血、神经衰弱、妇女失血过多、男子性功能失调等症有良好的作用。

近年来，人们研究发现，人参还能提高癌症患者的免疫机能，增强人体的抵抗力，特别是能防止由于癌症引起的消瘦和衰弱。

值得注意的是，人参虽好，但不适合每个人食用进补。人参只适用于阳气虚者服用，滥用人参易产生副作用。因为人参的补益作用主要是调整机体功能的偏衰，使之趋于平衡，因此，只有体虚者才适宜服用。若机体不虚，误服人参，反而会使机体的平衡状态遭到破坏，产生疾病。此外，人参虽然无毒，但不可服用过量，以免中毒。身体虚弱，也不能求补心切。若用量过大，只会适得其反。人参服用时应以10天为1个周期，1个周期后停用7~10天，再继续服用10天。

根据人参药性选用人参

选用人参也很关键，没选对人参，可能会影响功效。选人参的第一步，是要了解人参的分类。根据产地和加工方法的不同，可以将人参分为以下6大类。

（1）野山参。主要指在山中林海野生的山参。

（2）移山人参。将野山参的幼苗移植到园林栽培的人参。

（3）园参。系人工培植的家种人参。根据加工方法的不同，又可分为红参、边条红参、生晒参、白干参、大力参、掐皮参、皮尾参、糖参、参须等。

（4）朝鲜白参、朝鲜红参。产地在朝鲜。

（5）东洋白参、东洋红参。东洋白参为日本栽培的白参。而东洋红参则是种子原产地为朝鲜及中国东北，最后在日本栽培而成。

（6）西洋参。原产美国、加拿大等地。

西洋参、生晒参、白干参、朝鲜白参、东洋白参、糖参，性偏凉，适合气阴亏虚的老人进补；皮尾参、大力参、掐皮参、参须，性偏平和，可做清补；野山参、移山人参、红参、朝鲜红参、边条红参，性偏温，适用于患有阳气虚弱病症的老年人。

人参进补的时间

进补人参的最佳季节是冬季。冬令是藏匿精气的时节，适当进补有利于蓄积精气，增强机体的抗病能力。民间素有冬令进补的习惯，其他三个季节一般不主张进补，如果确实需要进补，最好选用性偏凉的生晒参、糖参、白干参、西洋参。

服用人参的方法

（1）咀嚼人参。将人参切成薄片，放入口中细细咀嚼，每次3～5片，每日2～3次。也可用人参片泡茶并连渣带水一起服用。

（2）冲粉服用。将人参磨成粉，放入杯中，倒入沸水，加盖闷约5分钟即可饮用。每次5克左右，可反复冲服几次。

（3）研末冲服。将人参焙干，研成粉末，空腹时开水送服。每次1克，每日1～2次。

（4）炖服法。将人参切片放入小碗内，加水浸泡3～5个小时，然后上锅隔水蒸3～4个小时后服下。每天10～15克，可分多次服用。

（5）煎汤饮服。准备2～3克人参片，用水浸泡30分钟。将其放入砂锅，先用旺火煮沸，改用文火炖30～60分钟即可服用。

（6）煮粥食用。将3克人参末，100克粳米和少许冰糖放入锅中，文火煮至米熟粥成即可。

（7）做菜肴食之。可以将人参与鸡、鸭、鸽子等食材一起炖服，也可以将人参煎汤，取汁液在炒菜时烹入。

（8）泡酒饮用。选完整生晒参或红参1支，浸入500毫升60°的白酒中，

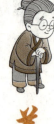

密封好，置于阴凉处，2周后即可饮用。每天晚上就餐时可饮用30~50克。

（9）熬膏服用。将人参研成粉末，待其他药煎好浓缩时，兑入人参粉，搅拌均匀，浓缩成膏状，装瓶备用。每次1匙，开水化开饮下。

（10）制成成品补品。将各种人参制成成品补品，如人参蜂王精、人参精、人参茶、人参露等。

女性进补佳品——鹿茸

鹿茸是雄性梅花鹿或马鹿头上未骨化而带茸毛的幼角，雌鹿是没有鹿茸的。鹿茸味甘、咸，性猛，主要含有胶质、蛋白质、骨质，并含有钙、镁、磷，还含有极少量的卵泡素。鹿茸具有温肾壮阳、强筋健骨、生精益血的功效，能够促进生长发育，并能促进造血机能。

鹿茸的选用、识别

市面上出售的鹿茸一般有两种规格，一种是切成薄片的鹿茸片，另一种是整枝出售。鹿茸片买回来之后就可以使用，而整枝鹿茸还需要用酒进行加工处理，蒸后切成薄片，晾干后才能使用。整枝鹿茸需区分出是梅花鹿茸还是马鹿茸。梅花鹿茸外皮呈红棕色或者棕色，而且分枝少；而马鹿茸较梅花鹿茸粗大而且分枝多，其外皮呈黑灰色，茸毛青灰色，而且茸毛粗且疏。比较而言，梅花鹿茸质量较好。

鹿茸常用方剂

（1）鹿茸7.5克，熟地、肉苁蓉各15克，乳鸽1只，加入适量水共炖即可。适合妇女贫血、怕冷，或者性机能低下而不孕者食用。

（2）鹿茸5克，去核黑枣5枚，去皮鸡1只加水炖服，每星期可吃1~2次。失眠或患神经衰弱的患者可以食用此汤品加以调理。

（3）适用于虚弱、四肢疼痛及神经衰弱的常用方剂有以下几个：①鹿角胶3～9克，用温水或黄酒烊化后服用，适用于贫血、虚弱及妇女腰酸腿软。②鹿茸3克，放于碗内，加水适量，隔水炖服，也可与肉同食，适合精衰血少、头晕眼花之人食用。③服用以鹿茸为主的中成药，如龟龄集、参茸片、鹿茸精、鹿茸丸等。

服用鹿茸前要了解两个注意事项，一是患有高血压、肾炎、肝炎以及中医所说的阴虚阳盛、肝阳上亢的老年人，不宜服用鹿茸及其制剂。二是同一枝鹿茸，不同部位功效也不相同。鹿茸功效最好的部位是顶部，有人将其称为嘴片，也有人将它称为血茸，顺着往下就叫二沙、三沙，越接近鹿的头部功效越差。因此，在食用鹿茸的时候，最好把嘴片与其他部分搭配使用，这样可使鹿茸的食疗功效平均发挥出来。

不同体质，食物有禁忌

血虚忌食食物

（1）荸荠。据《本经逢原》载："荸荠兼耗营血，故孕妇血竭忌之。"因此，血虚体质的人不宜多吃荸荠。

（2）大蒜。大蒜是一种辛辣刺激性食物，若多吃常吃，易动火耗血。《本草经疏》中明确告诫人们："气虚血弱之人，切勿沾唇。"因此，老年人如果属于血虚体质，那就不宜食用大蒜。

气虚忌食食物

（1）山楂。俗称山里红、棠棣。山楂最大的作用就是开胃消食，但又具有耗气破气之害。因此，正气不足、气虚下陷之人切忌多食。于此古人早已有认识，《随喜居饮食谱》中说："多食耗气，羸弱人或虚病后忌之。"《得配本草》中也明确告诫人们:"气虚便溏,脾虚不食,二者禁用。"

(2)槟榔。槟榔同山楂一样,虽然具有消食的作用但同时又有耗气破气之弊。因此,《本草经疏》中明确指出:"病属气虚者忌之。凡中气不足,悉在所忌。"究其原因,《本草蒙筌》中有答案:"槟榔,久服则损真气。"

(3)佛手柑。性温,味辛苦酸,具有健胃理气的功效。与此同时,佛手柑具有耗气伤气的弊端。因此,气虚之人,不宜服食。正如《随喜居饮食谱》所说:"多食耗气,虚人忌之。"

(4)苤蓝。性凉,味辛甘,若久食多食,会有伤气耗气之弊,因此气虚之人应忌食。正如《本草求原》中所说:"苤蓝耗气损血,病后忌之。"

(5)萝卜缨。也就是萝卜叶,性平,味辛苦,具有消食、理气、化痰、止咳、清肺利咽、散瘀消肿的功效。另一方面,萝卜缨又有行气破气的副作用。因此,气虚体弱、气短乏力之人,最好不要常吃多吃。此外,萝卜子破气之功更强,《本草从新》中说:"虚弱者服之,气喘难布息。"由此可见,气虚之人更应忌食。

(6)芥菜。俗称大头菜,有开胃、消食、下气的作用。其功效类似萝卜,《医林纂要》中如此说:"下气宽中,功用略同萝卜。"但芥菜也有类似萝卜的弊端,即行气耗气,因此气虚之人不宜多吃久吃,以免耗气。《千金·食治》所谓的"不可多食,令人气胀"实际上是指过多食用芥菜会耗伤正气,引起脘腹虚胀,这也就是《本草衍义》中"过食动气"之义。

(7)香菜。根据古代医家经验,气虚之人不宜多吃久吃香菜。如《医林纂要》说它"多食昏目、耗气",《本草经疏》也明确告诫人们"气虚人不宜食"。

(8)大蒜。大蒜味道辛辣,具有很强的刺激性,吃太多的话,会动火耗血。《本草纲目》认为它"辛能解气",但《本草衍义补遗》又说"其伤脾伤气之祸,积久自见"。由此可见,气虚之人应忌食大蒜。

(9) 胡椒。为大辛大热的调味品,多吃久吃会动火耗气。元代名医朱丹溪曾这样说:"胡椒,大伤脾胃肺气,久则气大伤,凡病气疾人,益大其祸也。"清代黄宫绣也说:"胡椒比之蜀椒,其热更甚。况走气动火、阴热气薄,最其所忌。"由此可见,不管是脾气虚还是肺气虚,都不宜食用胡椒。

(10) 荜拨。性热,味辛,为南方常用的调味料,但不宜多吃,久服多食也会有耗气的弊端。正如宋代医家在《本草衍义》中所指出的那样:"多服走泄真气。"明代医药学家李时珍也认为:"心热耗散,多食令人目昏,食料尤不宜之。"因此,气虚之人在制作食物的时候最好不要放荜拨。

(11) 薄荷。性凉,味辛甘,有疏散风热的作用,但是也会耗伤正气。如清代医家汪谢诚认为:"薄荷多服,耗散真气,致生百病,余尝亲受其累,不可不知!"《本草求真》同样认为:"不敢多用,恐其有泄真元耳。"《本草从新》中也告诫人们,薄荷"辛香伐气,虚者远之"。

(12) 荷叶。性平,味甘涩,有清热解毒、凉血、止血的作用。但若久吃多吃,会有耗气之害。因此,凡气虚体弱之人应该忌食。清代医家吴仪洛也在《本草从新》中指出:"荷叶,升散消耗,虚者禁之。"

除此之外,气虚之人应忌烟酒,平时最好少吃或不吃荞麦、柚子、柑、橙子、金橘、金橘饼、荸荠、生萝卜、地骷髅、芥菜、薤白、君达菜、砂仁、菊花、茶叶。

阳虚忌食食物

(1) 鸭肉。鸭肉属性凉之物,易伤人之阳气。《饮食须知》中说:"鸭肉味甘性寒,滑中发冷气。"《随息居饮食谱》也认为:"凡阳虚脾弱……皆忌之。"因此，阳虚体质的人，尤其是脾肾阳虚者，应忌食鸭肉。

（2）兔肉。性凉，具有凉血作用，但易损阳气，因此，阳气不足之人应忌食。清代食医王孟英在《随息居饮食谱》中曾指出："兔肉甘冷，凉血，多食损元阳。阳虚者尤忌。"

（3）水獭。俗称水狗肉，性大凉，会伤人之阳气，因此阳虚之人不宜多食。《本草图经》早就告诫人们："獭肉，消阳气，宜少食。"《随息居饮食谱》中进一步指出："獭肉，多食消男子阳气。"

（4）甜瓜。性大凉，会伤人之阳气。因此，平素阳气不足，尤其是脾肾阳虚之人，切勿多食。对此，《本草衍义》中早有告诫："甜瓜，多食未有不下痢者，为其消损阳气故也。"

此外，阳虚体质之人，还应少吃或不吃鸭血、鸭蛋、阿胶、牛奶、酸奶、甲鱼、螃蟹、田螺、螺蛳、蚌肉、柿子、柿饼、柚子、柑、香蕉、无花果、西瓜、青苦瓜、地瓜、菜瓜、生藕、生萝卜、丝瓜、冬瓜、紫菜、地耳、金针菇、草菇、落葵、莼菜、发菜、君达菜、罗汉果、荸荠、薄荷、金银花、菊花、槐花等。

肾虚忌食食物

肾虚者最好少食盐、酱，白酒少饮或不饮，平时应忌吃或少吃荸荠、柿子、生萝卜、生菜瓜、生黄瓜、生地瓜、西瓜、甜瓜、洋葱、辣椒、芥菜、丁香、茴香、胡椒、薄荷、莼菜、菊花等。

肾虚忌食食物

（1）胡椒。性大热，味大辛，为典型的辛辣刺激之品。胡椒虽能提味，但极易助热动火，燥液耗阴。这就如《随息居饮食谱》中所说的："多食动火烁液，耗气伤阴。"明代著名医学家李时珍也认为，胡椒"大辛热,纯阳之物,动火伤气,阴受其害"。《本草经疏》同样认为,"胡椒,其味辛,气大温,辛温太甚,过服未免有害"。因此,凡阴虚之人,不要过多食用。

(2)肉桂。肉桂属于大辛大热的调味品,极易助火伤阴。因此,凡阴虚体质及阴虚之病,都不宜食用。《本草经疏》曾告诫人们:"男女阴虚,法并忌之。"

除了以上两种调味品,阴虚之人在平日饮食中还应少吃或不吃狗肉、羊肉、雀肉、海马、海龙、獐肉、锅巴、炒花生、炒黄豆、炒瓜子、爆米花、荔枝、龙眼肉、佛手柑、杨梅、大蒜、韭菜、芥菜、辣椒、薤白、生姜、砂仁、荜拨、草豆蔻、花椒、白豆蔻、大茴香、小茴香、丁香、薄荷、红参、肉苁蓉、锁阳等。另外,阴虚之人应戒烟或少抽烟,少喝或不喝白酒。

这些食物不宜空腹食用

人到老年,身体机能逐渐退化,因此,吃东西的时候不能随性而为,尤其是在空腹状态下吃东西时更应谨慎。下面一些食物不宜空腹食用。

冷冻食品

有的老年人喜欢在运动后或空腹时,大量饮用一些冷冻食品(饮料或者冰棍),这种做法是不好的。这些冷饮进入人体后,会强烈刺激胃肠道和心脏,致使这些器官发生突发性的挛缩现象。

大蒜

大蒜是一种辛辣刺激性食物,其中含有强烈辛辣的蒜素。如果空腹吃大蒜,就会刺激胃黏膜、肠壁,引起胃肠痉挛、胃绞痛,还会影响胃、肠的消化功能。

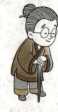

🍂 糖

糖极易消化吸收，空腹大量吃糖后，由于人体在短时间内不能分泌足够的胰岛素来将血糖维持在正常水平，就会使血液中的血糖骤然升高，这对身体极其不利。另外，糖属于酸性食物，空腹吃糖还会破坏体内的酸碱平衡和各种微生物的平衡，从而危害健康。

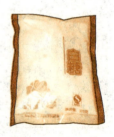

英国科学家发现，若空腹大量吃糖，会促使血液中的糖升高，带来高血糖昏迷的不良后果。因此，老年人不宜空腹食糖，否则不仅会使血钙量减损，影响骨骼健康，还会引发骨折等症状。

🍂 酒

空腹饮酒会使胃黏膜受到刺激，久而久之就易引发胃炎、胃溃疡等疾病。另外，人在空腹时血糖水平本来就低，此时饮酒更容易出现低血糖，而脑组织也会因为缺乏葡萄糖的供应而发生功能性障碍，人就会出现头晕、心悸、出冷汗和饥饿感，严重者甚至会出现低血糖昏迷。

除了这些食物外，一些平时常吃的水果也不宜空腹食用。这是因为，在空腹状态下，人体内胃酸的分泌就会增加，胃酸的浓度也较高，假若此时胃酸与含有胶质、柿胶酚、果胶质和可溶性收敛剂等成分的物质相结合，就会形成难以溶解的沉淀物。一旦沉淀物结成大块，就会堵塞幽门，产生一系列不适反应和消化道疾病。那么，有哪些水果是不能空腹食用的呢？

🍂 西红柿

西红柿中含有大量的果胶、柿胶酚、可溶性收敛剂等成分，这些成分易与胃酸发生化学反应，致使胃内压力增大，造成急性胃扩张而产生胃胀疼痛等症。

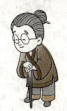

柿子

柿子中含有柿胶酚、果胶、鞣酸和鞣红素等物质,这些物质具有很强的收敛作用。在空腹时吃柿子,这些物质便会与胃酸相结合凝成难以溶解的硬块,引发"胃柿结合征"。

山楂

山楂味酸,具有利气消食的作用。如果空腹食用,不仅耗气,还会增加饥饿感,并加重胃痛的症状。

香蕉

香蕉中含有大量的镁元素,如果空腹食用大量的香蕉,就会使血液中的含镁量骤然升高,导致体内血液中钙、镁比例失调,对心血管产生一定的抑制作用,对身心健康产生不利影响。

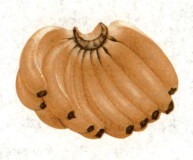

橘子

橘汁中含有大量糖分和有机酸,空腹吃橘子,就会使这些物质刺激胃黏膜,使人产生脾胃满闷、反酸之感。

甘蔗和荔枝

甘蔗和荔枝中含有大量的糖分,若空腹大量食用甘蔗和新鲜荔枝,就会使体内突然渗入过量糖分而产生"高渗性昏迷"现象。

总的来说,空腹饮食对老人的健康有百害而无一利,不到万不得已,绝不能空腹食用这些食物。

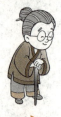

药膳食谱，养生之法

补气药膳，大补元气

爆人参鸡片

原料 鲜人参15克，鸡脯肉200克，冬笋、黄瓜各20克，鸡蛋清1个，葱、姜、香菜、料酒、鸡汤、猪油、香油、精盐、味精、水豆粉各适量。

制用法

将鸡脯肉切片，加精盐、味精、鸡蛋清、水豆粉拌匀；人参洗净，切薄片；冬笋、黄瓜切片；葱、姜切丝；香菜切段。锅置火上，放猪油，烧至五成热时，下入鸡肉片，熟时控油捞出。将精盐、味精、鸡汤、料酒对成料汁。油锅烧热至6成热时，下入葱丝、姜丝、笋片、人参片煸炒，再下入黄瓜片、香菜、鸡肉片，烹入料汁，翻炒几下，淋入香油即成。

功效

大补元气。适用于气虚、身体衰弱等症。但感冒者禁止食用。

红枣糯米粥

原料 糯米250克，薏米50克，山药40克，荸荠10克，大枣5克，白糖适量。

制用法

将各药材去杂质，备用。山药、荸荠打成粉；薏米、糯米、大枣洗净。薏米下锅，加入适量清水，煮至薏米开裂时，下入糯米、大枣，至米熟时边搅边撒入山药粉，20分钟后，搅入荸荠粉，搅匀后即可关火。将粥盛碗中，加入 25 克白糖即可食用。空腹温热服食，每日 2 次。

◆ 功效

补气血，健脾胃，生津止渴，利湿止泻。适用于病后体弱及贫血、营养不良和慢性肠炎患者食用。

参芪白莲粥

◆ 原料

黄芪 30 克，人参 6 克，大枣 15 枚，粳米、去心白莲子各 60 克。

◆ 制用法

将人参、黄芪切片，放入锅中，加入 300 毫升清水，以文火煮至 200 毫升，去渣。加入粳米、莲子、大枣（去核），共煮为粥。每日服 1 料，连服 7 日。

◆ 功效

益气健脾。适用于年老体弱，或病后气虚、神疲倦怠、食欲不振、气短心悸、慢性腹泻者食用。此粥不要与萝卜和茶同服。热证及实证患者忌食。

人参莲肉汤

◆ 原料

白人参 10 克，莲子（去心）10 枚，冰糖 30 克。

◆ 制用法

将白人参、莲子放入碗中，加适量水使其发泡。加入冰糖后，放入蒸锅，隔水蒸炖 1 小时。食用时，喝汤，吃莲肉。人参可连续使用 3 次，次日再加莲子、冰糖和水适量，如上法蒸炖和服用。到第 3 次时，可连同人参一起吃。

◆ 功效

补气益脾。适用于病后体虚、气弱、食少、疲倦、自汗、泄泻等症。

补肾药膳，补肾益肾

枸杞子炖羊脑

◆ 原料

羊脑 1 具，枸杞子 30 克，葱、姜、料酒、精盐、味精各适量。

◆ 制用法

将羊脑洗净（注意不要碰破）放入碗内，加适量水、盐、葱、姜、

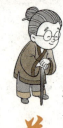

料酒，隔水炖熟，加入味精调味即可食用。佐餐食用，每日2次。

功效

补肝肾，益脑强身。适用于肝血虚所致的头痛头晕、眼涩眼花、癫痫等。此菜也非常适合老年人食用。

黑芝麻何首乌粉

原料 制何首乌、淮山药、黑芝麻各250克。

制用法

将黑芝麻洗净、晒干、炒熟，研成细粉。将淮山药洗净、切片、烘干，研为细粉。将制何首乌烘干，研为细粉，并与黑芝麻粉、山药粉混合拌匀，装瓶待用。用时，每次取25克入锅，用温开水调成稀糊状，置于火上炖熟即成。每天服用2次。

功效

黑芝麻补肝肾、益精血，山药益气健脾，制何首乌为补肝肾、益精血之佳品。三者同服，具有健脾补肾、养血益精的功效，适用于脾肾亏虚型贫血，症见面色萎黄或苍白、头晕、乏力、畏寒肢冷、腰膝酸痛、舌淡苔白、脉沉细。

补血药膳，养血补血

糯米阿胶粥

原料 阿胶30克，糯米100克，红糖适量。

制用法

将糯米煮粥，粥将熟时放入捣碎的阿胶，边煮边搅拌，煮2～3沸后加入红糖即可。每天分2次服食，3天为1个疗程，间断服用。

功效

益肺，安胎，养血止血，滋阴补虚。适用于血虚，虚劳咳嗽、久咳、吐血、衄血、大便出血以及妇女月经过少，崩漏，孕妇胎动不安、胎漏等症。需注意，连续服用可引起胸满气闷，因此宜间断服用。另外，脾胃虚弱者不宜过多食用。

红枣羊骨糯米粥

原料 羊胫骨1~2根，红枣（去核）20~30枚，糯米、调味品各适量。

制用法 将羊胫骨敲碎，与红枣、糯米一起加水煮成稀粥，调味服食。此粥应在1天内分2~3次食完。

功效 益气血，补脾胃，健胃固齿。适用于腰膝酸软乏力、贫血、血小板减少性紫癜、小儿牙齿生长缓慢等。

健脑药膳，健脑益智

健脑滋补砂锅

原料 天麻15克，川芎10克，熟鸡腿、熟火腿、玉兰片各50克，生姜、大葱各5克，鳙鱼头1个，黄酒、食盐、胡椒粉各适量。

制用法 将天麻、川芎用纱布袋包好，熟鸡肉、熟火腿、生姜、大葱切片。将鳙鱼去鳃、洗净，油煎后放入砂锅，在砂锅中加入适量清水、药袋、玉兰片、黄酒和食盐，炖1个小时后取出药袋，撒入胡椒粉即可。

功效 补脑填髓，平肝潜阳。老年人经常服食可增强脑力。

胡桃芡实粥

原料 胡桃、芡实各30克，粳米50克。

制用法 将以上材料入锅，煮成粥即可。每天晚上温热服食。

功效 补脾肾，填精益智。适用于脾肾两虚所引起的健忘症。脾肾两虚、智力日渐减退者常食效果更佳。

第三章 科学饮食：为您的身体注入『正能量』

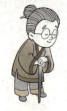

桂圆莲子粥

原料 桂圆、莲子各30克，糯米60克，红枣10枚，白糖适量。

制用法 将莲子去皮、去心，红枣去核，一同与桂圆、糯米煮粥。食用时加入白糖即成。每天晚上温热服食。

功效 补养心脾，健脑益智。适用于心脾两虚之智力衰减症。老年人常喝能起到健脾养心、补脑益智的功效。

安神药膳，安定心神

桑葚百合饮

原料 鲜桑葚100克，鲜百合50克。

制用法 将以上2味洗净，用水煎服。每日1次。

功效 桑葚，味甘酸，性偏寒，甘寒滋阴补血而易除热，常作为补肝肾之品。经常食用，可以改善心神衰弱而引起的不寐现象。百合补益而兼清润，二者合用，具有安神滋补的效果。

麦冬朱砂粥

原料 麦冬10～15克，朱砂0.5克，粳米100克，砂糖适量。

制用法 将麦冬取汁，与粳米一同下锅煮粥。粥熟后，加入朱砂和砂糖。每日分2次服用。

功效 此粥适合善惊易恐、坐卧不安、多梦易醒、心悸食少之人食用。

大枣葱白汤

原料 大枣20枚，葱白10克。

制用法 将大枣洗净，从中间切开，入锅。在锅中加入葱白和适量水，与大枣一起煎煮，煮沸15～20分钟后，滤取汤液。温热饮服，每晚1次。

功效

补中益气，养血安神。适用于心脾两虚、心慌乏力、食少倦怠、烦闷不眠者。

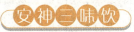

安神三味饮

原料 大枣5枚，甘草、小麦各10克。

制用法 将上3味药用冷水浸泡后，入锅，加水，以小火煎煮，30分钟为1煎，煎煮2次，将2液合并煎煮。喝汤食枣，每日2次，早、晚温热服食。

功效 此汤饮以甘凉小麦为主料，可以补心阴、养心气，发挥安神的功效；辅以甘平之甘草，补脾胃而养心气，而甘温的大枣可以帮助健脾益气，缓和柔肝，润五脏。3者合用，温凉皆备，清补兼施，甘润滋补，平燥缓急。

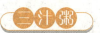

三汁粥

原料 白蜜汁40毫升，鲜橘汁30毫升，生姜汁10毫升，粳米100克。

制用法 将粳米淘洗干净，下锅煮粥，粥将熟时下入橘汁、姜汁，粥熟时下入白蜜。每日分2次服用。

功效 此粥对惊恐不安、心烦失眠、多梦易惊、口苦目眩、烦躁不安等症有一定的疗效。

健胃健体药膳，胃好身体好

归地烧羊肉

原料 羊肉500克，当归、生地各15克，干姜10克，酱油、米酒、白糖、料酒各适量。

制用法 将羊肉洗净，切块，放入砂锅，再加入其他所有剩余原料，以文火慢慢红烧，至羊肉熟烂即可。吃肉

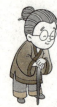

养老有方的生活智慧

喝汤。

功效

羊肉性味甘温，入脾、肾二经，具有益气补虚、温脾暖胃、御寒增温、开胃健身的功效，是一种良好的进补佳品。与当归配伍，可以温经健脾、养血补肾，佐以生地缓和生姜的辛燥，使此药膳温而不燥。本方可以起到益气补中、温中暖下的作用，适合脾肾阳虚、下元虚冷、冲任不固引起的崩漏及产后病后体虚、血虚、畏寒肢冷诸证患者食用。

生晒参茶

原料 生晒参3克。

制用法

将生晒参切成薄片，放入保温杯，加入适量开水闷泡30分钟。早上空腹饮用或晚上临睡前温热饮服。在初饮2～3天内，忌食萝卜、浓茶、螃蟹、绿豆等食物，以免使药效降低。

功效

此茶饮具有益气健脾的作用，适用于各种气虚之症，为延年益寿之佳品。即使正常人喝，也能加强气力。

沙苑子粳米粥

原料 沙苑子20克，粳米100克，冰糖50克。

制用法

将沙苑子用纱布包好，扎紧口。粳米淘洗干净。将砂锅置于火上，加入1000毫升清水，再下入粳米和纱布药袋，一同煮粥，至米烂汤稠，表面浮有粥油时，加入冰糖再煮5分钟即成。

功效

补肝肾，益脾胃，对于肾虚腰膝酸软、脾虚食少之症有一定的疗效。形体消瘦之人食用的话，可以帮助长肌肉，从而使形体丰满健美。

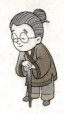

抗老益寿汤,延年益寿

山药鱼片汤

原料 鱼肉250克,山药20克,海带丝、豆腐、葱花、盐、胡椒粉各适量。

制用法 将鱼肉切成片,山药研成细末。锅置火上,加入适量水,放入海带丝和山药粉,煮开后下入豆腐块、鱼片和适量盐,煮熟后加葱花、胡椒粉即可。

功效 健脾益胃,滋补强壮。适用于脾胃虚弱、消化不良、病后浑身无力等症,尤其适合老年人食用。

红枣汤

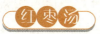

原料 红枣15枚。

制用法 将红枣洗净,放入锅里,加2碗水煎煮,煮至1碗。吃枣饮汤,早、晚空腹食用,连服1周左右。

功效 补脾胃,益气血。适用于脾虚便溏、胃虚食少、气血不足、过敏性紫癜以及血小板减少等症。

兔肝鸡蛋汤

原料 新鲜兔肝1具,红皮鸡蛋2枚,植物油、精盐、香菜各适量。

制用法 将兔肝洗净,去胆囊,切片。鸡蛋打散,香菜洗净、切小段。烧热油锅,调入精盐,加适量水,烧沸后加入兔肝片,至兔肝变色,撒上香菜段,倒入蛋液至熟即可。

功效 补阴养血,滋肝明目。此汤适合肝血不足之夜盲症患者食用,也可用于肝经有目赤肿痛等症的治疗。

鱿鱼补益汤

原料 鱿鱼2尾,生姜、胡椒等调料适量。

第三章 科学饮食:为您的身体注入"正能量"

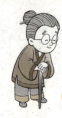

养老有方的生活智慧

制用法

将鱿鱼洗净,放入锅中,加适量水,并下入生姜、胡椒等调料,炖至鱼熟即可食用。

功效

补元气,益脏腑。适用于脏腑不足、元气虚弱等症。

百合乌龟汤

原料

净龟肉50克,百合30克,大枣10枚,调味品适量。

制用法

将乌龟肉洗净、切片,大枣洗净、去核。与百合同放砂锅中,加入调味品及适量清水,用小火炖至龟肉熟烂即可。

功效

补肾养心,滋阴生血。适用于心肾阴虚所致的心烦失眠等症。

人参陈皮汤

原料

陈皮10克,人参3~5克,砂糖30克。

制用法

将前2味药水煎,去渣取汁,调入砂糖即可饮用。代茶频饮。

功效

益气,健脾,化痰。适用于脾气虚弱之倦怠无力、食少痰多、心神不宁等症。

山参鹌鹑汤

原料

鹌鹑1只,山药、党参各20克,精盐适量。

制用法

将鹌鹑处理好,切块。山药去皮、切块。将鹌鹑放入砂锅,再加入山药块、党参和适量清水,小火炖煮30分钟即可。

功效

健脾益胃,健体强身。适用于体质虚弱、脾胃不足的食欲不振、消化不良、四肢倦怠等症。

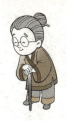

跟老寿星学养生

第三章 科学饮食：为您的身体注入『正能量』

111岁老人张振华——三餐规律，外加一杯蜂蜜水

张振华，1894年出生于四川成都。这位百岁老人拥有不平凡的一生，她曾经留学法国，获得里昂大学理学博士，担任过巴黎巴斯德学院研究员。后来回到国内，先后在浙江大学、复旦大学和四川大学三所著名学府任教，并曾担任过四川省立女子职业学校校长。

对于养生，张振华老人有自己的长寿诀窍。在一次接受记者采访时，老人总结了自己的长寿之道，她说："早晨吃好，中午吃饱，晚上吃少，遇事莫恼，健身常搞。外加每天早上一杯蜂蜜水。"

据老人的孙女刘女士介绍，老人的生活十分规律：早晨7点起床，晚上10点睡觉，晚饭后就看新闻。每天下午，老人都要和院里的老牌友们打打牌。"动手又动脑，才不得老年阿尔茨海默症症。"老人解释道。

虽然大家都知道一日三餐的饮食原则，但是能做到的少之又少。而张振华老人做到了，这也就是她能够比大多数人长寿的原因之一。那么，为什么要讲究一日三餐各不相同，而且早上一定要吃好呢？从人体经络的角度来讲，早上5～7点，天微微亮，此时，上开天门，下开地户。地户，即肛门，因为此时大肠当令，所以最需要做的事就是排便。气机交换讲究新陈代谢，而从食物的角度来讲，就是有出有进。

接下来属于辰时，即 7~9 点，此时最重要的事就是吃早餐。因为此时胃经当令，其能够将食物变为充满生机的精血，这对于人体健康具有十分重要的意义。所以，对于现实生活而言，此时不需要吃什么山珍海味、大补之品，普通的早餐就可以。这里需要说明的是，人们常说的"早饭吃得像皇帝"也不是说的是早餐要异常的丰盛，而是要根据自己的体质给予身体良好的营养补充。比如这位执教著名学府、阅历丰富的张振华老人就深谙此道，不仅一日三餐吃得规律，还在每天早上外加一杯蜂蜜水，这就使她赢得了健康，获得了长寿。

第四章

运动养生：生命不息的长寿秘诀

常言道："生命在于运动。"如今，各个小区的运动器材上都是老年人的身影。他们虽头发花白，但依然充满活力，精神矍铄，容光焕发。无疑，运动使他们看起来年轻了不少。相反，过度安逸、不爱运动的老人身体大都不如以前，反而平添了不少病痛。这是因为，过度安逸、不注重锻炼身体也可能致病。清代陆九芝曾说："世只知有劳病，不知有逸病，然而逸之为病，正不少也。逸乃逸豫、安逸之所生病，与劳相反。"《内经》中所提到的"久卧伤气""久坐伤肉"，也是指过度安逸而言。因此，为了健康长寿，老年人一定要坚持锻炼身体。

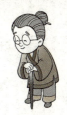

生命不息，运动不止

坚持运动，好处多多

哥斯达黎加健身医学专家路易斯·加里塔认为，长时间的静止不动是老年人健康的最大敌人，这带给人体很大危害。首先，静止不动会导致老年人体内的钙大量流失，导致骨质疏松脆弱；其次，静止不动还会造成脂肪堆积、体重上升、血压升高，从而引发糖尿病、冠心病和中风并发症。此外，长期静止不动还会使人精神空虚、意志消沉，导致身心欠佳。而运动锻炼能够从多方面改善身体机能，帮助老年人延缓衰老。运动的具体作用主要体现在以下几个方面。

增强肌肉力量

运动锻炼可以增加肌肉蛋白质及糖原的储备量，从而增强肌肉做功能力。

减缓自由基生成

运动锻炼有助于提高超氧化物歧化酶、过氧化氢酶等抗自由基生成酶的活性，减缓脂质过氧化物等自由基的生成。

调节大脑

运动锻炼可以调节大脑神经细胞的兴奋和抑制过程，使大脑保持反应

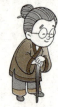

敏捷、准确，不易疲劳，从而使机体保持较好的机能状态。

增强骨骼韧性

运动锻炼能加强骨骼的血液循环及代谢功能，使骨密度增厚，坚韧性及弹性也随之增大，从而延缓骨质疏松及脱钙等老化过程。同时，还能增强关节的灵活性。

改善心血管功能

运动锻炼可以改善血液成分，使血液中的胆固醇含量下降，高密度脂蛋白的含量增加，血管更有弹性，冠状动脉血流量增加，从而改善心血管功能。

促进物质代谢

运动锻炼可以促进体内的物质代谢，提高细胞内酶的活性，平衡合成和分解两种代谢，并提高将代谢废物排出体外的能力。

提高机体免疫力

运动锻炼能够帮助人体延缓胸腺萎缩的速度，增加T淋巴细胞的数量，从而提高机体免疫力。

提高内分泌功能

运动锻炼会延缓内分泌腺功能的衰退，使其保持激素的适量分泌，尤其能保持肾上腺和性腺的功能。

另外，坚持体育运动还可以维护心理健康。体育运动对人体心理健康的作用，主要表现在以下几个方面。

丰富老年人的精神生活

在体育运动中，老年人往往会追求积极向上的荣誉感和人们之间相互交往的亲和感，还会用"费厄泼赖"精神来保持自己的伦理感，老年人还能从中获得对集体、对社团的信赖感。在家庭体育活动中，成员们可以在和睦欢乐的气氛中，享受天伦之乐带来的归属感和稳定感。

调节老年人的情绪

日本学者小林纯一认为，豁达、幽默是老年人"人格的丰富、宽阔及深处所能感到的东西"。豁达、幽默的性格对老年人非常的重要，是防止老年人衰退的重要适应手段。坚持参加体育运动可以帮助老年人恢复和建立生活自信，体育运动中的乐趣也有助于老年人形成乐观的性格、豁达的胸襟以及幽默的谈吐。

预防老年阿尔茨海默症

体育运动可以防止老年人因大脑退化而引起老年阿尔茨海默症。经常参加体育活动，可以时不时地通过肢体活动来刺激神经系统，从而防止老年人脑细胞的萎缩和老化。而左右大脑活动的最大因素就是心情，体育运动明显能改善人的情绪，使人心情愉快。

适度运动，避免伤身

运动锻炼无疑对老年人的身体是有益的，但如果不结合自身身体状况，采取不适宜的锻炼方法，有时反而会损害身体或加重已有疾病的病情，得不偿失。因此，老年人一定要讲究科学的锻炼方法。这就需要了解一些必要的锻炼常识。

老年人在进行体育锻炼时要有所侧重。具体来说，需要从以下3个方面加以注意。

加强椎体锻炼

老年人应注意椎体锻炼，改善中枢神经系统功能。在平时的体育锻炼中，要有规律地活动颈、胸、腰、尾椎部位，尤其要重点活动颈部和腰椎部。活动的顺序依次为：前后屈，左右屈，左右转动，顺、逆时针方向旋转。幅度应由小到大，速度由慢变快，次数适量。

加强心血管系统锻炼

老年人应加强心血管系统锻炼，以减缓和预防动脉血管硬化。老年人预防血管硬化最适宜的运动是慢跑和步行，时间应控制在0.5~1个小时。

加强腿部和关节锻炼

俗话说："人老腿先老。"老年人要特别注意腿部锻炼，可以进行跑步、深蹲、踢腿、打太极拳等运动。此外，在锻炼时还可以多做四肢关节活动和拉韧带的练习，以保持肌肉、韧带的弹性、延伸性和灵活性。

在进行运动锻炼时，老年人需要牢记以下9个注意事项。

要选择适宜的锻炼环境

老年人在锻炼之前，应根据自身情况选择适宜的锻炼环境，比如，心情不畅者适宜到鸟语花香的公园等处活动；心火较重、心情烦躁者，适宜到江湖海边或有树木的地方活动；等等。不要选择过于偏僻或繁华的地方进行锻炼，宜选择离家较近且附近有良好通讯、交通条件的地方，以便有事时能够及时求助或报警。不是非去中高档活动场所不可，其实，在最自然、最简单的体育运动条件下，锻炼效果往往最佳。因为在这种环境中，锻炼者能够集中注意力，很少受外界的人或事物影响，心理波动就小，生理节律相对平稳，更有利于锻炼。

要选择适宜的锻炼项目

老年人在运动锻炼前最好做一次较为全面的身体检查，以便根据身体状况选择适合自己的锻炼项目。老年人在选择锻炼项目的时候，除了要考虑健康状况，还要考虑家庭经济状况、个人爱好等，并根据自身锻炼的水平，选择适宜的内容和方法。因人而异，量力而行。一般来说，老年人可以进行一些速率均匀、动作缓慢、强度不大的运动，比如保健操、气功、太极拳、慢跑、快走、走跑交替等，活动项目不宜求多、翻新，只要体验到健身的效果就行了。

老年人运动忌争强好胜

老年人不管参加什么运动项目，都是重在参与、健身，运动不要过于剧烈，更不能一心想着与人一争高下。否则不仅体力难以承受，还可能因易碰撞、摔倒、激动而发生意外。老年人在身体条件允许下，可以参加一些表演赛，但运动负荷不可过大，并要有全面的医务监督。老年人绝不能不顾自己的生理、心理特点，一味争强好胜，轻率拼搏。拼搏会使老年人情绪过于激动，心理过度紧张，致使血液循环、呼吸、内分泌等急速改变，极易诱发事故。

老年人运动忌急于求成

老年人的体力弱，对体力负荷的适应能力差，因而在运动时应有一段较长时间的适应期。

50岁以上的人，年龄每增长10岁，对负荷的适应时间约延长40%。因此，老年人在锻炼时一定要循序渐进，切忌操之过急。若急功近利，欲速则不达，还会危害身体健康。

老年人忌憋气运动

患肺气肿的老人在憋气用力时会因肺泡破裂而发生气胸。憋气还会加重心脏负担，引起胸闷、心悸。憋气时胸腔的压力增大，会使回心血量减少，可引起脑供血不足，易发生头晕目眩甚至昏厥等意外。憋气之后，回心血量骤然增加，血压随之升高，易发生脑血管意外。因此，对于一些需要憋气的项目如举重、拔河、硬气功、引体向上、爬绳等，老年人应尽量避免参加。

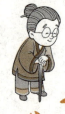

应避免快速和变化过猛的动作

一些动作，如跳跃、倒立、滚翻、冲刺等，极易使老年人的筋骨受损，甚至会发生意外事故。喜欢骑自行车锻炼的老年人，外出时应做到"五不要"，即龙头不要太活、刹车不要太松、坐垫不要太高、速度不要太快、转弯不要太急，以便应付突发状况。

运动锻炼要循序渐进

俗话说："冰冻三尺，非一日之寒。"运动锻炼是一个循序渐进的过程，切不可急于求成，而应该有目的、有计划、有步骤地进行，日积月累，才能取得满意的锻炼效果。刚开始锻炼的时候，从小运动量开始，待身体适应以后再逐渐增加。经过一段时间的运动之后，你就可以估算出适合自己的运动量了。适合自己的运动量标准就是运动时感到发热、微微汗出，运动后感到轻松、舒畅、食欲及睡眠均好，则可以照此标准坚持锻炼。锻炼的动作要由易到难、由简到繁、由慢到快，时间要逐渐增加。每次运动时要注意由静到动、由动到静、动静结合。此外，还要注意掌握动作的要领、技巧和锻炼方法。

结合运动，调整饮食

老年人锻炼前后，需注意维持体能运动的"平衡"，合理调整饮食结构。进行体育锻炼的老人，在饮食上注意合理搭配，营养均衡，主副食多样化，并做到一日三餐定时定量，尽量戒除烟酒。至于具体如何搭配，就要视个人情况而定。

关注与锻炼相关的心理因素

由于体质较弱，体能较差，许多老人在锻炼时会产生畏难情绪，这就会使锻炼效果大打折扣。因此，老年人在锻炼时应摆正心态，将强身健体作为锻炼的首要目的，并长期坚持下去。

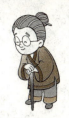

科学健身，坚持锻炼五原则

世界卫生组织发布了关于老年人锻炼的五项指导原则，具体如下。

应特别重视有助于心血管健康的运动

有关专家认为，鉴于心血管疾病已成为威胁老年人健康与生命的"第一杀手"，老年人有意识地进行心血管方面的锻炼就显得格外重要。为保证心血管能够得到有效锻炼，专家建议有条件的老年人应坚持每周3～5次、每次30～60分钟的不同类型的运动，运动强度从温和到稍稍剧烈，也就是说，增加40%～85%的心跳频率。当然，年龄较大或体能较差的老人应根据自身情况酌情安排。常见的有助于老年人心血管健康的运动包括游泳、慢跑、散步、骑车等。老年人可根据自己的爱好适当选择。

重视重量和力量训练

人们往往认为老年人并不适宜从事重量训练，其实适度的重量训练对减缓骨质丧失、防止肌肉萎缩、维持各器官的正常功能均能起到积极作用。当然，老年人应选择轻量、安全的重量训练，如举小沙袋、握小杠铃、拉轻型弹簧带等，而且每次锻炼的时间不宜过长，以免导致可能的受伤。

注意维持体能运动的"平衡"

适度的运动对老年人很重要。但没有哪一项单一的运动项目适应所有人。体能运动的"平衡"应包括中低强度的有氧运动、肌肉韧带的伸展练习、重量训练和弹性训练等多方面的运动。至于如何搭配，则视个人状况而定，需要考虑如年龄、疾病、原有的身体素质水平等多方面的因素。老年人应根据自己的身体状况适当选择。

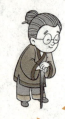

高龄老人和体质衰弱者也应参与运动

传统观点认为,高龄老人(一般指 80 岁以上)和体质衰弱者参加运动往往弊大于利,但新的健身观点却提倡高龄老人和体质衰弱者同样应尽可能多地参与锻炼,因为对他们来说,久坐(或久卧)不动即意味着身体加速老化。当然,他们应尽量选择那些安全度高、副作用较小的运动,如以慢走代替跑步,游泳代替健身操等。

关注与锻炼相关的心理因素

锻炼须持之以恒,这句话的意义对老年健身者来说,也许比年轻人更为重要。但遗憾的是,由于体质较弱、体能较差、意志力减弱或伤痛困扰等因素,不少老年人在锻炼时往往会产生一些负面情绪(如急躁、怕出洋相、因达不到预定目标而沮丧等),致使锻炼不能达到预定的健身效果,甚至使老年健身者的健身计划半途而废。鉴于此,健身指导者在给老人制定科学的健身计划时,还须关注他们可能出现的负面情绪,促其保持良好的思想情绪。

跳跳广场舞,"大妈"更健康

不知何时,广场舞已成为一种时尚。"广场舞大妈"已成为健身、活力、爱好舞蹈的中老年女性的代名词。中老年跳广场舞,这不仅是一种时尚,能娱乐身心,更能增进健康。

美国斯坦福大学的科学家认为,就性别而言,女性比男性更需要运动。究根结底,是因为中老年女性身上脂肪增加的速度比较快,体重增长的速度也快。而且,老年女性的体重一旦上升,即使是坚持运动,其脂肪的消耗速度和体重的下降速度也比老年男性要慢。这是因为女性肌肉的收缩及运动量小，身上的肌肉较少。

日本科学家研究发现，中老年男性最理想的运动方式是散步，而中老年女性最理想的运动方式是有氧舞蹈，这其实与现实中我们看到的实际情况是吻合的。

科学家选取了一些72～87岁之间的健康女性作为实验对象，专门为她们设计了有氧舞蹈训练，时间为每次1小时，每周3次，经过12个星期的观察研究，科学家发现她们的平衡能力和灵活性都得到了改善，并且对于防止老年人摔伤也很有帮助。除此以外，适量运动对中老年女性防癌抗癌的效果更加明显。

另外，据有关研究表明，对于一些想要提高心血管健康水平、减少癌症发病率的女性来说，轻快的步行是一种较好的运动方式。从1976年开始，美国科学家跟踪观察了12.2万名女护士中的2167名被确诊为患有乳腺癌的女性患者，经研究发现，坚持每个星期散步1～3个小时的患者，其死亡率下降25%；坚持每个星期散步3～8个小时的患者，其死亡率下降50%。

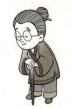

四季锻炼，章法不同

春光明媚，锻炼需谨慎

《黄帝内经》里说："春三月，此谓发陈。天地俱生，万物以荣。"春季是四时之首，万象更新之始。当春归大地之时，冰雪消融，大自然的阳气开始升发，万物复苏，世界上的万事万物都出现欣欣向荣的景象。此时，人体新陈代谢加快，气血趋向于表，阳气也顺应自然，向上向外舒发。此时，若沐浴在春光明媚中进行"春练"，可使人心旷神怡，精神振奋，同时可以调节神经系统的功能，改善大脑皮层中的兴奋和抑制过程，从而提高机体的免疫力。根据早春气候多变、病菌丛生的特点，进行适当的锻炼，可以达到强身健体、防止春疾的目的。若春练不当，则会适得其反。为确保健康，老年人进行户外春练应做到以下几点。

注意晨练的时间

初春天气乍暖还寒，早晨气温低、雾气重，空气中含有较多的杂质，过早出门，人体骤然变冷容易患伤风感冒或哮喘病、"老慢支"，而且会使肺心病等疾病病情加重。太阳出来后，雾气散尽，气温有所回升，空气中的二氧化碳的浓度也会有一定程度的减少，此时才是较合适的锻炼时机。睡眠较少和习惯早起的老人在清早起床后可以先在室内活动活动身体，待条件合适的时候再去户外锻炼。

注意在锻炼前适当进食

老年人的身体机能相对较差，新陈代谢比较慢。在锻炼前适当进食一些热食，比如牛奶、麦片等，可以帮助身体补充水分，增加热量，加速血液循环，并且可以提高身体的协调性。但要注意不要一次进食过多，而且进食后应休息一会儿，然后再开始锻炼。

注意保暖

进行户外锻炼衣着要合适。户外活动，应尽量选择避风向阳、温暖安静、空气清新的公园或草坪等。不要顶风跑，更不要脱衣露体锻炼。随时注意防寒保暖，以免出汗受凉，锻炼后，应立即用柔软的干毛巾擦掉身上的汗水，并及时穿上御寒衣物，缓步慢走100~200米，稍事休息5~8分钟。

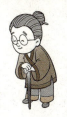

注意感官卫生

春季容易起雾,风沙也较多。锻炼时肢体不宜裸露过多,以防肢体受潮寒而疼痛。不要在尘土飞扬的地方锻炼,要学会鼻吸口呼,不要呛风。

运动量和运动幅度不要过大

冬季由于气候寒冷,很多老年人的活动量比其他季节大大减少。因此,初春时节,大多数老年人的肌肉会比较松弛,关节韧带也比较僵硬,致使身体的协调性受到影响。这时锻炼的目的应以身体恢复为目的,可以做一些放松躯体和关节的活动。如果运动量超过身体负荷,感觉疲劳,就应该立即调整间歇次数。尤其是一些体质羸弱或缺乏锻炼习惯的老年人,在锻炼时,必须遵守运动量由小到大,动作由易到难、由简到繁的原则。

炎炎夏日,锻炼要得法

酷暑之夏,是众多心血管病人的"多事之秋"。夏季温度超过32℃时是老年人心脑血管疾病的发病高峰时段,高温特别容易引发心肌梗死和中风。因此,患有心脑血管疾病的老人在"夏练三伏"时需谨慎。

夏季锻炼不宜过早

夏季,人们起得较早,老年人更是早早起床。每天早上天刚蒙蒙亮,公园里、广场上都可以看到许多人在进行晨练。因为天热,所以很多人都认为晨练越早越好。这其实是一个认识上的误区。这是因为,早上在太阳出来前,空气中的二氧化碳的浓度较高,人们难以呼吸到充足的氧气。另外,经过一夜睡眠,早晨人体内的血液比较黏稠,流动不畅,再加上天气较热,身体出汗较多,若晨练过早,容易导致心血管疾病。而且,很多老年人喜欢起床后空腹去晨练,更增加了心血管疾病的风险。

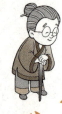

老年人不宜"夏练三伏"

"夏练三伏"是前人在长期锻炼过程中总结出来的经验,有一定的科学道理。对一般人来说,在酷热天气下锻炼,的确可以提高人的耐热能力,能够使机体更好地适应炎热的自然气候,从而达到防病健体的目的。但对体质较弱的老年人来说,就不适宜了。老年人在夏季锻炼时要选择适宜的运动方式,否则容易弄巧成拙。在夏季运动,人容易中暑,所以一定要以低运动量、短时间,并尽量在阴凉处开始,让身体慢慢适应炎热的天气,避免长时间在烈日下运动。

出现中暑立即停止锻炼

如果在锻炼过程中出现中暑症状,应立即中止锻炼,并采取一定的措施减轻中暑症状。具体方法为:及时将老人转移到阴凉通风处,让他呼吸到新鲜空气,脱掉运动服,解开衣扣特别是离脖颈最近的衣扣,并在老人的头额部或腋下进行冷敷。老年人在锻炼时应常备一些藿香正气水等祛暑药物,以备不时之需。对头晕、头痛、恶心呕吐的老人,可以让其服用藿香正气水或十滴水等祛暑,也可配合刮痧治疗,重度中暑老人应直接送往医院进行救治。

锻炼后不宜饮水过多

运动锻炼会消耗人体很多能量,饮水过多,将会加重胃肠道和心脏负担,尤其是心功能不好的老人更要注意。

锻炼后不易洗冷水澡

运动时,人体体表的毛细血管扩张,皮肤表面的毛孔张开,如果此时洗冷水澡,皮肤受到突然刺激,会造成体表毛细血管骤然收缩,毛孔关闭,体内的热量无法发散出去,致使体温调节功能失调而出现热伤风的症状。

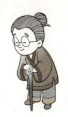

秋高气爽，锻炼好时机

进入秋季，天气由热转凉，也就是进入了"阳消阴长"的过渡阶段，自然界万物成熟而平走收敛。爱好锻炼的老年人应该早睡早起，保持神志安宁，以此减缓秋天肃杀之气对人体的影响。收敛神气，不使神思外驰。秋天天高气爽，是适合开展各种锻炼活动的好时机，锻炼者可以动静结合，根据自己的爱好选择适合自己的运动方式，如慢跑、做操、打太极拳、散步、登山、打乒乓球、打羽毛球等都是适合秋季的运动。不过在运动的时候，老年人要注意一些锻炼中的"宜"和"忌"。

雾天不宜户外锻炼

秋季，特别是秋末夏初的时候，大气层基本趋于稳定，早晨起雾现象日益增多。雾是由近地面的水汽凝结而形成的，它在凝结过程中吸纳了空气中的许多有害物质，如各种酸、碱、铅、胺、苯、酚、病原体和微生物。人们在晨练时，常常呼吸加快，很容易吸入这些有害物质，诱发气管炎、咽喉炎、眼结膜炎、鼻炎、哮喘等疾病或使原有的疾病加重。另外，雾天气压低、风小、湿度大，这就使汗液不易蒸发，人也会感觉不舒服。

注意加减衣物，以防感冒

秋季与夏季不同，清晨气温开始下降，锻炼时一般出汗较多，稍不注意就可能受凉感冒。出门锻炼前，老年人要记得多穿件宽松、舒适的外套，待热身后或锻炼一会儿身体发热后，脱下外衣，以免室内外温差过大，身体不适应而着凉感冒。如果在锻炼后出汗较多，在回去的路上也要先穿上外套，回到室内后再脱去汗湿的衣服，将汗擦去，换上干燥的衣服。千万不要一直穿着湿衣服，让湿衣服在身上捂干。很多人会患上腰肌劳损、肩背关节疼痛等风湿性关节疾病，都与大量出汗却没能及时更换衣服有关。

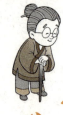

提前热身，防止拉伤

在生活中，我们常常看到一些老年人参加集体性的锻炼活动时，将自行车或三轮车往路边一停立即投身到锻炼中去了，放松关节和韧带的准备活动一点也没做，这其实是非常危险的。在秋季气温较低的情况下，人的肌肉和韧带会反射性地引起血管收缩、黏滞性增加，关节的活动幅度减小，韧带的伸展度降低，神经系统对肌肉的指挥能力在没有热身的情况下也会下降。锻炼前如果不做好充分的准备活动，会引起关节韧带拉伤、肌肉拉伤等。因此，老年人在锻炼前要进行充分的热身活动，时间长短和内容因人而异，但最好做到身体微微有些发热就好了。

控制运动量

秋天人的神经系统兴奋性增高，生理机能渐渐活跃和加强，因而在这个季节人们容易超量锻炼，结果会引起过度疲劳，影响工作和健康，还容易引发运动损伤，因此，老年人一定要把握好运动时间和运动强度，不要超负荷运动。一般来说，老年人每次运动时间不要超过1.5小时。

多吃水果多喝水

秋天气候干燥，老年人要科学补水。除了在锻炼前后补水，在日常饮食中还应多吃一些水果和新鲜蔬菜，避免呼吸道黏膜充血肿胀。如果运动量较大，出汗多，可在温白开水中加入少量食盐，帮助维持体内酸碱平衡，有条件的话，可以喝一些含电解质的运动饮料。如果进行长跑锻炼，还应该饮用适量糖水，以防发生低血糖。在运动时饮水最好分次少量饮用，比如可以在锻炼20分钟后，喝150~200毫升温白开水。患高血压、糖尿病等慢性病的老年人在秋冬之交时容易冠心病发作，因此在锻炼前最好喝杯白开水，以稀释血液，减少血栓的形成。

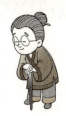

数九寒天，锻炼要当心

冬季草木凋零，水寒成冰，大地龟裂，不见阳光，呈现一幅收藏的态势。自然界是阴盛阳衰，各物都忙着潜藏阳气，以待来春。冬季常吹北风，其性寒。可以说"寒"是冬季气候变化的主要特点。因此，冬季健身就显得非常重要。

锻炼环境要舒适

由于天气严寒，有的老年人喜欢在煤烟弥漫、空气浑浊的庭院里锻炼身体，其实这样的环境并不适宜健身锻炼。还要注意，如遇到气候条件较差的天气，如大风沙、下大雪或过冷天气，暂时不要去室外锻炼。若想到室外锻炼，最好选择向阳、避风的地方。冬天人们大多数在室内活动，有的人选择去健身房健身。在健身房锻炼时，人们喜欢将窗户关紧，岂不知，这会对人体带来危害。人在安静状态下每小时呼出的二氧化碳有20多升。若10多人同时锻炼，1小时空气中就会有200升以上的二氧化碳。再加上汗水的分解产物以及消化道排出的不良气体等，使健身房内空气受到严重污染。在这样的环境中锻炼，很容易出现头昏、疲劳、恶心、食欲不振等现象，锻炼效果自然不好。因此，老年人在进行室内锻炼时，一定要保持空气流通、新鲜。偶尔进行户外锻炼时，要注意活动场地的选择，最好不要在柏油路、石头地等硬路面进行活动。因为冬季天气寒冷，此类地面比夏季更加坚硬，因而对腿、脚、骨骼关节的冲击力加大，容易使人受伤。因此，冬季老年人最适合在土地上进行锻炼。

要注意充分热身

冬季气候寒冷，人体各器官系统保护性收缩，肌肉、肌腱和韧带的弹力和伸展性降低，肌肉的黏滞性增强，关节活动范围减小，再加上空气湿度较低，人们常常感到干渴烦躁，身体发僵，不易舒展开。如果不进行热身活动直接锻炼，很容易造成肌肉拉伤、关节拉伤。因此，老年人在进行健身锻炼前，尤其在室外，首先要进行充分的热身活动。热身活动包括慢跑、徒手操和轻器械的少量练习等，通过这些练习，使身体发热微微出汗后，再开始做健身运动。

冬季运动防冻伤

老年人在冬季进行健身活动，刚开始运动时要穿得厚一些，衣物要轻软，不能过紧，热身过后，就要脱去一些厚衣服。锻炼后如果出汗较多，应及时把汗擦干，脱掉出汗的运动服装、鞋袜，同时穿衣戴帽，以防热量散失。在户外锻炼时更要注意保暖，锻炼后身体发热较多，出汗较多，就总想凉快一下，但切记不要站在风大的地方吹风，而应尽快回到室内，擦干汗水，换上干爽的衣物。此外，冬季在室外进行健身锻炼时特别容易感到脚部冰冷，如果头部、背部、脚部同时受凉，冷空气就会从皮肤和口鼻处侵入肌体，这样不但影响健身锻炼的效果，还容易使人感冒生病。因此，老年人在冬季进行健身运动时，要注意加减衣物，防寒保暖，以达到良好的锻炼效果。

锻炼方法要适宜

由于冬季寒冷，人体内的脂肪含量较其他季节有所增长，体重和体围也会相应增加。这对瘦人增重长胖有益处，但肌肉轮廓、线条和力量的发展却不够理想。因此，老年人在冬季健身时要加强强度和力量方面的锻炼，增加动作的组数和次数，同时增加有氧锻炼的内容，并将锻炼时间相应延长，以此改善机能，消耗体内的脂肪，防止体内脂肪过多堆积。另外，注意锻炼间隙要适当短一些，尤其要避免长时间站在室外冷空气中。如果锻炼间隙时间过长，体温下降，易使肌肉从兴奋转入疲惫状态，这样不仅影响锻炼的效果,而且在下组练习时身体还容易受伤。

忌锻炼时用嘴呼吸

不管是锻炼还是在平时,老年人都应养成用鼻子呼吸的习惯。这是因为,鼻孔中的鼻毛可以阻挡空气中的灰尘、细菌等,使人体得以吸入过滤了的干净空气,这就能使气管和肺部不受尘埃和病菌的侵害。冬季锻炼时,气温较低,如果用鼻子呼吸,冷空气经鼻腔加温湿润,进入肺部就不会产生强烈刺激了。如果用嘴呼吸,冷空气直接进入肺部,会产生强烈的刺激作用,引起不良后果。

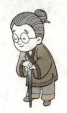

方法选对,健康加倍

有氧运动,健康快乐

健康长寿离不开有氧运动。有氧运动也叫有氧代谢运动,是指人体在氧气充分供应的情况下进行的体育锻炼。这个时候人需要多少氧气,就能吸入多少氧气,可以达到生理上的平衡状态。因此,有氧运动的特点是强度低,有节奏,持续时间较长。一般要求每次锻炼的时间不能低于1个小时,每周坚持3~5次。这种锻炼方式能够使氧气充分酵解体内的糖分,还能消耗体内的脂肪,增强和改善心肺功能,预防骨质疏松,对心理和精神状态还能起到一定的调节作用,是健身的主要运动方式。常见的适合老年人的有氧运动项目包括步行、慢跑、滑冰、游泳、骑自行车、登山、爬

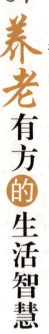

楼梯、打太极拳、跳健身舞、做韵律操等。

对于老年人来说，科学的有氧运动是最有效、最适合的锻炼方式。坚持有氧运动，对预防高血压、脂代谢异常、糖耐量异常、肥胖、骨质疏松的发生，以及延缓衰老、提高生活质量等都起到非常重要的作用。

有氧运动首推散步，因为简便易行。据测试，散步时的吸氧量约为静坐时的3倍，可使心、脑血液的氧供应量增加，从而增强大脑的活动，对缺血性心脏病也很有利。足够的氧供应还可以促进脂肪代谢，有利于将体内堆积的多余的脂肪消耗掉。因此，有氧运动非常适合老年人用以运动健身，尤其适合心脏功能不好的老年人。

老年人在锻炼的时候一定要把握运动量，做到适度锻炼。这可以从表象上来把握，比如精神愉快，活动后无明显气喘、心跳过速等令人不适的感觉；食欲有所增加，睡眠有所改善；活动后第二天早晨的血压、脉搏比较稳定；肥胖者经过一段时间的锻炼，因脂肪消耗体重有所下降等等。

老年人锻炼后，一般在24小时内就能得到恢复。一般来说，每天能坚持1个小时的体力活动，或累计步行5000～6000步，就可以达到健身的目的。初练者应坚持每天走3000步，逐渐增加到6000步。

下面为中老年朋友介绍有氧运动五步法。

呼吸锻炼走

在走的同时，心里随着步伐喊着节拍"一、二、三、四"，每四步为一个过程，要求做到一步吸、二步吸、三步吸，第四步要快呼。呼得越快，肺里的空气吐出得越快，肺部扩张的幅度就会越大，肺部细胞扩张的总量就会越多，吸气量越大。这种锻炼能够加大氧和人体肺泡之间的携氧红血球及二氧化碳的交换，促进全身充氧。而全身充氧会使人周身通泰，有益健康。

"认真"走

走之前在地上划一条直线,认真走直线,有意增加走的难度,不仅增加了肌肉的锻炼量,而且加大了神经系统的参与量,锻炼了神经系统的指挥能力和控制能力。这种能力的提高,可以有效地扼制老年阿尔茨海默症和神经系统功能低下带来的伤害。

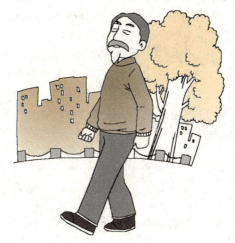

点头运动

头部从上往下轻点,慢慢地做,一次约进行30次,可以使头部的血液循环良好。因为头部和颈部的脊椎上有许多经脉,点头练习可以帮助疏通这些经脉,增强身体抵抗力。

弯腰运动

双脚自然打开,手部自然下垂,往下弯腰100下,此动作以手能够碰到地板为标准。每天坚持练习,可以有效锻炼腰部、腿部力量,并能提高身体的抵抗力。

倒着走

向前走时,并不是脚部所有的肌肉都参与运动,但倒走能弥补这个不足。倒着走不仅是一种有效的健腿锻炼方式,还因为倒着走使所有的感觉器官都处于高度集中的状态,也就大大锻炼了人的神经系统。此外,倒着走时两腿交替后行,可加强腿部和腰部肌肉的力量,比正常行走耗氧量多,也能增强人体的平衡性,对小脑有良好的保健作用。倒着走的动作要领是上身挺直,一条腿支撑地面,另一条腿弯曲后下落,前脚掌先着地然后过渡到全脚。在倒着走的过程中,手臂随着腿的运动自

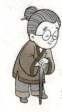

然摆动，以保持整个身体平衡。需要注意的是，倒着走要选择自己熟悉的环境，确保安全。

小器械，大作用

目前，多数老年人都很注重保健，也很喜欢健身，有的老年人更是借助健身器材来健身，以此达到强身健体的目的。事实上，运动器械医治是辅助人们进行身体锻炼的有力工具。但并不是所有的健身器械都适合老年人使用。如果选对了适合自己的健身器材，并坚持运动，就能起到健身的作用。反之，则会伤身。因此，正确选择健身器械就显得非常重要。不一定要选跑步机那样的大型健身器械，小巧的器械同样能够帮助老年人实现强身健体、延年益寿的愿望。下面就介绍几款适合老年人健身用的小器械。

毽子

毽子大家比较常见，踢毽子的主要动作要领是用下肢做接、落、跳、绕、踢等动作，踢毽子时膝关节外展，脚内侧足弓接触毽子。发力时人们会感觉臀部肌肉先收缩，以此带动大腿和小腿。这一系列动作可以使脚、腿、腰、颈、眼等身体各部位都得到了锻炼，不仅增强了身体平衡能力，而且大大提高了下肢肌肉和关节的收缩力、灵活性和柔韧性。此外，踢毽子运动可以增强腿部肌肉、骨骼的运动功能，同时还能预防一些血液回流障碍性疾病。老年人适当踢踢毽子，可以对预防心脑血管疾病和糖尿病起到一定的效果。需要提醒的是，在踢毽子时一定要注意速度，不要太快，以免伤到自己。

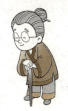

弹力绳

弹力绳运动的动作要领是：径直站立，脚与肩同宽，将双臂抬起，大臂与地面平行，小臂与大臂呈直角，掌心向前握住弹力绳，向上推起、还原，在此过程中要感觉到肩部发力。还可以下蹲至大腿略低于地面，然后还原。老年人在做这项运动时，要注意控制速度，不宜过量，要适宜。

健身球

使用健身球的动作要领是：手指自然分开抓住一个球，各手指用力捏球，停顿一下将其释放；还可以两手掌心相对，将球夹在掌心之间，进行单一方向的搓球运动；还可以双手五指相交，用掌心相互挤压球体。这样的健身球运动可以使手指、手掌、手腕弯曲和伸展更为灵活，也可以促进手指、手腕、手肘等上肢肌肉的运动，而且还可以防止和纠正老年人退行性病变引起的上肢麻木无力、颤抖、握力减退等症状。另外，通过健身球刺激手掌，可以帮助调节中枢神经系统的功能，起到镇静怡神、健脑益智的作用，从而增进自身脏腑的生理功能。这些健身动作可以疏通经络，流通气血。同时，还有利于消除紧张情绪，使大脑得到释放。经常玩健身球，可以帮助老年人减缓脑部的老化速度，预防老年阿尔茨海默症。

哑铃

哑铃是一种性价比较高的器械，而且使用方便，主要用于增强肌肉力量训练。做哑铃运动时，可以手握哑铃，伸展手臂前举，侧平举，锻炼肩部和胸部。人步入老年后，肌纤维开始萎缩，手臂的力量减小，动作变得迟缓，稳定性也降低，肌腱和骨膜更容易发生磨损，所以身体各关节发生疼痛的可能性也大大增加。适宜的力量锻炼，有助于延缓老年人肌肉萎缩的进程，还可以保持肌肉弹性，并且使肌肉对各关节稳定性的保护作用有所增强，从而可以减少或缓解各类疼痛。

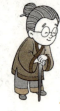

壶铃

壶铃的健身方式与哑铃相似，其作用是有助于建立身体的核心肌肉，使身体有力量，并增强灵活性，同时能使人体的新陈代谢加快。特别对于那些肥胖的老年人来说，做壶铃运动还可以促进脂肪燃烧，达到减肥的目的。

老年人在用器械健身前，一定要做好准备活动，而且在健身的过程中要注意频率，这样才能发挥出健身的效果。

反序运动，趣味健身

反序运动是我们日常生活中比较常见的一种运动方式，它是指与习惯动作完全相反的运动，比如爬行、倒行、倒立、单杠悬垂、赤足行、伸懒腰、下腰、向后立定跳远、向后立定跳高、篮球后抛投篮等动作都属于反序运动。据现代运动学和医学研究成果表明，反序运动不仅有益健康，还可以防病健身。这些运动基本上都是反其道而行的，可以使人体的神经、肌肉等器官得到全面的锻炼。许多年轻人都喜欢反序运动，现在越来越多的老年人也喜欢上了这种运动方式。

反序运动是常规运动有益的补充，可以锻炼小肌肉群，牵拉平时紧张的关节韧带，能够带给身体全新的知觉感受，缓解常规运动的神经疲劳，并能提高身体的平衡性和灵敏度。有关专家认为，反序运动更适合于老年人和通过运动进行康复的病人。

下面为老年人推荐几种反序运动健身方法。

爬行

爬行作为一种运动，最早出现在华佗的《五禽戏》中，就是用双手和双脚着地，模仿动物爬行。与正常行走相比，爬行时由于心脏位置降低，更利于全身的血液循环。同时，爬行时身体的重心被分散到四肢，就大大减轻了腰脊椎负荷，并且可以较好地锻炼腰背部肌肉。爬行运动主要适用于腰肌劳损、关节炎、下肢静脉曲张等病症，还可以预防脊椎方面的疾病。它对于手臂肌肉萎缩、心脏病及消化不良等病症也有很好的辅助治疗效果。

爬行可在地毯、地板、床上、垫上或草坪上进行，爬行时四肢着地，向前、向后或转圈，每天1～2次，每次20～30分钟，时间和次数根据具体情况灵活掌握。

倒行

有关专家将向后步行、向后跑和向后骑车通称为"倒行运动"。这种运动能够使人的五脏六腑以及肌肉、关节和神经都得到运动，让身体各部位都能达到一定的运动效果。

伸懒腰

伸懒腰是一种反向牵拉运动，这种运动能使人的上肢及躯干部位乃至全身肌肉都得到舒展、释放，可以有效地帮助人们缓解疲倦。伸懒腰可以随时随地进行，次数和时间可以由老年人灵活掌握，做到舒服即可。

赤足行走

人的一生中绝大多数时间都在用脚行走、跳跃等，脚支撑了人体全部重量。脚底存在许多与内脏器官相联系的敏感区，老年人脱去鞋袜赤足行走，可以使脚底肌肉、穴位直接接触凹凸不平的地面，使敏感区受到刺激，将信号传入相对应的内脏器官和与之相关的大脑皮质，再传到效应器官，从而调节全身各部分功能，以此达到疏肝健脾、延缓衰老、强身健体、康复防病的功效。而且赤脚行走时还可以将体内积存的多余的静电从

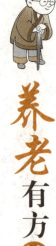

脚部释放出去，对人体有益。

反序运动既能锻炼身体，还充满趣味，老年朋友不妨尝试一下。不过，在进行反序运动健身的过程中，一定要注意安全哦。

模仿动物，也可以健身

老年人大多喜欢饲养宠物，每天早上，我们都可以看到老年人带着宠物出门遛弯，有的老年人还喜欢提着鸟笼出门遛鸟。如果您经常注意观察动物们的行为，就可以从动物身上借鉴一些健身方法。模仿动物的动作不但能够锻炼老年人身体的平衡性，还能增加动作的灵活度。我们把这种健身方法称为仿生健身。下面介绍几种适合老年人练习的仿生健身法。

仿狗行走

模仿狗的行走方式，像狗一样行走。将四肢着地，右手和左脚、左手和右脚同时伸出去移动身体前进。如果每天坚持仿狗行走20步，可以帮助老年人防治因长时间站立而引起的腰酸背痛、胃下垂、痔疮及肢体肿胀等病症。

仿猫拱腰、走步、睡觉

老年人在每天早上醒来后，可以趴在床上，撑开双手，并伸直合拢双腿，撅起臀部，像猫拱起脊梁一样用力拱腰，再放下翘起的臀部。反复练习十几次，可以使全身气血通畅，而且有助于防治腰背疼痛等不适症状。还可以学习猫的走步行为，踮着脚走，将足跟提起，完全用脚尖走路，尽可能不发出声音。用这种方法走路，会使人感到足心和小腿后侧的屈肌群非常紧张，这样可以锻炼身体的平衡能力。老年人在学猫走步的时候，一定要穿运动鞋，以免发生意外。老年人还可以学习猫的睡姿。猫在睡觉的时候喜欢身体向右侧卧，后腿微屈；前右肢自然屈于身体右侧接近头部位置，左肢自然向下并微微伸直。以这种姿势入睡不损心气，可以使大脑很快平静下来，并很快进入梦乡，因此这种方法非常适合睡眠不好的老年人。

仿鹰摇眼瞑目

这种方法就是模仿鹰眼的环动。具体做法为：两脚相距 30 厘米直立站好，将两手交叉放于小腹前，此动作意为意守丹田。接着，深呼吸、闭目，两只眼珠向左右两边各旋转 15 次，然后猛地张开眼睛向前方看，约 6 秒钟后，继续闭目旋转，重复以上的动作，共 6 次瞑目。

仿蛇弯体

老年人可以模仿蛇形弯曲，具体动作为：挺身直立，举起双手，踮起脚，双手向两边摆动，同时扭动双腿。这种健身方法有助于锻炼脊柱。如果能同时将头部向后转动更好，这样可以锻炼视力。

仿企鹅摆动双腿

这种方法的动作要领是：直立站好，双手像企鹅那样前后摆动，手心向下、向后翻动，双脚有节奏地抬起，但不要离开地面。此动作可以改进手臂和腿部的血液循环，对老年人十分有利。

经医学研究发现，那些四肢着地的爬行动物，很少患上动脉硬化、冠心病、静脉曲张等人类常见病。因此，老年人可以经常模仿动物行走和活动的方式，从它们身上借鉴一些健身方法。在此提醒老年人，在做这些运动的时候一定要注意动作频率，切忌用力过快、过猛。

"臂跑"运动，时尚健身法

在绝大多数人的眼中，跑必然是与腿联系在一起的。但悄然兴起的

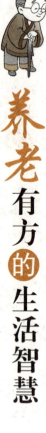

"臂跑"能带给人不一样的感受，它受到了许多老年人的追捧，其实这种运动对老年人非常适宜。顾名思义，臂跑就是用运动手臂的方式来代替跑步。据科学研究显示，在健身效果上臂跑与跑步有着异曲同工之妙。有专家认为，老年人采用以臂代腿的方式进行锻炼，动作显得更温和，而且还不受场地限制，学习和掌握起来也很容易，更不容易受伤。

在健身效果方面，臂跑也有很多优势。臂跑有助于延缓因年龄增长而带来的生理功能衰退，持之以恒地坚持这种运动能够加速体内脂肪、糖分等物质的分解，从而提高心肺功能，可以有效地预防心脑血管疾病。臂跑还能刺激机体产生更多的体内免疫辅助剂，从而增强人的免疫系统功能。此外，臂跑和其他运动一样，也能调节老年人的心情，使他们情绪高涨，心情愉快。由此可见，臂跑对老年人的身体健康大有裨益，应当鼓励老年人通过臂跑的方式来强身健体。

那么，哪些臂跑方式比较适合老年人锻炼呢？

🍂 运手

老年人早上起床后就可以进行运手锻炼，动作很简单，就是活动手指、甩动手臂及手腕，以此促进血液循环，可做1~2分钟。

🍂 车手

平躺，手臂向上伸直，然后做类似用手转动自行车脚踏板的动作，可做1~2分钟。

🍂 飞翔

站立，两臂平伸在两旁，像鸟拍翅膀似地慢慢挥动手臂，做1~2分钟。

🍂 打沙包

想象在你的面前有一个沙包，用拳头打过去。也可以想象与一个假想

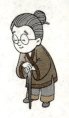

的对手在打拳，可做20~30次。

抛球

拿一个球抛向空中，当球落下时接住。也可以将球弹到地上、墙上再接回。如果没有球，也可以做抛球的手势，这个动作每次做10次，休息后再做10次。

需要注意的是，在做臂跑运动时，最好先活动手指、甩动手腕和手臂，以促进血液循环。另外，不得随意增加运动强度和延长运动时间。因为作为一项比较温和的运动，臂跑是以有氧运动为基础的，在整个运动过程中，机体供氧充分，糖分和脂肪的分解代谢都是在氧气充足的条件下进行的，这样就可避免"活性氧"和其他有害物质对身体造成伤害，也就达到了延年益寿的目的。

锻炼关节运动，呵护好关节

老年人由于关节功能衰退，很容易发生关节方面的疾病，比如颈椎病、腰椎病、肩周炎、关节炎等，因此更应该注意关节功能的锻炼。通过头、颈及四肢、腰部、腿部以及各关节的活动，可以增加各关节的稳固性和灵活性，同时，老年人的退行性关节通过适当和有节奏的锻炼，可以达到预防关节痛的目的。

那么，什么样的运动才能锻炼老年人的关节呢？在此推荐以下几种锻炼方法。

指关节运动

（1）抛球：双手在胸前握拳，想象手中有一个小球，用力握紧，然后张开十指用力抛出去。这种方法可以强健手掌和手腕，使手指更加灵活。

(2) 弹指：两手十指模拟弹钢琴，从大拇指开始将每一个指头弹向掌心。此法能够锻炼手部的控制能力和活动能力。

(3) 揉指：用拇指和食指夹揉按摩手指，从指根到指尖依次循环进行。此法可以促进手指的血液循环。

(4) 换指：依次将双手的手指进行交换对指运动。此法不仅可以锻炼手指的灵活度，还能锻炼大脑的反应协调能力。

(5) 压指：将十指分别张开，指腹相对，用力对压，直到指关节酸胀痛为止。此法可以锻炼指关节的韧性和灵活性。

(6) 拉指：先用右手拉住左手拇指转一转，再用力向外拉直，依次拉左手的其他四根手指。然后换左手重复同样的动作。此法有助于使手指血液循环畅通，强健韧带。

(7) 推掌：双手合十放于胸前，左手腕用力推向右边，保持手掌姿势不变，然后用右手腕推向左边，反复做数次。此手法可以强健手腕，增加手腕或手掌的灵活度。

甩手运动

两腿分开，两臂自然下垂，以肩关节为轴，依次做前后左右摆动的动作，每次2分钟。老年人可以经常做这样的甩手动作，有助于锻炼肩关节的灵活性。

叩头运动

这是一项以锻炼颈椎为目的的运动，脖子向前、后、左、右转动，带动头做低头、仰头及左右旋转活动，大约练习2分钟即可。经常做此类运动可以锻炼颈椎关节。

扩胸运动

两臂平放于胸前，向前后做扩胸运动，然后双臂上举做伸臂拉肩运动，然后再做直臂下垂后摆运动，可反复做数次。

🍂 腰背锻炼

两腿自然分开，举臂后仰，再绷直双腿做弯腰弓背运动，然后抱身下蹲，依次锻炼。

🍂 膝关节锻炼

紧并双腿站立，两手叉腰，屈膝蹲下，然后左右转动。

🍂 踝关节锻炼

两腿自然分开，左脚脚尖点地，十指交叉握拳，左右脚不停地转动。

总之，老年人不论做哪一种关节锻炼，目的都是在持续不断的锻炼中逐渐适应和增强关节活动的功能，这对于维护老年人健康非常有好处。但老年人在锻炼的时候，其动作的节奏和力度都要放缓，不能用力过大，也不能突然加大动作，以防关节受损。

增强免疫力，健康永相伴

随着年龄的增长，人体各个器官和组织的功能在不断地退化、衰老，人的免疫能力也在不断下降。为了自身健康，老年人应积极加强运动来增强免疫力。那么，什么样的运动有助于提高老年人的免疫力呢？

🍂 慢跑

慢跑对老年人极为有益，能够增强体质，提高肺活量，加强呼吸系统的功能，提高抵抗力，调节血液中白细胞、淋巴细胞等比例，而它们能够吞噬人体内的细菌。因此，慢跑能够增强人体免疫力。慢跑不宜过快，以能够正常呼吸为宜，但要注意须从鼻子吸气，从嘴呼气。老年人在慢跑的时候，还要注意时间不宜过长。

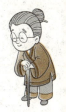

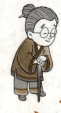

养老有方的生活智慧

太极拳

早在16世纪，太极拳作为防治疾病、延年益寿及防身的手段被广泛应用。打太极拳对心血管系统、呼吸系统、消化系统都能起到良好的作用。老年人打太极拳可以增加神经系统的灵敏性，有助于对于神经衰弱的康复，还可以改进柔韧度、肌力，从而增强耐力、缓解疲劳。老年人练习太极拳，还可以提高心肺功能，提高消化能力。重要的是，打太极拳可以帮助老年人通畅经络、血管、淋巴等，增强抵抗力，从而可以提高自身的免疫力。除了生理方面的作用，打太极拳还有利于调整老年人的精神状态。因为在打太极拳的时候，要求人做到心平气和、精神内守，这样就可以消除心理压力，从而改善老年人的情绪，提高生活效率。因此，打太极拳对老年人身心都有利，可以提高老年人的免疫力。

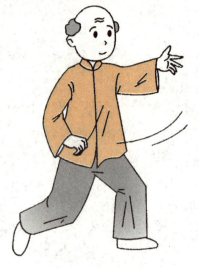

太极拳的种类大致分为两种，一种是传统太极拳，包括杨式、陈式、吴式、孙式、武式五大流派；另一种是规定太极拳，此类太极拳是由国家主管部门组织编写的统一教材，主要有简化24式、48式、88式以及杨、陈、吴、孙、武等各式竞赛套路和42式综合竞赛套路。

无论练习哪一种太极拳，都要掌握正确的动作要领。太极拳的动作强调"用意不用拙力"，在练习的时候，须全神贯注，所有的动作都要以意识为引导，做到心、眼、神、法、步协调一致，这样才能使神经系统和体质得到更好的调整。

打太极拳须注意三点，一是应选择教材规范、标准统一的规定太极拳，自学或集体学练都可以；二是一定要注意打好基础，不可贪多求快，急于求成；三是不能"三天打鱼，两天晒网"，要持之以恒，长期坚持下去。

总之，太极拳不仅是具有深厚文化底蕴、高品位的动态艺术，而且是一种审美文化的体验，对老年人身心健康都有益。

游泳

游泳时，冷水的刺激通过热量调节作用与新陈代谢能促进血液循环，提高体温调节的灵敏度，从而增强身体对外界气温变化的适应能力。另外，水刺激皮肤，使得皮肤的血管急剧收缩，随后是一次舒张，血管这样的收缩舒张非常有益于身体健康，并且能够调节人体免疫力，提高对疾病的抵抗力。但是需要提醒老年朋友的是，在游泳的时候一定要注意控制速度。

老年人想要健康，就要积极运动健身，因为运动能提高人体的免疫力，只有免疫力提高了，才能有效抵御病毒的入侵，减少疾病的发生。

14种有益身心的保健操

老年健身操是一项深受老年人喜爱的体育运动项目，它不受季节、时间和场地的限制，并且具有节奏感，动作优美。另外，它能使身体的各个关节都得到锻炼，老年人可以在轻松愉快的氛围中强身健体。老年人经常做做老年健身操，可以提高机体免疫力，防控疾病，还可以防止过早衰老。

具体来说，做老年健身操有以下几个方面的作用。

首先，现代医学实验结果显示，做15~20分钟的健身操，可以使胆固醇下降30%。长期做健身操的老年人，其血清甘油三酯的浓度比普通人低50%，身体器官能够从运动中获得充足的营养物质和氧气，这有助于保护肌肉的力量和弹性，也可以维持和增强各器官的功能。对于食欲不振、消化不良的老年人，做健身操还可以促进其消化吸收功能。

其次，健身操能促进新陈代谢，可以有效地帮助人体控制体重，防止肥胖和其他疾病。因为做操时会消耗较多的能量，做操时的能量代谢率是安静时的20~100倍。另外，做健身操时肌肉有节奏的活动，能预防神经衰弱及神经官能症。

大量事实证明，健身操在人体的健康、预防疾病及延缓衰老方面扮演着重要的角色，因此，老年人应经常做做健身操。下面为大家介绍一些有益于身心的健身操。

强化肝脏的体操

肝病是生活中的常见病，生活不规律或常常过量饮酒都会或多或少地给肝脏带来危害。等到患了肝脏疾病再来治疗，无异于亡羊补牢，来不及了。不如趁身体健康时利用睡前几分钟来做做强化肝脏的体操，提前给肝脏打打预防针。

强化肝脏的体操的动作为：仰面躺下，两手手掌在肋骨下从右向左摩擦约50次，不改变姿势，再在肝脏部位的肋骨上轻轻敲打约50次左右即可。

此外，有的人经常容易疲倦，不管吃下多少增进体力的食物，疲倦仍无法消除，这是由于肝脏功能减退的缘故，这就需要强化肝脏功能。下面再为大家介绍一种短时间内强化肝脏的体操。

先静静俯卧，然后上半身抬高，用手抓住脚踝，保持此姿势6秒钟。这种动作反复做5次，做的时候注意大腿不可分离。这种上半身扭动弯曲的动作，可将肝脏往上拉，从而刺激肝脏，强化肝功能。

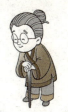

强化肠功能的运动

肠道功能比较虚弱的老年人,不管吃下多么有营养的食物,食物在经过肠道时,其营养成分也没有办法被吸收。因此,强化肠功能是强化体力的关键。下面是强化肠功能的体操:

仰卧,将右膝伸直,用左脚勾住右膝盖,然后将右膝盖向左边倾倒,像快要触及地板,一边向左边倒下,一边深深地吐气。这个动作连做3遍。接着,照上述动作按相反方向再做3次,双手左右伸开,大拇指向内,紧紧握拳。坚持做这个体操,就能强化肠功能,提高对营养物质的吸收能力。

消除腹部脂肪的缩腹运动

过去,人们常称那些腹部有很多赘肉的人为"福相",现在反而说他们是"连运动的时间都没有的穷人"。腹部脂肪过多的人,连弯下腰穿袜子、系鞋带都感到困难。为什么腹部容易堆积脂肪呢?因为腹部没有骨骼来保护内脏,为避免受到刺激,就积存脂肪。

只有运动能消耗脂肪,使脂肪转化为能量。平时在家就可以做一些消脂运动:具体做法为:坐在床上,双腿并齐,抬高到头的上方,再放下来,在距离床1厘米左右的高度停下来,这个动作重复做10次。

下面再介绍一种简单又不会让人累得喘气的缩腹运动:坐在椅子上,将脚抬起,脚底离地面5毫米左右,保持此动作30秒。反复地做这种运动,腹部自然会用力,就能获得和腹肌运动一样的效果。

助心脏健康的体操

老年人容易患上心脏方面的疾病,所以应加强心脏功能的锻炼。锻炼心脏功能最有效的方法就是经常走路,锻炼脚力。平时多做一些深呼吸、扩胸运动等,也能达到良好的效果。

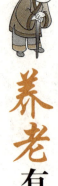

健康的心脏需要清洁的血液,而这项净化工作主要由肾脏负责完成。除此之外,还可借助排汗作用来净化血液。因此,多喝开水也能起到净化血液的作用。

另外,食用大蒜也有助于心脏的健康。因为大蒜能使血管扩张,促进血液循环,从而可以强化心脏功能。

❀ 消除身体疲劳的体操

俗话说得好:"健全的精神来自健康的身体。"如果身体不健康,精神也不会愉快。想要精神愉快,先从消除身体上的疲倦感开始吧。

怎么消除身体的疲倦感呢?除了卧床休息,还可以做下面的简单体操:

身体向前弯曲,两手平放,做一次深呼吸,同时脊背慢慢伸直。这样重复做几次,就可以慢慢消除身体上的疲劳,使身体放松。

❀ 预防颈部扭伤的体操

人们常常会加强腰部、腹部和脚部肌肉的锻炼,而往往忽视颈部肌肉的锻炼,所以颈部肌肉一不小心就会扭伤。

事实上,要锻炼颈部肌肉并不难,只需要一张桌子、一把椅子就可以完成。坐在椅子上,将双手横放在桌上,将头靠在手上。保持这个姿势,然后用额头使劲压手,这样就可以轻易地锻炼颈部肌肉,以免脖子被扭伤。

❀ 增强食欲的舌头运动

当人们食欲减退,看到东西不想吃的时候,就需要强化掌管味觉的舌头的功能,进而促进胃功能,增强体力。我们可以通过下面的舌头运动来强化舌头功能,增加食欲。

首先将舌头伸出向内卷,尽量让舌头舔到喉咙。然后把舌尖伸出牙齿的外侧，使舌尖能舔到每一个地方，向前、向左右伸出，如此反复多次，口水自然会慢慢流出，再将口水一点点吞下去。最后再伸出舌头，直到舔到鼻子及下巴为止。

这种舌部体操，做起来虽不雅观，但对食欲不振却非常有效。

🍃 按摩脚掌心，强化身体

用指尖压压脚掌心，如果有痛的感觉，就说明身体的某个部分出现了故障。

由于脚掌心与心脏、肾脏和性机能有着密切的关系，所以疲累时按摩按摩脚底，不仅可消除脚的疲累，而且对消除内脏疾患和神经疲劳也有一定的效果。

我们平时走路时脚掌心无法受到按摩的作用，可以通过踩啤酒瓶或剖开的粗竹来刺激脚掌心。这不仅能够提高性活力，还可以强化心脏、肾脏，而且对于痔疮的治疗也很有效。

🍃 预防满脸皱纹的体操

人老了就会产生皱纹，这对于一般人来说，是再正常不过的事情。可有些人却不愿意接受苍老的容颜，他们希望自己能够显得年轻一些。那就来做做这种可以消除皱纹的按摩体操吧。

做法其实很简单，首先把手张开，用类似掩住口鼻的动作从双颊一直抚摩到下颌，并延伸到喉咙上。然后换另一只手重复上述动作。左右轮流做 30 秒以上。在抚摩喉咙时，须把下颌抬起，因此这种运动也是一种可以伸展喉咙的运动，有助于促进荷尔蒙的分泌。

🍃 预防身体僵硬的体操

从中年开始，人们就会面临一个烦恼，那就是身体僵硬。要增加身体的柔软度，只能通过不断的运动来实现。但是采用的运动方法不同，所产生的效果也不一样，有时候不仅不能取得满意的效果，反而会对身体造成伤害。在此向各位推荐一种较为有效的运动方法：

平坐，两脚脚掌相合，膝盖下压，尽量接触地面。两掌相合靠在胸前，然后上身向前倾倒，头着地，重复做3次。接着，上身向后仰，头往后着地，这个动作也重复做3次。刚开始做的时候，也许只能做到一半，但不要灰心，坚持做下去，就会有好的效果。

防老化的脚伸直体操

脚部是身体部位中最先老化的部位。当你感到脚部有收缩、硬化的感觉的时候，脚其实已经老化了，为此我们需常常做伸直脚的运动来遏制这种老化现象。首先平躺仰卧，右脚尖向前弯，然后用左脚尖压右脚尖，尽量将右脚尖压到地板上。伸出右脚时不必用力，照前面的方法做三次以后，再换右脚压左脚。这种运动能帮助养成脚伸直的习惯，每天做对防止脚部老化十分有益。

训练平衡感的体操

试着闭着眼睛单脚站立，如果无法保持1分钟，那就说明你的体力已经在开始慢慢衰退。这是因为，体内掌管平衡的神经已经变得迟钝，显现出老化现象。这时就需要及时开始锻炼身体的平衡感。

在此推荐一种锻炼平衡感的方法：弯腰站立，双手握住脚掌，手用力拉脚，同时脚也用力撑出去，刚开始将脚提高约10厘米，然后慢慢增高至30厘米、50厘米，做完1次静止五六秒，再继续下一次，如此反反复复练习，就能训练平衡感，防止身体进一步老化。

能够治疗糖尿病的体操

经常吃山珍海味的人，极易患上糖尿病，常常会感觉全身乏力，精神萎靡不振，如何增强体力呢？

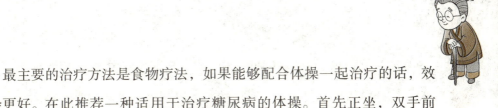

最主要的治疗方法是食物疗法,如果能够配合体操一起治疗的话,效果会更好。在此推荐一种适用于治疗糖尿病的体操。首先正坐,双手前伸,十指交叉相握,手掌碰触腹部,从腹部向下伸展,然后身体抬起,做屈膝跪立姿势,接着重复上述动作,反复做3次,每天坚持做此体操,就会有效。

跟老寿星学养生

百岁老人程子久——按时定量运动,腿脚利索更健康

程子久,1904年生于河北临漳县一个贫苦农民家庭。少年时曾上过私塾。长大后,他成为村里远近闻名的能人,不仅能吃苦,而且为人豁达、胸怀坦荡。后来程子久考上职业学校学习染色专业。抗日战争爆发后,他辗转到西安谋生,几经周折,开始做起小生意。1956年公私合营后,程子久还带头将自己经营了多年的小百货店铺交给西安市贸易公司统一经营。直到62岁时程子久才退休,开始安享晚年。满100岁以后,老人身体依然健康,精神矍铄,充满活力。

说起养生之道,老人的家属介绍老人的生活很规律。每天早上6点左右起床,早餐很简单,一杯牛奶,奶里打一个荷包蛋,吃一块点心;8点左右下楼散步,一般2个小时;中午主食大约100克(2两左右),菜以素食为主,然后午休;下午3点左右下楼到户外去散一会儿步。每天程子久

老人都会按时出去活动活动筋骨，不仅如此，程老还会与其他老人聊聊天。他觉得聊天不仅放松了自己的心情，还增进了和朋友的感情。

从程子久老人的生活轨迹中，我们也许并不能发现什么特别之处，但是他的亲属认为爱运动是老人长寿的一个重要原因。也许有人会说，"生命在于运动"这个大家都知道，但是农民也很勤劳，他们整天都在运动，为什么他们就不能和程子久老人一样长寿呢？

这是因为，程子久老人的运动养生是有诀窍的。他的运动体现在一些定量的有氧运动上面。老人每天上午都要散步大约2个小时，他说有氧运动是以增加人体呼吸氧为目的的温和持久的运动，特别是散步，方便易行，不会造成关节、韧带的损伤，还能锻炼耐力。不仅坚持散步，老人还自创了一套保健操，每天坚持做。从头到脚、从上到下都做一遍，重点是头部、脸部，用手梳理头部，将双手搓热按摩脸部，这样不仅能够保持头脑清醒，还可以使脸部保持光泽。适量的运动让程子久老人精神焕发，充满活力。老人的经历印证了"生命在于运动"的至理名言。

第五章

家庭和谐:健康的第一要素

俗话说:"清官难断家务事。"一个家庭难免会产生一些小摩擦、小矛盾。这些都是再正常不过的,处理这些问题的秘诀只能是一个字——爱。爱能包容一切,能融化一切,能消除一切猜忌和不满。要知道,家从来不是一个讲理的地方,而是一个讲情的地方。有人说,亲情就像松柏树需要阳光、空气和水的培育,滋润得越精细则越是根深叶茂。子孝母慈,就能形成一种良性循环。

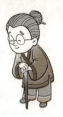

和谐相处，尽享天伦

处理好子女关系

老年人为了儿女操劳一生，含辛茹苦把孩子养大，当孩子已各自成家立业后，老年人也该好好享受一下天伦之乐了。那么，老年人该怎样享受天伦之乐呢？当自己和子女发生一些小矛盾、小摩擦，老年人又该如何应对呢？

首先，老年人应从思想上转变观念，体谅儿女们的难处。处于竞争异常激烈的时代，儿女的家庭中大多数是双职工，常常忙于工作，养家糊口，平时还要照顾他们子女的生活和学习，再加上照顾老人的生活起居，可以说是"上有老下有小"，承受着巨大的压力。因此，在生活中，子女对老人难免有照顾不周的地方，老年人要予以理解。况且，他们能好好工作，小日子过得和和美美，这不正是中老年朋友常常期盼的吗？

两代人的生活和消费观念差异很大。由于时代的差异，两代人常在一些观念上存在代沟。老年人过惯了艰苦朴素的生活，常常看不惯年轻人的一些做法，爱唠叨，而年轻人对老年人的絮絮叨叨常会产生厌烦心理，这就容易产生不愉快和误会。老年人应该看到，晚辈的生活环境与自己年轻时大相径庭。在经济条件允许的情况下，晚辈们吃得好一点，打扮得时髦一点，也没什么不可以。因此，老年人平时应注意自己的言行，对年轻人的生活采取视而不见的态度，不要过多干涉。同时，老年人自身也应适应

养老有方的生活智慧

事物的变化，接受新的生活方式，并和晚辈一起追求新生活，更新旧观念。如果实在无法做到，在经济及身体条件允许的情况下，老年人最好能够与孩子分居而住。这样就能减少一些因两代人在生活方式和习惯上的不同而造成的不必要的小摩擦。

其次，老年人应尊重子女的选择。老年人应该明白，孩子已经长大，他们有自己的思想和看法。而且随着时代的进步，自己的老教条、老一套，可能已经落后于时代，自己的很多想法未必都符合客观实际。因此，老年人要尊重年轻人的新意识、新经验和新想法，多给予子女一份信任、支持和鼓励。对子女的缺点和毛病，必要时应选择合适的时机进行耐心启发和劝说，做一个"小事糊涂，大事不糊涂"的令人尊敬的长者。

再次，老年人在处理家庭事务中要一视同仁，不可厚此薄彼。事实证明，老年人在处理家庭事务时表现的不公平、不公正，往往是家庭矛盾产生的导火索。父母往往会包容子女的缺点，却对儿媳和女婿的缺点和不足常常看不惯，心理不相容。当家庭出现矛盾时，长者要以冷静平和的态度来理智对待，绝不能以老自居，而应坚持以理服人。平时老年人应主动关心、体贴每一个家庭成员，主动与他们坦诚交流，以消除相互之间的代沟。当他们遇到困难需要帮助解决时，老年人应尽一切可能为他们排忧解难。父母的付出贡献让年轻人体会到父母的浓浓爱意，而子女会以同样的方式来报答父母，彼此亲情促进，其乐融融。另外，老年人的心应尽量放开。子女小的时候我们对他们的养育是做父母应尽的责任和义务，所以我们会不遗余力地抚养照顾他们，时时牵挂他们。而子女长大后组建了各自的家庭，他们既要照顾自己的子女还要照顾双方的父母，还要负担起养家糊口的重任，根本不可能全身心地牵挂和孝敬我们。因此，只要他们对父母有孝心，我们就应该感到满足，不要有过多的期待，更不要要求回报，这样心理才会平衡，有益于身体健康，也有利于家庭和谐。

最后，老年人要努力塑造自我，做子女们的榜样。老人在子女心中是家庭的象征和依托，也是凝聚力的源泉。但是有的老年人因年龄的增长或疾病缠身而变得自暴自弃、意志消沉；还有一些老人不顾自身形象，倚老卖老、行为粗鲁、我行我素，或因疾病之烦恼而乱发脾气等等，这些都会导致年轻人无所适从，对老人产生反感情绪而使双方关系疏远。这样既影响了家庭关系，还会对子女等晚辈造成不良的影响。古语说，己不正何以正人。因此，老年人必须注意自身的言行举止，时刻做子女的榜样。

总之，在家庭事务上，老年人应做的是经常与家人沟通，因为沟通是解决矛盾的钥匙。在沟通的基础上，大家互相热心关爱、平等相处、求同存异、耐心磨合、以真心换真情。这样才能使家庭和睦美满，其乐融融。

子女婚姻，自己做主

"男大当婚，女大当嫁"，作为父母或长辈，自然非常关心自己成年子女的婚姻，但为数不少的老年人常常会对子女的婚姻不满，觉得不合自己的心意，有的还会指手画脚，横加干涉。这更引起子女的叛逆，致使双方的关系越弄越糟。那么老年人应该如何对待子女的婚姻呢？首先，对于已近婚龄的子女，父母应提前对他们进行正确的人生观和恋爱观的教育，引导他们始终以《婚姻法》的原则和正确的婚姻道德标准来对待自己的婚姻大事。这种预防式的先期教育有助于子女在恋爱观的总体方面与父母保持一致。

其次，主动关心子女的择偶状况。比如，自己或托人给子女介绍对象，并帮助子女去了解对方各方面的情况。如果子女自由恋爱，则应鼓励子女向父母公开，以便父母了解子女的择偶动机、恋爱过程及进展情况，并可约见子女的对象，进行一次了解性的谈话，为子女做好参谋。当然父母不可以包办子女的婚姻。

当子女心仪的对象不符合自己的心意时，可以选择适当的时机和方式，心平气和地从长辈关心子女的角度，善意地表达自己的意见，并尽可能详细地说明自己的理由，这可以帮助子女全面考虑问题，做出正确的选择。在此过程中，应特别注意听取子女的意见，毕竟子女是当事人之一，与对象有直接的接触和了解，有些情况可能比父母凭社会阅历体会得更真切。当双方讲清各自的理由后，父母应抓住时机进一步帮子女分析。如果子女的观点正确，父母应及时放弃自己的意见，对他们表示赞同和支持。反之，父母应列举理由，耐心劝服，让他们改变意见。如果一时说服不了，则可委婉地表示，双方需要观察一段时间再说。父母切不可用简单粗暴的方式来干涉孩子的婚姻，以免造成两代人的隔阂和各种家庭矛盾。

最后，适当帮助子女建立起新的家庭。当子女开始谈婚论嫁时，婚礼的事宜日益提上议事日程。对于婚事如何操办，父母和子女应事先商量一下，双方达成一致意见。父母可根据自己的能力和具体情况，为子女成婚提供必要的住房、经济等援助。但同时也要强调，子女应依靠自己的能力组建新家庭，婚事要按照自己的经济状况来安排，不要大操大办，铺张浪费。如果子女提出婚事新办或婚事简办，父母应积极给予鼓励和支持。

总之，在子女恋爱观教育、对象选择以及婚事操办等易发生矛盾的地方，父母应始终以关心、爱护的态度，来对子女进行帮助，但前提是应有理有节，不能将自己的观点强加到子女身上，更不能强行干涉子女的婚姻。

婆媳关系，这样处理最好

对于婆媳关系，有一个经典的老婆对老公的问话："如果我和你妈同时掉进水里，你会先救谁？"这个问题难倒了无数堂堂七尺男人。这个问题足以说明婆媳矛盾是一个很难解决的矛盾，当然不排除也有婆媳关系良好的情况。

对于大多数家庭，婆媳关系永远是一个解不开的疙瘩。其实处理婆媳关系说起来也不难，只要解决好以下问题，婆媳的关系就能得到改善。

解决代沟问题

婆媳是两代人，一般年龄相差 30 多岁。由于时代的进步以及知识更新的速度加快，婆媳在思想观念上会存在差异，这往往是婆媳矛盾产生的根由。在这种情况下，当婆婆的思想要开通一些，胸襟要开阔一些，在日常小事上不要太过计较，这不但可以避免很多矛盾的发生，还有利于婆媳之间保持良好的关系。有的婆婆本身是离退休干部，长期受到传统教育的熏陶，生活上崇尚勤俭节约、艰苦朴素，不仅对自己要求严格，而且还会在政治上、思想上和生活上对儿媳严格要求，这种情况极易引起儿媳的反感。如果属于这种情况，做婆婆的应注意沟通时的方式方法，要善于耐心劝说教育小辈，而不要背后议论，伤了儿媳的自尊心。婆媳间平时应多拉拉家常，谈谈社会上、单位里的一些事情和现象，在休息日、节假日也可一起外出走走玩玩，这样有利于增进婆媳双方相互了解，沟通思想，交流感情。

解决血缘关系问题

婆媳之间并没有血缘关系，仅仅因为一个男子维系着才相识并有所接触。社会却要求她们像母女一样相处，然而"婆媳并非母女"这种心理因素，使婆媳关系显得难以处理，并且一旦发生矛盾就不易排解。针对这种情况，做婆婆的要设身处地的为儿媳考虑，儿媳也不易，初为人妻，离开亲生父母来到新的生活环境中，在感情上、生活上都需要有一个适应的过程。因此，婆婆首先要像对待儿子一样对待儿媳，打消她的顾虑，让她很自然的生活在一个新的大家庭中，那样儿媳就会投桃报李，把婆婆当"亲娘"对待。这样，有了一个好的开头，婆媳以后的相处就容易融洽亲热。

养老有方的生活智慧

🍂 解决感情竞争问题

婆媳两人，一个是男子的母亲，一个是男子心爱的爱人，她们都爱着同一个男子，也都力图更多地占有他的感情，这就会产生竞争。这时，做母亲的就要想开一点，儿子已经长大成人，娶了媳妇，建立了一个美满幸福的家庭，这不正是自己所期盼的吗？如果儿媳不是深爱儿子，又怎么会远离亲生父母，来到一个陌生环境开始新生活？所以儿媳理应获得儿子更多的爱意。另外，自己与儿媳发生矛盾，最终会让儿子左右为难。因此，婆婆应像疼爱儿子一样疼爱儿媳，就会换来儿媳像孝敬亲生母亲一样孝敬婆婆，一家人和睦相处，也就不存在所谓感情上的竞争关系了。

🍂 解决家务处理问题

现在的年轻夫妇一般都是双职工，需要承担工作和家务两副重担。婆婆如能在力所能及的范围内帮儿媳做些家务，使儿媳在一天紧张的工作后，能够享受到轻松的晚间休息时间，那样，儿媳自然会感恩，由衷地孝敬婆婆。

老夫老妻的冲突

经过几十年的风风雨雨，老夫老妻彼此磨合，心有灵犀，亲密无间。但是俗话说，牙齿和舌头还有打架的时候，老夫老妻之间难免会发生一些不愉快的事。人与人之间难免会有意见不同的时候，这是正常现象。但是，有的老年夫妻常为一些小事而纠缠不休，生气、吵架，甚至闹到分居甚至离婚的程度，这就有点得不偿失了。这样不仅给精神造成创伤，而且有损于双方的身心健康。经医学家研究证实，任何精神紧张或不停的争吵，都可为疾病大开方便之门，而和谐、平静、乐观的生活则是延年益寿的重要条件。

退休以前，夫妻俩各自忙于自己的工作，或者至少一方在工作；而退休后，二人朝夕相处，随着相处时间的不断增加，一些小摩擦时常发生。这些常表现为：

（1）生活习惯不合拍。比如，你喜欢吃甜的，我喜欢吃咸的；看电视你喜欢看这个频道，我喜欢看那个频道；出门你喜欢遛狗，我喜欢逛街；你说东，我说西等等。

（2）对子女的态度发生分歧。婆婆总是对儿媳有意见，岳父总是看着女婿不顺眼。两个人各有偏爱，各有所憎，分道扬镳，以致感情出现裂痕。

（3）性生活不和谐。有的老年夫妻性生活不和谐，或性冷淡，或性反应逐渐丧失。当然大多数老年人停止性生活，相安无性。

中年夫妻产生冲突的主要原因是双方的价值观和世界观不同，导致矛盾日积月累，最终爆发。年轻时，即使夫妻之间出现小矛盾，也能被浓情蜜意所掩盖，在经历十几年甚至几十年的婚姻生活后，长期积累的不满情绪就暴露出来。生活的无形压力和烦琐的日常小事使双方互生埋怨，甚至出现敌意，这使夫妻的心理距离不断增大，最终导致婚姻破裂。此外，随着现代生活的进步，女性在经济上日益独立，也就对婚姻质量提出了更高的要求。

那么，如何避免或减少夫妻双方之间的冲突呢？

🍂 互敬互爱

夫妻间应该是平等的关系。只有互相尊重才能有对等的感情交流，双方的爱情才能更加深沉持久。老年夫妻更应该互相尊重，在互敬互爱中获取生活的力量，焕发心理的青春。

🍂 互相慰勉，排忧解难

当对方不顺心时，要及时给予安慰和勉励，切忌不闻不问。老伴间的

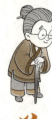

互相慰勉，可以产生一种精神力量，获得心理上的满足，从而感受到"老来伴"的温暖。

互信互帮，理解体贴

夫妻间互相信任，可以增进双方的感情。老年夫妻相处几十年，各自都有属于自己的小秘密。互相尊重隐私，既是信任，也是理解，还是真正的体贴。老年夫妻之间互帮互助，更侧重的是精神上的相互激励，对老伴的喜好、兴趣、事业要理解和关心，少指责，多表扬。

互谅互让，心心相印

年纪大了，耳聋眼花，手脚笨拙，不能像年轻时那样精力旺盛，力所不及或出差错是难以避免的。如果有一方出了差错，对方不能只是指责与唠叨，要理解对方，体谅对方的过失，热情地给予关心和帮助，千万不要埋怨和责怪对方。

对于老年夫妻之间的小冲突，老年朋友该怎么处理呢？下面几种方法可以一试。

冷处理

发生争吵时，双方最好遵循"冷处理"的原则，不要总想占上风，也不能非让对方接受自己的观点。如果双方都不冷静，有些问题是讲不清楚的。因此，最好的办法就是，一方争吵，另一方选择躲避，等事后双方都冷静下来之后再解决矛盾，反而更容易。

尽量忍让

假如一方正处于身心俱疲或遇到不开心的事而心情烦躁时，另一方应尽量避免争吵。因为这时对方往往不够理智或心绪上易激动，而且双方很难进行沟通。

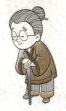

🍂 抑制冲动，倾听对方意见

冲突中的任何一方都不能只强调自己的道理，而应倾听对方的意见和观点。另外，在阐述自己的意见时，不要冲动，要心平气和地把道理讲清楚。也不要大声吼叫，有理不在声高，这样才不会让对方认为你想在气势上占上风。

🍂 录音法

按下家里的录音设备，将两人的争吵过程录下来，待情绪稳定后夫妻俩听一遍，认真分析一下两个人的争吵有没有道理，并找出争吵的原因，主动做自我批评，并尽量避免类似的争吵。

🍂 发泄法

有气不发最伤身体，这时可以找朋友诉说，或者参加一些体育锻炼来适当发泄一番，有利于让自己冷静下来，也有利于矛盾的解决。

🍂 多想想对方的优点

俩人在一起生活了大半辈子，对于对方的优缺点再熟悉不过。总结一下对方的优点，用笔记下来。想要发怒时，看看这些笔记，发现对方的一些优点，会更容易原谅对方。因为人在生气时，总是只记得对方的缺点，而忽视对方所有的优点。

🍂 不因赌气而分居

两人发生争吵后，不要就此分居或分床，互不理睬，这样只会使双方的矛盾进一步恶化，双方情绪更不易平静，也不利于夫妻关系的改善。

🍂 不随意说离婚

夫妻中任何一方都不要用离婚来威胁对方，这样很容易造成误会，有时还会弄假成真，将事情发展到无法挽回的地步，到时候后悔也晚了。

第五章　家庭和谐：健康的第一要素

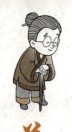

养老有方的生活智慧

性爱和谐，体健寿高

给爱情"充充电"

就像一首歌中所唱的那样："百年修得同船渡，千年修得共枕眠。"能成为夫妻，本身就是一种难得的缘分和造化，夫妻双方应该共同珍惜。当结婚时间变长，当浓烈的爱情变淡，夫妻双方的关系就会变得单调无聊、没有激情。尤其是退休后，夫妻相处的时间相对增加，导致双方的矛盾也日益增多，难免发生争执，进而影响夫妻双方之间的感情。

这就需要中老年朋友给自己的感情充充电，让爱情时刻保持新鲜感。以下8种做法有利于增进夫妻双方的感情，让这份情感永葆新鲜感。

夫妻间需要建立诚信

夫妻之间也需要建立诚信。在日常生活中，切忌说谎骗对方，尤其是老年夫妻，没必要为了一点小事说谎而影响双方之间的感情。平时，夫妻俩要经常沟通交流，哪怕仅仅是唠叨也要多交心。交心是一种关心，更是一种知心。一旦两人没有了共同语言，就形同路人，心也会冷若冰霜，再也无法擦出爱情的火花。

尊重对方

时时维护爱人的自尊，人都是爱面子的。如果当着别人的面，尤其是当着子女的面，批评数落爱人，最容易挫伤对方的自尊心，伤害夫妻之间的感情。因此，要学会尊重对方。在人多的时候，不仅不能让爱人难堪，而且还要夸奖或奉承爱人，加深两人之间的感情。对于爱人做的不对的地方，在两人独处时，甚至可以进行严厉的批评，对方就会很容易接受，也能体会到你的良苦用心，从而以加倍的爱回报你。

经常夸赞一下对方

来自爱人的夸赞，是对自己最好的肯定。经常夸赞一下对方，不仅能满足对方的虚荣心，还能让爱人对你更加爱恋。其实，大多数人尤其是男人都爱面子，你如果把握好夸赞的分寸，就会在你们的感情道路上如鱼得水。

两人保持适当的距离

俗话说"距离产生美"，人与人之间相处应遵循这样的定律，爱人之间也是如此。夫妻之间如果保持一定的距离，不但能增加神秘感，还可以给各自留下一些尊重的空间，这样才利于双方之间的感情能够更持久。

翻看老照片

闲来无事，两人可以一起回忆一些恋爱时的往事和年轻的时光，比如，翻看一些恋爱期间的老照片，可以提醒伴侣不要忘记爱的初衷；翻看一下与孩子们的合影，共同回顾一些孩子成长中的趣事，可以深深地体会出两人携手走来一路上的不易和幸福，美好的回忆还能激发内心的浪漫之情，唤起自己内心的激情。

餐前餐后加强沟通

当老伴在厨房忙着做饭时，你不妨到厨房看看，为老伴打下手。即使不能帮忙，也可以多赞美几句。用餐时可以分享一天中所发生的趣事，边吃边聊，开怀进餐。餐后，俩人一起清理餐桌或清洗碗筷。事实上，夫妻一同用餐最大的收获不是事物本身，而是更多的沟通、爱和分享。

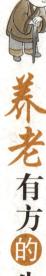

🍃 弥补以前的遗憾

不少夫妻结婚时由于条件限制，未能按照理想的形式来回报对方的爱意，如没有一起度蜜月，没有给爱人买一件像样的礼品等。如今，条件具备了，可以弥补以前的缺憾，那就给爱人一个惊喜吧。比如，送给爱人一枚她心仪已久的婚戒，补拍婚纱照等，这些都会使双方的感情升温，充满浓浓爱意。

🍃 每年庆祝一些特殊的节日

一些特殊的日子如结婚纪念日、对方的生日、定情纪念日等，都是夫妻双方爱情史上的重要日子。那天，夫妻双方可以采取适当的形式予以纪念，使对方感受到自己深深的爱意，这有利于巩固夫妻之间的感情。

世界卫生组织成员马斯·瓦格纳曾说过这样一句话："多年来医学忘记了爱情是疾病医治中的一个重要因素，是非常不对的。"德国工人领袖台尔曼有一句名言："爱就是快乐，她像阳光一样，透过一切苦难、悲哀、失败和忧虑，照耀着一切有生之物。"夫妻之爱具有一种使人奋发向上的力量，能够使双方产生一种温暖、和谐的健康心理。而人在心情愉快时，体内会分泌一些对人体健康十分有益的激素、酶、乙酰胆碱等物质，可以将血液的流量、神经细胞的兴奋性调节到最佳状态，并能促进老年人逐渐衰退的全身新陈代谢，从而帮助人们延缓衰老，延年益寿。

"爱情食品"，提升性趣

人类在古代已经研制出各种配方的"爱情饮料"、"爱情食品"等，它们都被用来提高人的性欲，或者用于治疗不孕、阳痿、早泄等疾病。这当中有一些"爱情饮料"、"爱情食品"的确有一定的科学道理，对人们身心都有益，但还有一些会对人体健康乃至生命产生危害。

通常，人们认为拌蜜的鸡蛋以及龙须菜、羊肉、茴香、胡萝卜、核桃、蘑菇、蒜等，都是典型的能够增强性欲的食品。19世纪，有欧洲医学家曾建议将鸟蛋、鱼和一些海产品、骨髓、奶、奶制品作为"爱情菜单"。另外，不少蔬菜也有增强食欲的功能，如果每天选择莴苣、菠菜、甜菜、芹菜、胡萝卜、葱、洋葱和绿豆作为食材，并浇上一些植物油，做成美味佳肴，也不失为一顿关爱"性福"的美味晚餐。

在我国，人们常常将一些雄性动物的肾及鞭作为追求情欲者或性功能低下者的首选补品，这使得这些食品身价倍增，一些补肾壮阳的中药，也为国人所钟爱。

需要注意的是，胃、肠、肝、肾、心脏以及神经功能较差的老人在选用"爱情药物"的时候，最好能遵从医嘱。这是因为，很多"爱情药物"的确切疗效目前还难以得到证实，而且市面上的药物鱼目混杂，真假难辨，选用时一定要擦亮双眼。"爱情药物"可以吃，也可以补，但要适量。老年人不要自己随便服用一些助性药物。这些药物虽然不是不可沾染的毒药，但也绝不是可以随便乱吃的。它是一种特殊的药品，健康人千万不要被所谓的宣传所蛊惑。即使确实患有性功能障碍的病人，也应在专科医生的指导下合理地使用药物，切不可贪图一时之欢而随意服用。

俗话说："药补不如食补。"下面推荐两个益阳补肾的食谱，以供老年朋友参考。

（1）海参粥：取海参适量，粳米（或糯米）100克。将海参浸透，剖洗干净，切成片煮烂，然后与米一起入锅煮成粥。此粥具有补肾、益精、养血的功效。

（2）煎蚝饼：先准备鲜蚝肉500克，豆粉80克，鸡蛋1枚，熟猪油100克，青蒜苗15克，精盐、酱油、胡椒粉各适量。先将豆粉用水拌成浆，并放入蒜苗末和精盐，再将豆粉浆浇在蚝肉上，拌匀。在平底锅内下入猪油烧热,将蚝肉平摊在平底锅内,打入鸡蛋,将蛋液均匀摊在蚝肉上,待蚝肉下层酥热后翻过来,加入适量猪油,双面煎熟后,加入酱油、胡椒粉即成。煎蚝饼具有益阳、补肾的功效。

此外,绝经后的老年女性,如果在饮食上能够适当地补充维生素 B_2,同样可以提高性生活质量。妇女绝经后,常常会出现阴道干涩的现象,这种现象虽然有一部分原因是由于妇女绝经,卵巢功能衰退或消失,致使体内性激素水平降低引起的,但多数情况下却是由于缺乏维生素 B_2 导致的。维生素 B_2 是人体内进行物质氧化所必需的物质。一旦缺乏,人体就会出现口角炎、眼睑炎、结膜炎、唇炎、舌炎、耳鼻黏膜干燥、皮肤干燥脱屑等症状。除此之外,维生素 B_2 还与性生活质量有密切的关系。缺乏维生素 B_2 会对女性生殖器官造成严重损害,最典型的症状就是阴道壁干燥和阴道黏膜充血、溃破,这会直接影响性欲并造成性欲减退、性冷淡和性不适,甚至由于阴道内环境发生病理性改变而导致性交疼痛,致使女性畏惧同房。

食疗是补充维生素 B_2 的首选治疗方法,平时绝经女性应多吃一些富含维生素 B_2 的食物,如动物肝、肾、蛋类、奶类、大豆等。如果症状比较严重,可以按时适量服用维生素 B_2 片,每日服 3 次,每次 10 毫克,至症状改善后停止用药。

性爱,让老年生活更温馨

常言道:"少年夫妻老来伴。"但如果据此认为老年人的配偶只是相伴之人,这是远远不够的。伴侣之间的恩爱和温馨对老年人而言,更为重要。老年夫妻要实现健康快乐、白头偕老的愿望,那就不能少了性爱。人的身体会渐渐衰老,但性不会随之枯萎,性爱活动是伴随人一生的正常生理活动。有性的要求和性活动,都是正常的生理和心理现象。

现代医学研究认为，老年人有正常而持久的性功能，是精力充沛的表现，也是健康长寿的好兆头。适当而和谐的性爱活动，有助于消除孤独感，并能提高人体免疫力，避免生殖器的萎缩，对于预防疾病大有裨益。相反，如老人长期性压抑，会使免疫力降低，导致多种疾病产生。性压抑到一定程度还会出现焦虑、抑郁等情况。另外，性爱还能调节人的情绪。当情绪烦躁时，性爱可以缓解烦躁，平和情绪；当心理压力使人紧张时，性爱有助于释放压力，使人放松。

许多疾病的产生，以及一些不良心理因素的形成都与性爱不和谐有直接关系。大量资料表明，夫妻关系不好而引起的不良心理因素，可导致多种身心疾病的发生，如胃溃疡、高血压、冠心病和神经官能症等，都可由此引发。而在夫妻不和的心理因素中，夫妻性爱引起的情绪变化占有重要地位。此外，许多调查也表明，单身者比婚配者、丧偶者比白头偕老者的死亡率更高，这其中的一个原因就是缺乏性爱伴侣。

老年夫妻保持和谐、愉悦的性爱活动，不仅能让老人饱经风霜的脸庞看起来红润有光泽，而且爱抚、慰藉，会给老人的生命注入勃勃生机和活力，使老人容光焕发，以致起到促进身心健康、保健防病、延缓衰老、延年益寿的作用。

因此，老年人应该打消性无聊、性卑劣感，消除"老年人没有性欲"、"没有性功能"、"不能进行性爱活动"的旧观念，只要夫妻关系融洽，老年人仍可进行美满的性爱活动。

概括来说，老年性爱有以下几个特点和好处。

一是性爱活动不仅可以缓解老年人的神经紧张，满足生理需求，还可以满足老年人的精神享受。

二是老年人的性爱活动可以是多方面的，并不是单纯的性交、接吻，还包括彼此情感倾诉、相互关心、爱抚、体贴等，这一系列性爱活动并不会随着他们年老而衰，反而会成为老年夫妻情感交融的重要手段，并伴随

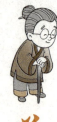

着他们一起愉快地走向人生的终点。

三是性爱活动可以增强老年人对生活的信心，更容易排解他们的孤独、寂寞、抑郁等消极情绪，使精神生活更为充实。

四是老年人的性机能虽然会因年岁增高而减弱，但个体差异很大。老年人可根据自己的特点，适当安排自己的性爱活动，大可不必对此采取断然禁锢的做法。

五是在老年保持愉悦、温馨的性爱活动，可以激发双方的幸福感，从而对生活充满无限热爱，心情舒畅，晚年的生活也会更加幸福、美满。

善于保养，摆脱性衰老

一般来说，性机能会随着年龄的增长而逐渐减退，但是如果注意日常保养，性机能将能随着生命一直延续下去。那么中老年朋友该如何保养呢？这就需要做到以下13点。

（1）要轻松、愉快、客观地接受人生理衰老的这一事实，对于正常的性衰老要有正确的认识。首先要有自信，相信自己的性功能是正常的。

（2）要注意外表的年轻化。老年人追求年轻的心态，会使机体也随之年轻；相反，害怕衰老，常自叹"老矣"，首先在精神上做了衰老的俘虏，身体上也会很快跌入衰老的境地。尤其是男性，在一心一意爱妻子的前提下，要持有爱慕女性的心气，这样可以刺激性激素的分泌，保持活跃的性功能。

（3）注意锻炼身体，经常运动，特别是慢跑或步行，着重锻炼下半身，因为性功能兴衰的关键在于腰和足部。

（4）老年人体内的脂肪逐渐减少，体温调节能力差，所以在一年四季的性生活中要多加注意，夏天性生活要防止大汗虚脱，冬天性生活要防止感冒。

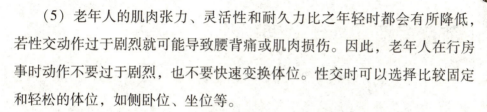

（5）老年人的肌肉张力、灵活性和耐久力比之年轻时都会有所降低，若性交动作过于剧烈就可能导致腰背痛或肌肉损伤。因此，老年人在行房事时动作不要过于剧烈，也不要快速变换体位。性交时可以选择比较固定和轻松的体位，如侧卧位、坐位等。

（6）由于老年人脑血流量减少，所以性交时应避免颈部过度弯曲或伸展，同时还应避免体位性低血压造成的眩晕或昏厥。

（7）老年人肺活量减少，易导致呼吸困难，所以性交时应避免动作过于激烈，以保持呼吸平稳，还要注意选择合适的体位。

（8）老年人心脏功能降低，心脏血液的输出量有所下降，外周血管阻力增大，所以应避免性交动作过于剧烈，特别应注意不要过度兴奋，以免发生意外。

（9）由于消化功能逐渐减弱，致使胃肠蠕动和排空的速度减慢，所以在饥饿时和饭后都不宜性交。

（10）老年人泌尿系统功能较弱，有可能会造成尿失禁，所以平时应加强耻骨和尾骨肌的锻炼。

（11）在饮食方面应注意营养，可适当多吃一些海味类食物，因海味类食物中含锌较多，有利于增强性欲。

（12）一定要戒烟、酒、赌，保持睡眠充足，性交前切忌饱食和酗酒，以免发生意外。每天坚持适量服用维生素 E 胶囊，它可延缓身体衰老和性衰老。

（13）要有幽默感，幽默和诙谐是保持青春不老的最大秘诀。性格开朗的人，不会为身边区区小事而伤怀烦恼，而精神抑郁、闷闷不乐的人容易阳痿。

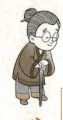

节欲保精，延年益寿

心理学家说，有规律的性生活可以让老年人产生活跃的动力和自信，有利于延年益寿。因此，老年人也应有性生活，不过老年人在进行性生活时要分外小心。

具体来说，老年性生活需从以下几个方面加以注意。

行房有度

老年人性生活既要防止不及，也不要过频。这两种极端都会对身心健康带来危害。肾是先天之本，肾精充足则五脏六腑皆旺，身体强壮，抗病能力强，就容易健康长寿。反之，肾精匮乏，则五脏衰虚，容易患病而不能长寿。节欲保精对于老年人非常重要。孙思邈曾说过："四十以上，常固精养气不耗，可以不老。"而如果失精过多，必然耗伤元气，正气虚损，导致一些疾病的发生。常见的冠心病、高血压性心脏病、肺结核、慢性肾炎等疾病，常会因房事不节而反复发作，使病情加重。

性生活要依疾病而定

以下几种情况需暂停或禁止性生活：老年性急性阴道炎或宫颈糜烂出血者，应禁止性生活；急性疾病发作期应暂停性生活；一些慢性病患者，如高血压病人要避免房事过度，在性生活前可事先服用降压药，若有头痛、头昏、眼花等症状出现时应立即停止；冠心病病人，应事先准备好硝酸甘油或普萘洛尔（心得安），避免性生活时过度兴奋；患有其他慢性疾病的老年人，在脏器功能基本正常时，可以安排正常的性生活，但要注意降低频率。

性行为忌讳

老年人进行性生活时，有以下禁忌：忌在疲劳、饥饿、酒后、饱食后、抽烟后、逆境、带病等情况下行房事，也不要以药助兴，更不要过于兴奋和持续时间过长；男女有一方患有生殖器炎症或其他传染病时，都应禁止性交；任何一方若有胸闷、心悸、头晕、精神恍惚或不适时，都应立即停止性生活；在情绪不佳，尤其是在悲伤、恐惧、忧虑、怒气未消之前，不宜勉强过性生活。

变换合适的体位

如果老年人对习惯的性交体位感到体力不支，则应根据自己的健康状况选择合适的体位，一般应以自我感觉良好为标准，以适度为宜，例如可以采取卧位、坐位、立位、女上位等，也可以采取其他方式来满足性欲。

克服性障碍

绝大多数性障碍都是属于功能性的。对于男性来说，性障碍指的是性欲低下或性能力低下、减退或丧失，主要表现为性冷淡、阳痿或勃起不坚、早泄等；女性则表现为性冷淡、阴道痉挛、性交疼痛等。克服性障碍首先应克服心理障碍，做适当的心理调整。对于这种情况，夫妻间应相互理解、体贴，帮助对方克服心理障碍。

讲究性生活卫生

每对夫妻对性生活的需求和性交方式可能不同，但一方都要对另一方的健康负责，需讲究有利于双方身心健康的性生活卫生。

过好性生活，享幸福晚年

过好性生活是晚年幸福的一个重要标志，也有利于健康养生。老伴之间，除了生活上应互相照顾，还应有和谐的性生活。有人通过研究发现，性生活和谐的老年女性头发有光泽而富有弹性，视听觉良好，心情舒畅，而那些早年丧偶的老年人往往比白头偕老的夫妻寿命短。但并不是性生活越多越好，一味贪图女色，纵欲过度，也会对健康不利。至于纵欲对健康有什么损害，目前认为，过度性生活会使人体丢失大量的锌，而锌是人体生长的必需的微量元素，它参与合成200多种酶，如果缺锌，将会导致胸腺萎缩，淋巴细胞减少，细胞免疫功能降低。那么，老年人性生活的时间和次数该如何把握呢？

从时间上来说，年轻人的性生活一般都是在晚上进行的，但这个时间点对老年人来说不太适宜。老年人比较容易疲倦，经过一天的活动，到了晚上睡觉时常常感到疲倦不堪。因此，老年人性生活的最佳时间是在睡了一觉后或者早上起床之前。当然，这可以根据个人的具体情况来自行安排。性学专家认为，老年人的性活动不必只限于夜间，如果有了性冲动，而居住环境、身体条件许可，可以随时进行。

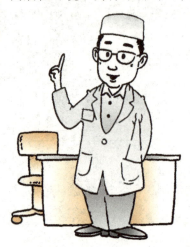

至于老年人性生活的次数，应以双方身体的承受力为准。古籍《素女经》提出了这样的理论："人年二十者，四日一泄；三十者，八日一泄；四十者，十六日一泄；五十者，二十日一泄，此法语也。"现代人的生活水平不断提高，人们的身体素质也大大提高，"古来稀"也变成了"不稀奇"，常言说得好："八十不算老，九十岁尚小，人生活百岁，风光无限好。"因此，60～65岁的人，以2周1次为宜；65～79岁的人，以3～4周1次较好；80岁以上的人，以1～1.5个月1次为宜。体质好的人，可以根据要求适当缩短间隔时间，增加次数。一般来说，过性生活的频率是否适合自己，有3个判断标准：①性欲是自然激起的，双方都有的要求性交的强烈愿望；②性交过程中身心愉快，没有不适感；③同房的第二天心情舒畅、精力充沛。若性交后感觉头晕目眩、精神不集中、心悸、腰酸、疲惫不堪等，则提示可能性生活过度，应减少性交次数，注意休息。

需要注意的是,老年人性功能减退是生命自然发展的必然趋势,盲目地"再提当年勇",想要"重振雄风",希望自己的性能力始终保持在较高的水平,或者希望通过药物的帮助来达到青年人的水平,这几乎是不可能的。步入老年以后,不仅男性阴茎勃起越来越慢,射精时间越来越迟,女性的生理反应也在逐渐减慢,这需要双方给予一定的耐心。老年性生活没有一个人人必须遵守的绝对标准,一切应顺其自然,双方在性交过程中需做到不着急、不强求、不勉强。

跟老寿星学养生

112岁老人付丽蓉——四世同堂,和睦相处

付丽蓉老人是一个不折不扣的老寿星。她的一生命运坎坷,饱受磨难。1949年,付丽蓉的丈夫不幸去世,留下6个嗷嗷待哺的孩子,最小的儿子仅1岁多。为了这6个孩子,付丽蓉一直没有再嫁,至112岁时已守寡62年。而她的大女儿已经80岁,小儿子也是62岁,身体都很健康。

俗话说:"家有一老,如有一宝。"在付丽蓉老人家里,全家对老人都很孝敬,统统把老人视为"掌中宝"。在日常生活中,儿媳王桂香承担起了照顾老人的主要责任,悉心地为老人梳头洗脸,端茶倒水,洗衣做饭。天气暖和时,小儿子会把老人抱出去晒晒太阳。社区里有人唱戏时,他还会用三轮车带着老人出去散散心,让老人好好过把戏瘾。不仅儿子、儿媳

孝顺，孙子、孙媳也把老人当做宝，一有时间，他们就会给老人买好吃的东西，陪老人说说话、解解闷，还会帮老人剪剪指甲理理发。重孙子还经常为老人端尿盆。

老人性格坚强，性情温和，一生与人为善，而且乐于助人，和邻居亲友关系都很融洽。她的饮食起居很有规律，平时不喜腥荤，偏爱清淡饭菜。老人处事随和，从不发脾气，总是闲不住，尽力帮子女做一些力所能及的事。

老人经历过旧社会，曾经食不果腹、衣不蔽体，现在过上了美满幸福的新生活。对此，她感慨万千："能活到一百多岁，多亏赶上了好社会。孩子们的悉心照顾，让我非常开心。"

付丽蓉老人有一个亲情浓浓、相处和睦的家庭，他们家的亲情故事还在邻里之间传为美谈。老人之所以能活到112岁高龄，和她有一个这样的大家庭是分不开的。

调查发现，有90%的老人认可"与家人、朋友和睦相处"是长寿的重要因素。可见，和谐的人际关系，尤其是与亲人和谐相处，对我们的身心健康起着至关重要的作用。

《史记·五帝本纪》曰："举八元，使布五教于四方，父义，母慈，兄友，弟恭，子孝，内平外成。"明·朱有炖《灵芝庆寿》第一折中写道："皆因中国，雨顺风调……兄友弟恭，夫义妻贤，中外和乐，以致祯祥屡现，百福咸臻。"可见，家庭和谐对社会、对国家都有着重要的意义。在一个家庭中，子女对父母极尽孝道，夫妻相处和谐恩爱，兄弟姐妹相亲相爱，人人都会心情舒畅，做什么都有劲头，当然能早日实现"家和万事兴"的愿望。情绪是相互传染的，每个人都有一个好心情，这就有益于养生健体。因此，家庭和乐、互助友爱也是人们能够健康长寿的重要因素。

第六章

休闲娱乐：最美不过夕阳红

在美国，有许多专供老人居住的老年村，老年人在那里生活得相当安逸，平时自己开车去超市、钓鱼、看书，做社区义工，听音乐会。与之相比，大多数中国老人"俯首甘为孺子牛"，一心一意为子女着想。其实，中国的老年人也应有自己的生活，应懂得享受越来越丰富的休闲生活。没事的时候养花种草，遛遛狗，练练书法，听听音乐，下下棋，钓钓鱼，或者参加集体歌舞节目等，都能使自己的晚年生活更加丰富多彩，感觉更幸福。

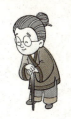

第六章 休闲娱乐：最美不过夕阳红

老有所乐，丰富生活

用心发现，生活中处处有乐趣

老年人生活是否开心，在某种程度上来说都是"自找"的。换句话说，无论是自得其乐还是自寻烦恼，都和老年人自己的主观愿望有关。如果想要从生活中寻找乐趣，那你总是能找到。

老年人的兴趣爱好可以是与生俱来的，也可以是后天培养的。但医学专家认为，人们在进入中年以后就应该培养自己的兴趣爱好。这样的话，不至于进入中老年阶段会空虚、无聊，无事可做。尤其是对于原来没有任何兴趣爱好的人来说，显得尤其迫切和必要。

老年人可以根据自己的精力、体力以及兴趣特长，做一些力所能及的事情，比如参加一些兴趣小组、学习班，参加一些社会公益活动等等。在参加活动的过程中，老年人可以结交一些知心朋友，彼此之间精神上相互沟通，物质上互通有无，当然就会乐在其中了。

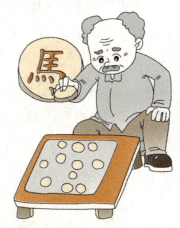

老年人可以培养一两个兴趣爱好，比如养花、养鸟、书法、绘画、垂钓、摄影、唱歌、跳舞、旅游、集邮、写回忆录等。这些兴趣爱好对健康长寿都有好处：爱

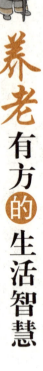

好书法能够延年益寿；爱好画画可以开阔思维；爱好音乐能够增进食欲；喜欢养鱼能够调节血压；爱好花鸟能够陶冶情操；爱好下棋可以缓解情绪；爱好编织可以使人心灵手巧；爱集邮能增加人的知识。

老年人有较多的闲暇时间，可以将大量的时间和精力投入其中。这些兴趣爱好确实能充实生活、增添乐趣，有的还能外出呼吸到新鲜空气，这对健康大大有利。

对于那些在退休前就具有一技之长的老年人来说，退休后可以充分发挥自己的专业和特长，不仅增强了自己的信心，也将给生活带来极大乐趣。

养生娱乐法——健康的"调节阀"

老年人经常参加一些娱乐活动，不仅可以陶冶心灵，培养性情，享受生活，而且对自己的健康大有好处。

欣赏音乐

音乐具有很大的魅力。《乐记》中说："音乐者，流通血脉，动荡精神，以和正心也。"音乐通过调节情志，使人欢悦，故而令周身脉道通畅，气血调达。它不仅能影响人的生理状况（如心率、血压、血流状况、胃肠蠕动等），而且对人们心理的影响可以直接而迅速地表现出来。一首节奏明快、悦耳动听的乐曲能够把你完全带入音乐的世界，安抚你的心灵，拂去你心中的不快，乐而忘忧。此时，你体内的神经系统处于最佳状态，从而起到调和内外、协调气血运行的保健作用。而一首威武雄壮、高昂激越的乐曲，则让人听得热血沸腾、激情满怀，产生积极向上的力量。老年人选择音乐时，应尽量选择那些健康、高雅、曲调优美、节奏轻快舒缓的音乐，以达到消乏、怡情、养性的效果。

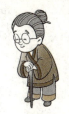

书法绘画

"凡品画以山水为上，花卉次之，虫鸟小物又其次也。画中山水，须看其间可居可游之处，将予幻身，想入此内，以青山绿水、花鸟楼台诸胜，悉供我娱目。夏玩雪景，令人心骨清凉；冬观炎象，令人神体暖燠。人物观其神情，花卉虫鸟观其生发。苟寓心于画，自有无穷之乐趣也"。此不仅道出了作画、品画的真谛，而且也道出了养生保健者能从中自得其乐。自古以来，书法家大多是长寿之人。他们高寿的原因，与他们一生都致力于书画艺术不无关系。

有人把练习书法和绘画比作"不练气功的气功锻炼"，此话一点也不假。首先，书法讲究意念，练习时必须平心静气、全神贯注，不能有一丝杂念，这与气功的呼吸锻炼和意守有异曲同工之妙；其次，书法、绘画都讲究姿势，练习的时候，要求做到头端正、肩平齐、胸张背直、提肘悬腕，将全身的力量都集中在上肢，这种姿势与气功修炼的姿势极为接近。而书画练习与气功相比，明显具有优势。书画练习摆脱了气功为练而练的单一目的，而是将身心锻炼寓于艺术娱乐活动之中，更能体验到创作后的喜悦和由此带来的美的享受。因此，书法绘画又被人称之为"艺术气功"。

对弈

走棋对弈，情趣高雅，静中有动，是一项老幼皆宜的文娱锻炼活动。"善弈者长寿"，这是我国古代医学家得出的结论。从医学角度来说，在对弈时，通过情绪控制，可调节生理功能，从而起到延缓衰老和开发智力的作用。据科学家们计算，正常人的脑细胞大约为 300 亿个，可是穷尽一生也不过开发使用了 1/10 左右，其余那些基本处于闲置状态。而下棋，则可以较多地调动脑细胞活动，使它们处于兴奋状态。棋盘上瞬息万变的形势，要求对弈者全神贯注，开动脑筋，以应不测。两军对垒，这是智力的

第六章　休闲娱乐：最美不过夕阳红

角逐；行兵布阵，是思维的较量。经常下棋，能锻炼思维，不仅可以保持智力聪慧不衰，还有防止大脑动脉硬化和预防老年阿尔茨海默症的作用。

养花

养花是一项极具生活情趣的休闲活动。在古代，人们就发现养花的诸多好处。他们认为，养花能修身养性，养神治病，镇静情绪，并且有保健和康复作用。古代埃及就有医生用花卉来治疗多种疾病，近几年国内外医疗机构也开始

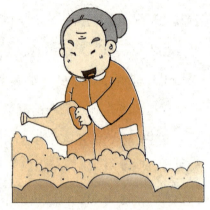

采用"园艺疗法"，使患者获得了显著的疗效。老年人种种花、养养草，不仅美化环境，令人赏心悦目，而且花的芳香气味还能起到灭菌和净化空气的作用。另外，鲜花释放的芳香，经人的嗅觉神经传入大脑后，令人气顺意畅、血脉调和、怡然自得，产生沁人心脾的快感。对于养花人来说，看着自己精心培育的花草枝繁叶茂、鲜花吐艳，会体验到一种令人陶醉的收获的喜悦，并从中获得一种成就感。

放风筝

古人认为，放风筝时迎天顺气，拉线凝神，随风送病，百病皆出。由此可见，放风筝不仅仅是一项简单易行、娱乐性强的活动，而且还具有强身健体的作用。选择一个风和日丽的日子，带上孙子、外孙，拿着风筝，去野外放飞。放眼高处随风飘摇的风筝，聆听孩子的欢声笑语，会顿觉童心焕发、杂念皆除。

跳舞

跳舞养生自古就有，被誉为"神医"的华佗创编的著名的"五禽戏"中就有舞蹈的成分。近几年，随着广场舞的流行，将舞蹈养生推向了高

潮。舞蹈对于养生具有诸多益处。首先，跳舞本身就是一种体力锻炼。其次，跳舞时，舞蹈者与音乐协调，全神贯注地集中于音乐、舞步中，是一种美的享受，让人陶醉其中。不过，老年人跳舞要适度，应以交谊舞和动作简单的中老年迪斯科舞蹈为宜，不要跳节奏太快、动作幅度过大的舞蹈。另外，跳舞的时间也要控制好，每次跳舞的时间不要太长。

垂钓

垂钓是一项有益身心的活动。首先，适合垂钓的地方多在郊外，老年人经常去郊外走走，这本身就是一种锻炼。其次，水边河畔，空气异常清新，负离子含量高，这非常有利于人体的新陈代谢，能起到镇静、降压、减轻疲劳的作用。另外，垂钓时心无旁骛，静等鱼儿上钩，这类似于气功中的静坐，而一旦鱼儿上钩，那种欢快之情不言而喻，从而达到内无思虑、外无体疲的最佳境界。

旅游

旅游是积极的休息，可以养心，是传统养生的一项重要内容。唐代著名诗人白居易年少时体弱多病，但他喜好游览山川名胜，乐而忘忧，自称"白乐天"，每游一地，赋诗抒情，自得其乐。因此，他活到75岁高龄，这在"人生七十古来稀"的时代，当然算是长寿的了。

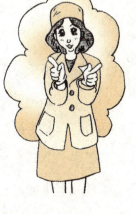

随着我国人民生活水平的提高，旅游活动已经走进寻常百姓家。旅游养生益寿也已成为老年人的时尚理念。老年人时不时外出旅游，饱览大自然的锦绣风光和历史、文化、习俗等人文景观，置身于异域的风景，给身心来一次短暂的流浪，何乐而不为？需要注意的是，老年人出游时，不要单独行事，要有晚辈陪同，或者参加旅游团。

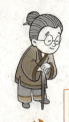

参加聚会，独乐乐不如众乐乐

老年人离、退休后，面对生活环境的改变，会感觉明显的不适应。加上现代生活节奏的加快，很多老人成了空巢老人，子女不能承欢膝下，有时生活遇到困难和挫折时，也不能得到子女及时的帮助和支持，久而久之，就易患上抑郁症或离退休综合征。丧偶老人尤其易患这些心理疾病。他们或者脾气突变，烦躁不安，或者抑郁沉默、悲观失望、怨天尤人，甚至食欲减退、内分泌失调、精神失常等，这些都不利于老年人的身心健康。而闲聊被现代心理学研究证明是一种有效缓解心理疾病、有益身心健康的方式，它可以帮助老年人加强人际交流，抒发自身情感，增添生活情趣，从而减轻精神压力，疏导抑郁情绪。

老年人可以时不时地参加一些日常聚会，如参加艺友晚会、中老年休闲聚会、同学聚会、战友聚会、同事聚会、网友聚会等。

老朋友、老同事长时间不见，大家可以相约开一个Party，因大家相熟，Party的形式就可以比较随意，可以一起吃顿饭，也可以只备一些零食，以休闲娱乐为主。地点的选择也比较随意，可以在家中举行，也可以在俱乐部或郊外举办，在郊外的话可以带上配套的器具、食材野餐。Party的内容可以是专门的聚会，如书法比赛、棋牌比赛、茶艺展示等，也可以是饺子宴、节日宴会等。总之，时间机动，地点灵活，形式多样，大家商量着随意安排即可。在这些聚会上，大家可以畅所欲言，发表自己对现实生活中所见所闻的意见，还可以各显身手，拿出自己的看家本领，不仅展示自己的才华，使自己更自信，还可以给大家带来愉悦的感受。常参加这样的聚会，可以娱乐身心。

另外，中国的老年人有祝寿的习惯，一般就是儿女们聚在一起吃个饭。这时，不妨请自己的老朋友和亲戚一起来开个生日Party。首先确定邀请的人，请人要适当，不能把两个有过节的人同时请来，冤家一聚头，最后聚会只能不欢而散。然后根据所请的人的特点和数量来决定生日 Party 的形式。例如地点是选在家里还是饭店，是选中餐还是西餐，也可以做成自助餐形式，让客人们自己选用。确定了这些以后就可以着手准备了，如去市场采购、装饰环境。一切准备就绪后，就可以安心等待客人的到来。

开 Party 讲究的是热闹自由，在进餐时或进餐后大家都可以随意走动，自由组合，可以边吃边玩边聊，也可以静静用餐，随个人喜好。用餐完毕，大家可以自由活动，如下下棋、打打牌、唠唠家常等，以使自己玩得尽兴。需要注意的是，时间不宜过长，以免老年人过度劳累。

老友相聚本是乐事，但如果不加节制，也可能走向反面，甚至会乐极生悲。下面这几点是老年朋友务必要小心的。

喝酒要节制

聚会时喝酒是很正常的事，但是不会喝酒的话，不妨以茶代酒。即使能喝，也不可贪杯，因为酒多伤身。一般来说，喝到五六成就应适可而止，这对老年人身体大有裨益。

精力要节制

聚会的时间最好选择在午后，这样小聚前的上午可以适当休息，中午还能睡一会儿午觉。这样可以保持聚会时有充足的精力，还不会对晚上的睡眠造成影响。

时间要节制

聚会时间不要太长，以 2 小时左右为宜。如果聚会之日身体欠佳，就不要勉强赴约了，以免带来意想不到的后果。

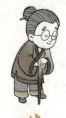

方式不同,娱乐相同

爱好书画,修身养性

在中老年的艺术爱好中,书画占了很大成分。自古以来,书画对老年人延年益寿的作用都得到了人们的证实,古人为此得出一个结论:书者,"抒"也;画者,"化"也,意即书可抒胸中之气,画可化心中之郁。这也是许多书画家能够颐养天年、无疾而终的主要原因。关于书画能够促进人们健康长寿的说法,古人早已有之,黄匡《瓯北医话》载:"学书用以养心愈疾,君子乐也。"何乔璠《心术篇》云:"书者,抒也,散也。抒胸中气,散心中郁也。故书每得以无疾而寿。"周星莲在《临池管见》中写道:"作书能养气,亦能助气。静坐作楷书数十字或数百字,便觉矜躁俱平;若行草任意挥洒,至痛快淋漓之时,又觉灵心焕发。"古人素有"寿从笔端起"之说。《古画论》曰:"黄大痴九十貌如童颜,朱友仁八十余神明不衰,无疾而游,盖画中云烟供养也。"

有人拿历史上帝王、僧侣、名书画家三种人的身份作对比,统计结果显示,寿命最长的是名书画家,其次是僧侣,最后才是帝王。

从名书画家的寿命来看,唐代欧阳询活到85岁高龄,柳公权活到88岁,颜真卿被害那年76岁;明代董其昌活到82岁;清代画家"四王"都是高寿之人(四人平均年龄为83.5岁),大书法家刘墉活到86岁;近现代的吴昌硕活到 85 岁，张大千活到 84 岁，黄宾虹活到 90 岁，齐白石活到 93 岁，何香凝活到 94 岁，吴冠中活到 91 岁。

历代帝王物质生活绝对丰富，要什么有什么，但是，为什么他们不是最长寿的人群呢？这是因为他们骄奢淫逸、安富尊荣，而这并不利于长寿，是健康长寿之大忌。因此，富贵，并不等同于健康快乐。

在统计中，历史上活到 80 岁以上的皇帝只有 4 人，他们分别是梁武帝（陈霸先）83 岁、唐武后（武则天）82 岁、宋高宗（赵构）81 岁、清高宗（乾隆）89 岁。有趣的是，这 4 个人不仅是皇帝，更是书画爱好者，不是书法家，就是书法收藏家。这也从另一方面证实了书画对人们延年益寿的巨大作用。

那么，为什么书画家更容易健康长寿呢？原因主要有以下几点：

首先，从心理学角度来看，当书画家在进行书画创作时，自然而然进入一种凝神静虚、心正气和、专心致志、心无杂念、忘却烦恼的境界，这同气功排除杂念、意守丹田的作用是一样的，同样能够帮助人们调节心理状态，保持心静如水的状态。其次，从生理上讲，书画家在进行创作时，要专心研磨、凝神静思、预想字形，这些可以使人达到入静的境界。这时，整个人就会全身血气通畅，体内各部分机能会得到极大的调整，大脑神经系统也会获得平衡，这对于全身的血液循环和新陈代谢十分有利。再次，从运动学角度来看，老年人不适宜做运动量较大的激烈运动，但适合散步、打太极拳等慢性运动，而书法、绘画正好属于这一类型。从表面上来看，书法、绘画只是一种单纯的活动，其实只是人的内心的一种安逸和快乐。书画家创作时一般都会立直站稳、头正臂平、悬腕悬肘、肩部放松、呼吸自然、大笔挥毫。这时，书画家的手、臂、腕、腰、腿等各部分协调运动，这种运动和太极拳、太极剑的运动十分相似，全身都能得到锻炼，可以收到和练习气功、太极拳同样的功效。最后，在书画家欣赏自己或他人的作品时，会极力追求一种艺术境界，力图以美的眼光从作品中汲取精神营养。这样可以使书画家或书画爱好者陶冶性情，忘却烦恼，非常有利于锻炼一个人的性情，从而有助于养生保健。

养护花草，寿命延长

关于养花的好处，民间有许多谚语，如"赏花乃雅事，悦目又增寿""花中自有健身药""养花种草，不急不恼，有动有静，不生杂病""种花长福，赏花长寿，爱花养性""常在花间走，活到九十九"等，这无一不说明养花有益于健康。

下面我们来具体说一说养花有什么好处。

首先，养花能够陶冶人的情操，激发人们对生命的珍爱和对美好生活的向往。当前，人们崇尚回归自然，希望把自然移入室内。在室内种养一些花卉，可以在室内营造绿色氛围，使生活充满诗情画意，对人的精神具有很好的保健作用。常年置身于花的世界，人就会变得清幽高雅。五颜六色的花，从视觉上给人以纯洁、高雅、愉悦的感觉，而错落有致的花枝，又给人一种视觉空间的活泼美感。

其次，养花可以改善人的情绪，使人心情平静。室内摆放花卉，可以使人心情舒畅，情绪稳定，可以帮助人们平复焦躁、愤怒等情绪，从而有利于促进身心健康。绿色植物能够让人感到平静、舒适，粉色的花代表青春活力，使人心境开朗。现代科学证明，花卉是天然的"芳香制造机"，花的香气具有安神定志、调和血脉的作用。如紫罗兰、玫瑰的香味可以使人心情爽朗、愉快；康乃馨的芳香有"返老还童"之妙，能够唤醒老年人对自己孩童时代美好的回忆；茉莉花香给人一种轻松、文静之感。

再次，室内养花更环保，可以清新空气。花卉不仅养眼，而且还充当着天然的"净化器""消噪器""灭菌器""空调器"。居室植物则被人们誉为家庭环境的卫士。如吊兰可以清除空气中的甲醛和苯；月季可以吸收空气中的氯气；文竹和马蹄莲可以吸收空气中的二氧化硫。植物叶子表面上有无数气孔，可以吸收空气中的二氧化硫、氮等有害气体，在体内进行新陈代谢后，释放出新鲜空气，有益于人体健康。

居室植物还是"吸尘器"。据统计，居室绿化较好的家庭，室内可减少20%的尘埃，室内空气清新宜人。花卉是天然的"空调器"，能够吸音吸热。如果在窗口放置大型植物，可以隔绝噪音，吸收太阳辐射。花卉之所以被称为天然的"灭菌器"，是因为花卉的芳香含有抗菌成分，可以清除掉空气中40%左右的细菌病毒。

此外，养花种草对人的身体健康有着非常重要的作用。一项调查表明，经常从事园艺劳动的人很少生病。这是因为花草树木生长的环境空气清新，负离子大量积累，人吸入后可获得充足的氧气。同时，经常忙于种植、培土、灌水、收获等种植事宜，容易让人忘却其他不愉快的事，有助于调节人体神经系统功能，可以预防疾病的发生。因此，老年人以花为伴，生活在充满芳香的花花草草中，会心情愉快，身强力壮，延年益寿。

对于患有某种疾病的老年人来说，养花还有一项重要的作用，那就是保健功效。比如，玫瑰花可以增强老年人的抵抗力，也可以起到延缓衰老、保健养颜的作用；仙人掌可舒筋活血、滋补脾胃，对于糖尿病、动脉硬化等症有一定的缓解作用；百合有润肺止咳、清心安神、补中益气的功效，可以治疗肺痨久咳、咯痰唾血、虚烦、惊悸、神志恍惚、脚气水肿等症；金银花和菊花具有清热解毒的作用；玉兰花和梅花可驱风寒；牡丹具有活血化瘀的功效，适于心血管疾病的老人种植；茉莉花具有镇痛作用，可治疗感冒发热、腹痛等。

养花是老年人修身养性的一项非常好的活动，不仅能美化环境，还能

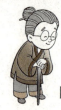

陶冶情操、愉悦心灵，但老年人在养花时需注意以下事项。

正确选择盆栽花卉

如果初次养花，老年人可选择耐阴或半耐阴的室内观赏植物，如兰花、吊兰、君子兰、绿萝、常春藤、万年青、袖珍椰子、龟背竹、南天竹、虎耳草、文竹、巴西铁等。阳台花卉可以选择石榴、月季、菊花、苏铁、四季柱、仙人掌类等，这些花卉较耐光照，树冠形态呈发散状。

此外，还要根据自己的身体状况来选择花卉。比如，血压偏高或体质过敏者，以及脾气暴躁、情绪不稳定的老年人，最好不要养丁香，因为它散发出来的气味容易使人气喘、心烦；香味浓烈的夜来香、丁香等在晚上会释放出代谢废气二氧化碳、有机酚酊，这让患高血压和心脏病的老人感到抑郁胸闷，因此不适宜患此病的老人在室内种植。

要掌握养花的基本常识

只有掌握一定的养花知识和技术，才能将花养好。老年人可参加花卉班学习，也可以通过订阅相关报刊资料和书籍来自学，还可以向一些养花经验丰富的人或专业养花人士学习。

在养花过程中要具有细心、耐心和恒心

在种养花卉的过程中，要细心观察花卉的生长情况，并认真做好笔记。在养花的所有环节，包括培土、扦插、浇水、施肥、防治病虫害等方面都要认真对待，细心操作，不能随心所欲。老年人要懂得享受养护花草的过程，只有这样才能从中获得真正的乐趣。

最后，需要注意的是，并不是人人都适合养花，比如，有的老年人患有哮喘病，如果受到花粉刺激，很容易引起哮喘复发，因此老年人养花一定要谨慎。

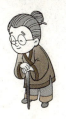

宠物做伴，远离孤独

人到了老年，身体各脏器发生退行性变化，特别是离退休后社会角色及地位的变化，或子女成家分居，或痛失老伴以及身体健康状况每况愈下，使老年人很少参加社会或集体活动，这就导致老年人普遍产生孤独感。孤独感对老年人的身心健康都极为不利。如果不及时消除，长期下去可能导致严重后果。消除老年人孤独感的方法有很多，而养宠物就是其中一种较为有效的方法。

宠物可以激发老年人的爱心，产生心灵的互动

可爱的小动物可以给老人带来欢乐，而且还能帮助老人化解不良情绪。对老人来说，宠物既是他们的助手，更是生活中的伴侣。宠物就像是讨人喜欢的孩子，当主人回到家时，它们会在门口表示欢迎。它们还会和主人一起散步，一起读书和工作，一起坐在沙发上看电视。对于老年人来说，这种相互间的交流可以减轻甚至弥补家人和朋友来访次数减少而造成的孤独。

宠物有助于减轻老年人的心理压力，缓解他们心理上的孤独

生活中的压力，比如失业、亲人死亡、婚姻不和等，不仅会增加患上心理疾病的概率，还会增加患上一些躯体疾病的可能性。而养宠物可以减轻这些压力。美国一位研究人员认为，在老年人群中，丧偶是发生频率最高、最让人感到抑郁和孤独的事件。因为宠物可以陪伴和保护老人，给老人带来快乐，并毫无保留地给予爱，因而能够促进老年人的身心健康。

养宠物对老人十分有益，但是老年人也有必要了解一些注意事项，以便更好地与宠物和谐相处。

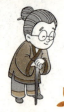

养老有方的生活智慧

选择适合自己的宠物

老年人由于身体条件的限制,所以要谨慎选择宠物,最好选择适合自己的品种。比如,在选择猫类宠物的时候,老年人比较适合选择较小而又乖巧的猫咪,可以选择波斯猫、喜马拉雅猫、埃塞俄比亚猫、美国短毛猫等;在选择犬类动物的时候,老年人可以选择不需要太多运动的小型犬或是服从度非常高的中型犬,可以选择犬类中的北京犬、贵妇犬、可卡犬、西施犬、八哥犬等。

不要太溺爱自己的宠物

老年人非常喜欢宠物,常常像疼爱自己的孩子一样溺爱它们,这很容易让宠物养成一些坏习惯,如挑食、调皮等。其实猫和狗都具有很强的可塑性,只要从小就对它们进行训练,规范它们的行为,它们就能适应人的生活规律和作息时间,并减少对家人和邻居的影响。

不要过于依赖宠物

宠物的寿命通常只有十几年,和任何其他美好的事物一样,在拥有的同时,也存在失去的可能性。当宠物离我们而去,老年人应以积极乐观的心态来面对。针对这种情况,国外经常推荐这种方法:即在宠物年老多病时再养一只,这样当离别的时刻到来时,新的宠物可以抚慰主人受伤的心灵。

垂钓之乐,养心怡情

垂钓自古以来都受人们青睐,这可以从古代的文学作品中体现出来。在唐诗中,有很多以钓鱼为题材的佳作。比如,自称"烟波钓徒"的张志和写了《渔歌子》:"西塞山前白鹭飞,桃花流水鳜鱼肥。青箬笠,绿蓑衣，斜风细雨不须归。"著名诗人柳宗元作了一首《江雪》诗："千山鸟飞绝，万径人踪灭。孤舟蓑笠翁，独钓寒江雪。"垂钓之所以被那么多人喜欢，是因为垂钓可以养心养性，给人增添无穷的乐趣，是一项有益身心的文化活动。中国古代名医张仲景、李时珍皆认为，垂钓可以消除"心脾燥热"，是修身养性、自我保健的一种手段。垂钓之处，一般在人迹稀少的地方，风平浪静，草木葱茏，散发出的氧气、负氧离子等物质对人体十分有益，清新的空气更让人心旷神怡，精神振奋，有助于增进大脑健康，提高记忆力。垂钓对老年人修心养身的作用主要体现在以下几个方面。

运动方面

从垂钓者的姿势来看，垂钓者一会儿站立，一会儿坐蹲，一会儿走动，还时不时振臂投竿，静中有动，动中有静。静时有助于存养元气，松弛肌肉，聚积精力；动时则能舒筋活血，按摩内脏，产生抗力。这一动一静，刚柔并济，可以使人体的内脏及筋骨、肢体都得到锻炼，因此能增强体质，保持内壮外强，拥有健康活力。垂钓时的身体动作，使韧带、肌肉、筋膜及颈肩、肘、踝乃至手指等各部位关节都得到了均衡的锻炼；内心和精神上的动，则可使神经系统的兴奋和抑制得到平衡，新陈代谢旺盛，达到振奋精神、防治疾病的目的。

精神方面

垂钓不仅是一项充满乐趣的文化活动，还是一种抵抗疾病的精神疗法。人生了病，往往会特别焦虑，容易背上沉重的精神包袱，有的还会因过度焦虑而导致病情加重。据医学家论证指出，人类疾病中有58%～80%是由精神紧张、环境污染而引起的。而垂钓者可以有效缓解人们的各种不良情绪。首先，垂钓可以使人精神放松，肌肉松弛，垂钓者从充满尘烟、噪音和污浊空气的城市来到环境幽雅寂静的水滨，顿时会感到神清气爽、心旷神怡。其次，垂钓者在垂钓时，往往直视浮漂聚精会神，进入一种入定的状态，这样不仅可以放松身心，还可以陶冶情操、延缓衰老，尤其对于神经衰弱或年老体弱的老人更加有益。

生理方面

阳光和空气一样，是人体健康必不可少的重要因素，日光中的红外线，能够给人们带来温暖，使人体血流畅通，从而改善血液循环，促进新陈代谢，使身体强壮。垂钓者在享受垂钓乐趣的同时沐浴阳光，不仅身体沐浴阳光，而且心灵也沐浴着阳光。

春天垂钓，沐浴着阳光，面对麟麟清波，两岸垂柳随风摇曳生辉，鸟语花香蝉鸣，呼吸着新鲜的空气，临风把竿，心旷神怡。《列子·汤问》曰："临河持竿，心无杂虑唯鱼之念；投纶沉钩，手无轻重，物莫能乱。"可见，垂钓兼有赏画的情趣、吟诗的飘逸、弈棋的睿智和游览的旷达，可以陶冶性情，克服急躁轻浮，培养稳健的性格，因而可以起到修身养性的作用。

下棋启智，生命得势

棋类爱好者众多。茶余饭后，两军对垒，杀上几盘，不仅有助于调节情绪，活跃思维，而且还能陶冶性情，锻炼意志，其乐无穷。下棋看似不动，实则有动，看似表面风平浪静，实则脑海中却厮杀一片。下棋，从某种意义上来说，其实是一种有益身心健康的养生方式。

锻炼思维

下棋是一种充满趣味的智力游戏。人在下棋时，需要开动脑筋，这会对大脑产生有益的刺激，可以使大脑进入高度活跃的状态，从而让人的思维更敏捷、更具有逻辑性。老年人经常下棋，可以使思维具有深刻性、广阔性、敏捷性、独立性、果断性，使思维向更高层次发展。下棋中的每一步都要经历判断、推理、计算和决策的过程，比如围棋，它是以军事辩证法为基础，需要把计算能力、默记能力、分析能力和战略战术巧妙地相结合，这可以极好地启迪人的智慧，有助于益智、健脑和养志。总之，下棋不仅可以提高思维的速度和效率，还可以防止大脑功能过早衰退，有益于延年益寿。

调节情绪

下棋时，人们一心扑在棋局上，全神贯注，可以使人忘却烦恼。下棋时比较忘我，棋我合一，可以帮助转移意念，振奋精神，还能排除杂念，放松身心。

充实生活

老年人离退休闲下来后，有时难免会感觉空虚、无聊，如能邀上志趣相投的棋友杀上几个回合，其间横车跃马，黑白互围，你来我往，斗智斗勇，不经意间乐趣横生。一旦专心于棋局，一切寂寞、孤独、空虚之感将会烟消云散，不复存在。随着兴趣越来越浓厚，还会使人逐渐心胸开阔，淡泊名利，真正体会到人生的快乐和充实。

修身养性

下棋需要心境平和，从而做到胸有成竹，谋定而动，在谈笑之间运筹帷幄，决出胜负。下棋时注目、凝神，时而沉思，时而言笑，时而皱眉，时而开怀，表情变化多姿，妙趣横生。两军对垒时，紧张的用脑可引起中枢神经系统、呼吸系统和内分泌系统产生一系列的反应，使心脏活动发生变化，进而促进全身血液循环，达到强身健体的效果。

结交朋友

以棋会友，可以促进朋友交往，增进友谊。同时，下棋还可以减少老年人的寂寞感，增添生活乐趣，保持心情愉快，精神有所寄托，从而有利于身心健康。

下棋固然对老年人身心都有益，但如果掌握失度，以至于废寝忘食，这反而对健康不利。因此，老年人在下棋时需注意以下3方面的事项。

饭后不宜立即下棋

饭后应该休息一下再下棋，以便食物能够较好地消化吸收。如果饭后立即下棋，就会使大脑处于紧张状态，消化道的供血量也随之减少，很容易导致肠胃病和消化不良。

下棋时间不要过长

下棋失度，长期坐着下棋，易导致下肢静脉的血液回流不畅，从而出现下肢疼痛、麻木等症状。因此下棋时不要恋战，应适当起身活动一下，不要久坐。即使身体较好的老年人，每次下棋也不要超过2个小时，为了健康着想，消遣消遣就可以了。

不要情绪激动

过分激动、紧张，对老年人的健康都十分不利，往往导致诱发心绞痛、中风。常言道："胜败乃兵家常事。"下棋应以探讨棋艺为目的，不要过分计较得失，不争强好胜，只有这样才能做到心平气和，让心情不受棋局的影响。

跳跳舞，轻松健身

跳舞是一项有益身心的高尚文娱活动。

第一，跳舞可以促进全身的血液循环，使身体各器官、各部位肌肉都能得到充分的滋养，从而加快新陈代谢。实践证明，在紧张的劳动之余或晚餐过后安排适当的时间跳舞，有助于减少消化不良、肥胖、痔疮、高血压和动脉硬化等病症的发生。在晚饭后跳跳舞，还可以促进大脑更好地休息，有益于夜间睡眠。某些代谢性疾病患者还可以通过跳舞来使疾病得到防治，如跳舞可以使糖尿病患者的血糖降低。

第二，跳舞不是单一的运动，它总是伴随着音乐，是将运动揉于音乐、音乐调配运动的一种综合活动。优美的音乐常常使人心情愉悦、悠然自得，不但使人精神愉快，还能增加食欲、恢复体力、消除疲劳、有助睡眠，有助于治疗多种疾病，如精神抑郁症等，并有明显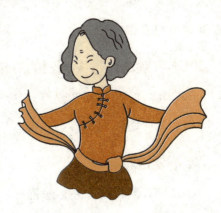的降压及减轻或治愈临床症状的作用。科学研究表明，优美、健康的音乐能使人的大脑皮层出现新的兴奋灶，从而振奋精神。悦耳的旋律和节拍，可以促进大脑发育，引起胸部肌肉弛张，加大肺活量。当你随着悠扬动听的音乐翩翩起舞时，身体已分泌了一些有益于健康的激素，这些激素可以帮助调节血流量，兴奋神经细胞，并能使胃的蠕动有规律。因此，在高血压患者的调养和防治的过程中，跳舞可以起到积极的作用。对于爱美的肥胖人士，跳舞还能起到减肥的作用。此外，适量跳舞可以缓和神经、肌肉的紧张，起到安神定志的作用，因此，美国一位学者说："舞蹈运动是世界上最好的安定剂。"

通过以上介绍，我们了解了跳舞能够给人带来很多好处，它是一种美好的享受，更是一种有益健康的运动。但老年人在跳舞的时候，应根据自身的生理特点来进行，否则会适得其反。

🌿 不宜到人多拥挤的地方去跳舞

人多的地方，往往空气污浊、环境嘈杂，无法全身心投入进去。因

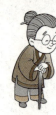

此，老年人跳舞应选择空气流畅、相对安静的舞场。

不要穿硬底鞋跳舞

舞场地面一般比较平滑，穿硬底鞋跳舞容易滑倒，导致扭伤或发生骨折。同时，硬底鞋弹性较差，加之地面反作用力也大，可能会使小腿肌腱和关节组织受损。

不宜跳动作过于剧烈的舞蹈

老年人心血管弹性较差，劲歌热舞会使交感神经过度兴奋，从而导致呼吸加剧，心跳加快，血压骤然升高，易诱发或加剧心血管疾病。

不要饱腹起舞

老年人消化机能差，吃饱饭后跳舞会影响消化功能，导致产生一些胃肠道疾病。

切忌酒后起舞

酒能刺激大脑，酒后跳舞会使人心跳加速、血管扩张，不利于老年人的健康。而且酒后起舞还会诱发心绞痛及脑意外。

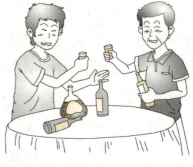

跳舞期间不要骤然降温

跳舞常常使人冒汗、口渴，但是即使身体冒汗也不要在早、晚跳舞时随意脱衣，以防感冒及其引发的其他疾病；也不要吃太多冷饮，以免因低温的刺激而导致呼吸道疾病。

患某些疾病者切勿跳舞

跳舞虽有益健康，但并不是任何人都适合。有下列疾病的患者最好不要跳舞：患有心血管疾病的老人不要跳舞，因为跳舞可能会导致血压升高，致使心血管疾病复发；疝气、胃下垂和脱肛者可能会因跳舞而使病情加重；患有耳聋性眩晕、颈椎综合征等疾病易导致头晕的老人常常会摔倒，严重者可发生骨折，所以也不宜跳舞；患有传染性疾病的老人更不要跳舞，以免将病传染给他人，同时也影响自身的健康。

欣赏音乐，怡情又养生

音乐是人类最好的伴侣，几乎没有人不喜欢音乐。音乐对于陶冶情操、促进身心健康有着不可估量的作用。欣赏音乐不仅可以令人心情舒畅、气血调和，如果演奏不同的乐曲再伴随优美的乐曲翩翩起舞，则还有助于健身。吹、拉、弹、拨各种不同的乐器，心手并用，既能抒发情感，又可以活动肢体，而且，手指的活动还有益于健脑益智。

首先，优美的音乐旋律可以让人忘却烦恼、情志舒畅。科学家通过研究发现，人体是由许多有规律的振动系统构成的，比如，人的脑电波运动、心脏搏动、肺脏舒缩、胃肠蠕动以及自律神经活动，都具有一定的节奏。当一定频率的音乐节奏与人体内部各器官的振动节奏相一致时，二者就能发生共振，从而产生心理快感。因此，听音乐是一种简单易行的养生方法，可以使老年人受益颇多。

其次，听音乐还具有开胃消食的作用。古籍《寿世保元》曰："脾好音乐，闻声即动而磨食。"道家也有"脾脏闻乐则磨"的说法。人们常喜欢在进食时，有音乐相伴，这不仅是一种享受，而且有助于消化吸收。而饭后欣赏音乐，则可以使元气归宗，乐而忘忧，起到健脾消食的作用。

再次，从现代医学角度来看，美妙的音乐可以对人体产生良性刺激，使人体产生和谐的共振，通过中枢神经系统，从而对呼吸系统、循环系统、消化系统、泌尿系统、内分泌系统起到调节作用，不仅能促进血液循

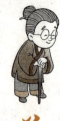

环，增强心脑肝肾功能，还能增加胃肠蠕动和消化腺体分泌，有利于人体的新陈代谢。

心理学专家据此发明了一种非药物治疗方法，即音乐疗法。对此疗法感兴趣者，不妨试一试专家提供的几贴音乐处方。

舒心乐曲

让人听了舒适惬意的音乐曲目有《江南好》《春风得意》《啊，莫愁》《蓝色的多瑙河》《意大利协奏曲》等。

催眠乐曲

比较经典的催眠乐曲有《二泉映月》《平湖秋月》《良宵》《烛影摇红》《军港之夜》《出水莲》《春思》《绿岛小夜曲》《仲夏夜之梦》《催眠曲》（莫扎特）等。

镇静乐曲

能让人镇静、平复情绪的乐曲有《塞上曲》《春江花月夜》《平沙落雁》《仙女牧羊》《小桃红》《姑苏行》等。

解除忧郁的乐曲

能让人兴奋、乐而忘忧的乐曲包括《喜洋洋》《春天来了》《悲痛圆舞曲》《b小调第十四交响曲》等。

消除疲劳的乐曲

在疲劳时，可以听《假日沙滩》《锦上花》《金水河》《矫健的步伐》《水上音乐》《大海》等音乐。

老年人闲来无事，可以自己一边做家务一边哼唱歌曲，还可以组成一些合唱团、戏曲艺术团等，有事没事吼一嗓子，对身心都有益，尤其可以起到抚慰心灵的作用。唱歌能帮助人们释放悲伤，让人们心情舒畅，还能增强人体的免疫系统，从而减少老年人吃药和看病的次数。此外，唱歌时使用的横膈膜呼吸法，还能起到缓解压力的作用。

外出旅游，助兴又调心

旅游自古以来都比较盛行，它不仅是一种养生调心的重要保健措施，还是一项增强身心健康的有益活动。随着人们生活水平的不断提高以及现代化步伐不断加快，旅游更成为一种普遍的健身娱乐休闲活动。荀子曰："故不登高山，不知天之高也；不临深溪，不知地之厚也。"旅游不仅可以一览大好河山之壮丽景色，还可以舒展情怀，开阔心胸，锻炼身体，增长见识。烟波浩渺的大海，一览众山小的五岳，三峡的神奇风光，九寨沟的世外仙境，都会给人以"望远方知风浪小，凌空乃觉海波平"之感。

许多老年人都喜欢旅游，他们走进大自然，陶醉在大自然的美景之中。所到之处，树木葱郁，绿水环抱，崇山峻岭，景色迷人，让人心旷神怡，乐而不知老之将至。对老年人来说，游山玩水，可以放松心情，有益身心健康。但是，老人在旅游时一定要结伴而行，不可做"独行侠"。上了年纪的人更应该注意旅游中的突发事件。因此，老年人在外出旅游前就应该做好充分的准备工作。

做健康检查

健康或相对健康的身体是旅游的先决条件，身体不健康，旅游也就无从谈起。老年人外出旅行时必须要有健康的身体作保证，否则，不但无法顺利完成预期的旅行计划，还可能会给家人或朋友带来不可预知的麻烦。有的老年人对自己的健康状况不太了解，或者稍微了解一点儿，但不太在意，这些都会为出行埋下隐患。因此，老年人在外出旅游前都应做一次健康检查，以便了解和把握自己身体的状况和实际承受能力，来确定自己是否适合出游。

🍃 出行计划

出门旅游前还要制定合理的出行计划。首先要确定好出游时间。旅游分淡季和旺季，一般淡季出游者少，交通比较便利，旅游费用也较少；旺季旅游者众多，比较拥挤，花费也较多。其次要确定具体的旅游天数，哪天出发，哪天返回，并据此准备所需的钱物。最后，还应对旅游地及沿途的风景及人文风俗有所了解，以便自由更改旅游计划，更好、更轻松地旅游。

🍃 选择交通工具

交通工具的选择应根据出行路线及自己身体的承受力和经济状况来确定。通常来说，选择旅行路线的判断方法是路程最短，能够实现多个预期旅游目的，路程便捷、节省时间、节省费用。路途较远，而有经济实力的旅客可以选择乘坐飞机，不但省时而且舒适，可以减少旅途中的疲劳和不适。乘坐火车仍是目前国内重要的出行方式，经济实惠，休息、睡眠、活动都比较方便。在沿海或内河沿岸间旅游可乘坐轮船。

🍃 随身物品的准备

携带随身物品，应以简单实用为主，并考虑到旅途中必然发生或可能发生的一些意外情况，主要包括洗漱用品、衣服鞋袜、地图和证件、途中食品、急用药品、照相机或摄像机等。夏天旅游可适当准备太阳帽、墨镜以及雨具等。可事先列出一张清单，然后照着清单准备物品。旅行中的食物也要引起高度注意，它直接关系到旅游能否顺利进行。老年人常因疲劳或不习惯而没有食欲，不想进食，这会使体质下降，影响健康，对旅游十分不利，对此应尽力避免。老年人可事先准备一些自己爱吃的食品和开胃食品，以增加食欲。所带食品应以清淡可口为主，不可太过油腻，同时还要注意检查包装和保质期。

🍃 随身携带"健康卡片"

为防备在旅途中出现生病或慢性病复发的情况，老年人在外出旅行时，最好能携带一张"健康卡片"，详细地写明自己所患的疾病、服用的药物、过敏情况和紧急处理方法，这可以确保当地医生在接诊时，能够直接获取第一手资料，据此准确判断病情，节省救治时间。

老年人出去旅游，不仅要在前期做好准备工作，还应了解一些旅游中的注意事项。

🍃 量力而行

老年人在外出旅游游山玩水、观景赏物时，应量力而行，不可逞强好胜，否则累得精疲力竭、腿脚发软，易滑倒。可以带一根手杖助自己一臂之力。行走要缓慢，边走边休息。

🍃 遵守日常生活规律

在旅游时，老年人也不要打破原来的生活规律，注意休息，保证充足的睡眠。这样才能消除疲劳，恢复体力。同时应注意饮食卫生，品尝各地的风味小吃时要适可而止，不可贪嘴，更不宜饮酒，可多吃一些蔬菜水果。

🍃 避免过度疲劳

老年人长途旅行最好坐卧铺或飞机，也可分成几个短途路线，在旅行日程的安排上要做到宜松不宜紧，活动量不宜过大。游览时，要缓步慢行，循序渐进，攀山登高时要量力而行。旅途中若出现头昏、头痛或心跳异常时，应就地休息或立即就医。

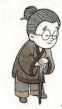

养老有方的生活智慧

保证充足睡眠

每天老年人要保证6~8个小时的睡眠时间,按时就寝和起床;选择舒适安静的住处,最好2~4人同住一间房,以便互相照顾。不要住在潮湿、阴暗、拥挤的房间,以免影响睡眠,诱发疾病。

在旅游中应做好脚部的保健

在旅游时,要穿柔软舒适的鞋,每晚睡前记得用热水泡脚,睡觉时将脚和小腿稍稍垫高,可以预防下肢水肿,还可以自我按摩双腿肌肉和脚心,这些可以使自己无论是行走还是爬山都会感到格外轻快。

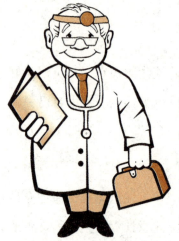

预防疾病和意外伤害

因旅途中容易出现感冒和晕车晕船等情况,所以老年人在乘车乘船时要适时增减衣物。为防止晕车晕船,在旅途中可适当闭目养神,必要时在开车开船前半小时服用晕车药,或将伤湿止痛膏贴在肚脐部,也可按摩内关和足三里穴,在车行进过程中最好不要打瞌睡,要扶好把手,以免紧急刹车时发生意外碰撞。

很多旅游者在旅游途中都会出现水土不服的症状,表现为全身不适、精神不振、疲乏无力、食欲减退、恶心呕吐、腹胀、腹泻。引起水土不服的原因有很多,但大多数人都是因土质、水质而引起腹胀、腹泻,因此,在旅途中,饮水时一定要喝白开水,不吃冷饮,不吃生冷蔬菜,可服用酵母片以及中成药的保和丸、藿香正气胶囊等。如果是因气候原因而导致不适,则应加强耐寒、耐热训练。

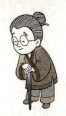

跟老寿星学养生

85岁著名诗人陆游——爱好广泛，乐而忘忧

陆游（1125－1210年），字务观，号放翁，越州山阴（今浙江绍兴）人，南宋著名爱国诗人、词人。陆游一生写过一万多首诗，堪称高产作家，他活到85岁高龄，堪称历代文豪诗人中的寿星。陆游的一生历经坎坷，饱经风霜。在仕途上，因力主抗金，屡遭排挤和罢免，杀敌报国的雄心壮志一直未能实现；在婚姻上，他和表妹唐婉被迫离异，给他造成了巨大的精神创伤；晚年他闲居山阴，生活上也很拮据，常常节衣缩食度日。即便在如此艰难的逆境中，他却活到了85岁高龄，而且到了晚年还耳不聋、眼不花，白发中有青丝，甚至还能去山上拾柴。这不得不说是一个奇迹。

陆游是一个养生家，他的长寿得益于他一张一弛的养生之道。他在晚年曾作诗云："养生如艺树，培植要得宜。"并写了许多有关养生的诗。这些诗对现代人的修身养性仍然颇有裨益。下面我们通过陆游的诗来分析一下他长寿的秘诀。

喜爱美食，尤爱喝粥

陆游是个美食家，对于喝粥情有独钟，他把喝粥比作神仙。他在一首诗中写道："世人个个学长年，不悟长年在目前。我得宛丘平易法，只将

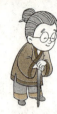

食粥致神仙。"

养老有方的生活智慧

🍂 喜欢养花

养花种草是一种热爱生活的表现，摆弄花草既能修身养性，又能令人赏心悦目。陆游就是一个喜欢养花种草的人，他还为此写道："芳兰移取遍中林，余地何妨种玉簪，更乞两丛香百合，老翁七十尚童心。"

🍂 喜欢扫地

扫地不只是一种家务劳动，还是一种体育锻炼。陆游非常喜欢扫地，并总结出了扫地养生的经验："一帚常在傍，有暇即扫地。既省课童奴，亦以平血气。按摩与导引，虽善亦多事；不如扫地法，延年直差易。"

🍂 喜欢洗脚

陆游将洗脚后上床睡觉作为人生一大乐事，这恰恰与现代研究发现的洗脚养生的理论吻合，这也成为陆游长寿的一大秘诀。陆游还特意为此写了一首诗："老人不复事农桑，点数鸡豚亦未忘。洗脚上床真一快，稚孙渐长解烧汤。"

🍂 喜欢闲嬉

在写作之余，陆游每天都会抽出时间和孩子们嬉戏玩耍，以此活动筋骨，放松精神。他为此写道："整书拂几当闲嬉，时与儿孙竹马骑。故而小劳君会否，户枢流水即吾师。"已是古稀之年的老人，陆游仍童心未泯，还常和儿孙在一起做骑竹马的游戏。他还常到郊外闲游，他在一首诗中写道："不识如何晚作愁，东阡南陌且闲游。儿童共道先生醉，折得黄花插满头。"一个栩栩如生的老顽童的形象，跃然纸上，拥有这样的心态，陆游活到80多岁就不足为奇了。

第七章

防病养生：未"病"绸缪，颐养天年

健康是当今最热门的话题，而免疫力成了最时髦的流行词语。那么，怎么才能增强免疫力，促进健康呢？老年人通过日常饮食起居、情志调理、运动疗法及中草药治疗等多种措施，就可以调养体质，调理身体阴阳气血平衡，达到增强人体免疫力的目的，从而让人体少生病、不生病，即使得病也能很快痊愈，痊愈后少复发。这就是中医学的核心理念之一——治未病。对于老年人常见病的防治，"保健重于预防，预防重于治疗"，只要平时做好自我保健、自我防治，就能够达到强身、健体、愈病的目的。

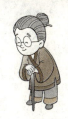

日常保健，强身健体

第七章 防病养生：未「病」绸缪，颐养天年

雾霾来了，打好呼吸保卫战

"PM2.5"是一个人们看到、听到的频率较高的词汇，这是空气质量的一个指标。它所对应的天气也就是我们所熟悉的雾霾。自古有"风而雨土为霾"，可见霾是一种有风沙的天气，遇到潮湿的天气，水汽凝结加剧，霾就转化成为雾，也就形成了雾霾。雾霾，也被称为灰霾或烟霞，给人们的生活带来诸多不便。由于空气污浊，使得人们视野模糊，能见度降低，不利于人们出行。

除了能见度降低给生活带来的不便，雾霾对我们的健康也造成极大的危害。它对人体最直接的影响就是呼吸系统。因为在雾霾天气空气中悬浮着大量的灰尘、硫酸、硝酸等极细微的干尘粒子等污染物，这些有害物质会刺激并破坏呼吸道黏膜，使鼻腔变得干燥，导致呼吸道黏膜的防御能力下降而使细菌趁虚而入，进入呼吸道，造成呼吸道感染。如果不加防范和注意，经常出没于雾霾天气，很容易使人患上支气管哮喘、肺癌、结膜炎、生殖能力障碍等疾病。

如今，持续的雾霾天气笼罩着全国多个省份，让人们无缘看到蓝天白云，也给人们带来了巨大的心理压力。为了能够尽可能健康地出行和生活，老年人要从物理、化学等多个方面保护自己，使自己的身体不被雾霾所伤害。

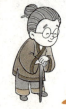

🍃 隔离

隔离是最安全的防备。遇雾霾天气，如果有事需要外出，您需要把自己全副武装起来。首先，口罩等防护装备必不可少，尤其是经常在户外活动的人，不妨多戴几层口罩，或者戴一些有活性炭夹层的口罩，这些都可以在第一时间帮助我们过滤掉空气中的有害物质。同时，还要注意身体其他部位的保护，把自己尽量包裹严实。也许您会以为这是小题大做，但是要知道，空气中的有害颗粒极其微小，它们不仅能够通过呼吸进入人体，还可以通过皮肤、汗腺等地方钻入人体，危害人体健康。只有将自己隔离起来才是有效的物理防线。在雾霾天外出还是"安全第一"。

🍃 饮食宜清淡，多饮水

不管物理防护措施做得多好，还是会有多多少少的有害物质进入人体。因此，在雾霾天里，身体代谢的毒素比平时要多。水作为万能溶剂，更需要多喝。同时，还要多吃新鲜蔬菜和水果，这样不仅能够为身体补充各种维生素和无机盐，还可以起到润肺除燥、祛痰止咳、健脾补肾的作用。

🍃 多补充几种维生素

在雾霾天气，阳光较少，人体无法接受较多的紫外线照射，容易影响维生素D的合成，进而导致人体缺乏活力、骨质疏松等。因此，在平时的饮食中，应多吃一些富含维生素D的食物，如豆腐、牛奶、动物肝脏、坚果等。这些食物含有较多的维生素D，可以起到增强体质、保护血管的作用。除此之外，身体抵抗力较差的老人和儿童，还应该多吃一些维生素含量丰富的水果（如苹果、橙子等）、粗纤维的蔬菜（如芹菜等），以此补充维生素C和维生素E，这些食物可以帮助老人和孩子排出体内的粉尘微粒，从而维持健康的身体状态。

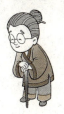

🍂 喝碗养肺汤

在雾霾天,受到伤害最严重的当属五脏之一的肺,因此平时要多注意肺部的保养。在饮食方面,除了清淡之外,还应多吃一些滋阴润肺的食物,比如银耳、百合、山药、梨、莲子、萝卜,这些食物可以帮助肺部排出毒素,使肺部得到很好的保养和休息。南方人喜欢煲汤,北方人喜欢饮茶。在雾霾天,用罗汉果泡茶煲汤,每天来一碗,可以起到清咽利肺、止咳化痰的功效。

早睡早起,大有学问

老年人的睡眠对健康长寿尤其重要。这就要求老年人不但要提高睡眠质量,还要做好睡前睡后一系列的准备工作。

🍂 睡觉前的准备工作

(1)散步。每天晚上睡觉前散步10~20分钟,可以促进血液循环,便于入睡后皮肤得到滋养。散步后不要读书、看报、看电视等,要直接上床睡觉。

(2)开窗通风。老年人居住的房间要经常通风,保持空气流通。最理想的做法是白天开窗,晚上睡觉前关闭窗户。这样既能达到通风的目的,又有助于睡眠。

(3)喝牛奶,喝蜂蜜。一般人喜欢早上喝牛奶,却没有晚上临睡前喝牛奶的习惯。殊不知,牛奶中含有的L-色氨酸具有促进睡眠的功能,睡前1小时喝杯牛奶有助于促进睡眠。对于经常失眠的老年人来说,在牛奶中加点蜂蜜效果更好。因为蜂蜜能够帮助治疗失眠,还有助于保持夜里人体

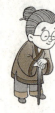

血糖平和,具有双重功效。

(4) 梳头。头部有许多穴位,睡觉前梳梳头,尤其是用双手手指梳头发一直梳到头皮发热,非常有利于疏通头部血流,从而起到促进发根营养、消除大脑疲劳、提高大脑的思维和记忆能力的作用,可以帮助老年人早早进入梦乡。

(5) 刷牙、洗脸、擦身。一般人通常都会在早上起床后刷牙,却常常忽视睡前刷牙。其实睡觉前刷牙更重要,不但能清洁口腔,保护牙齿,还有利于睡眠。同样的道理,睡前洗脸也有其独到的好处,特别是在看电视后,洗脸有助于保护皮肤、消除疲劳。擦身主要是对腋下、阴股部、肛门周围等处进行清洁,同样对睡眠有利。

洗脚、搓脚

在我国,距今1300多年前的医药学家孙思邈就提出了"寒从脚上起"的见解,国外更有人将脚称为"人体的第二心脏"。现代医学研究表明,脚上的60多个穴位与人体的五脏六腑有着非常密切的关系。因此,每天睡觉前用40~50℃的温水洗脚、按摩脚心和脚趾,有利于促进气血运行,可以起到舒活筋络、祛病健身的功效。一定要记住,洗脚的时候要搓脚,搓脚比洗脚更重要。只洗不搓,效果会大打折扣。

起床后的准备工作

(1) 调整呼吸。早上醒来后不要立即起床,要首先静卧5分钟,然后分别向左侧、右侧、向上仰卧,各伸一次懒腰,便于活络关节。接着,躺在床上打3~5个哈欠,吐故纳新。这会儿才可起床,起床后去僻静处伸伸臂、踮踮足,连续进行10次深呼吸。这一过程共需4分钟,目的是增强肺活量。

(2) 四方眺。上面的深呼吸运动做完,继续立定,两眼平视,低头,半闭目，分别向东、南、西、北极目远眺各1分钟。这样做是为了保护和增强视力。

（3）净大便。要尽量养成每天早上起床后大便的生活习惯，在大便时尽量想一些让自己愉快的事，可以加速肠蠕动，利于排便。早上排便的目的是清除身体内的三废——废渣、废液、废气，好开始一天的新生活。

"老来俏"，穿衣需避"三禁忌"

常言道："爱美之心人皆有之。"人们总是想要根据自己的身材采用合适的方法来美化自己，老年人也不例外。然而，现实生活中，有的人总是对老年人的修饰打扮嗤之以鼻，甚至冷嘲热讽，把老年人的自我修饰讥笑为"老来俏"。年轻人注重穿衣打扮，老年人人老心态不老，在仪态、服饰上讲究一点，显得俏丽一点，有何不可？

其实，老年人注重穿衣打扮的心态不仅是健康向上的，而且也是欢快幸福的晚年生活的写照。

此外，它还是一种"精神调节剂"，不仅可以活跃自身的脑细胞，保持心理平衡，消除中枢神经系统的疲劳，还可以起到延缓精神老化、减少疾病和延年益寿的作用。

有外国学者对1428名60~80岁衣着讲究的老年人进行了一项调查，调查结果显示，在这些人中有90%以上的人看起来比他们的实际年龄年轻得多，有的看上去甚至比实际年龄小20岁以上。有心理学家认为，老年人恰当的修饰，能够带来青春的活力，经过精心打扮后，老人显得潇洒、大方、有风度，随之产生"我还年轻"的心态，这种心理对健康十分有益。

为此，老年人不但不能拒绝美，还要以美为荣。在平时，老年人可以根据自己的经济状况，适当地修饰打扮，穿衣戴帽都要有所讲究。在追求美的同时，老年人要时时把健康放在第一位。一般来说，老年人在穿衣时应注意以下3个禁忌。

忌领口紧

如果穿领口紧的衣服或者佩戴过紧的领带，就会影响心脏向头颈部输送血液，压迫颈部的颈动脉窦的压力感受器，通过神经反射，引起血压下降和心跳减慢，致使脑部供血不足，出现头痛、头晕、恶心、眼冒金星等症状，尤其是那些患有高血压、动脉硬化、冠心病、糖尿病的病人，很容易昏倒甚至休克，因此，老年人在挑选衣服时，忌选领口较窄的衣服。

忌裤腰紧

如果裤腰紧，就会束缚着腰部的骨骼和肌肉，影响这些部位的血液流通和营养供应，而且还会使原本患有腰痛病的人病情加重。另外，腰口过紧的话，腹腔中的肠道被束得紧紧的，就不能通过蠕动来帮助消化食物。因此，腰部和肠胃有疾的老人更不能长期穿腰口过紧的裤子。

忌袜口紧

若所穿袜子的袜口过紧，就会使血液不能顺利达到足部，也不能使足部血液流回心脏，长此以往，便会引起脚胀、脚肿、脚凉、腿脚麻木无力。俗话说的"养树护根，养人护脚"，就是这个道理。

认识穴位，做自己的按摩大师

人们常说："有什么别有病，没什么别没钱。"这话非常有道理。没有钱，寸步难行，在日常生活中，"一分钱难倒英雄汉"的事情屡见不鲜。"有什么别有病"这句话只有自己生病了才能体会得更深刻，尤其是疾病

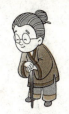

缠身的老年人更会深有同感。

虽然"生病就医"是很顺其自然的事情，可对于大多数人来说，只需平时多锻炼身体，积极预防疾病，就能够减少很多疾病的发生。我们要相信自己就是最好的医生，老年朋友不仅要相信这一点，还要切切实实做到。

穴位按摩是防治疾病的一种手段，不仅没有吃药的不良反应和手术的痛苦，而且有利于保健身体，延缓衰老。掌握一点穴位按摩知识，您就可以轻装上阵，不必再为身体而烦扰。

中医和西医各有所长，互为补充。有的人特别看重西医，而忽视了博大精深的中医。其实中医有许多医治方法标本兼治，对身体也无副作用。按摩就是一种防治疾病效果较好的中医治疗方法。现在介绍几种按摩方法，中老年朋友可以在日常生活中实践应用。

摩头顶

方法：将手指并拢，用两手掌紧抚头皮，从发际向后微微用力抚送，一直抚摩至脖颈处，在此过程中，呼吸要自然，做 8~12 次。抚摩头顶有助于降低血压，祛虚热，对头脑昏晕、闷胀有一定的效果。

搓鬓角

方法：先用左手从右眉梢向鬓角斜着来回摩擦，然后换右手重复前面的动作，呼吸要自然，左右各搓 12 次（往返为 1 次）。此项动作可以起到活血润肤的作用。

搓双目

方法：两手掌相对摩擦，主要是掌下方摩擦，发热后按在双眼上轻轻搓揉，从大眼角向小眼角推送，此时应呼吸自然，静心会神，默记次数，做 20~40 次。搓双目能够起到提高视力的作用，可以防止眼睛昏花，消除困乏。

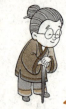

🍂 搓面

方法：两手手掌（手指向上、指尖与发际同高）紧贴面额，五指靠拢上下搓动，呼吸要自然，反复搓面 12 次（上下为 1 次）。此动作同样具有活血润肤的作用。

🍂 搓鼻

方法：双手合十，用大拇指下部从泪囊向鼻梁两侧向下搓，呼吸要自然，也要搓 12 次。此动作可以预防感冒，疏通泪囊。

🍂 运揉耳膜

方法：用两手中指紧紧按在耳门上，同时用食指尖点住耳后翳风穴（在耳后骨缝中间），闭目静心，揉搓耳门 60 ~ 100 次。有助于预防耳聋。

🍂 搓腿

方法：左腿向前迈出半步，撩起裤管，直到露出膝盖即可，两手指尖向下紧贴膝盖，用力向下推送，直推至脚踝骨；然后转手向后抱后踝骨，再向上搓回至腿窝处，上下为 1 次；换右腿搓，搓法相同，做 8 ~ 16 次。搓腿动作可以加大下部气血流量，从而防止腿肚抽筋、静脉曲张，解除困乏。

另外，为大家介绍一些按摩穴位治疗日常小疾病的小窍门。

🍂 止呃逆：指压少商穴

取穴及方法：少商穴在大拇指外侧，距离指甲 0.1 寸。用大拇指指甲紧压少商穴，至有酸痛感为度。持续 0.5 ~ 1 分钟，可止呃逆。

🍂 止呕吐：指压内关穴

取穴及方法：内关穴在掌后 2 寸处，尺挠骨之间。指压内关穴，至有酸痛感为度，持续约 1 分钟即可止呕吐。

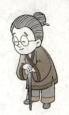

🍃 止胃痛：按揉足三里穴

取穴及方法：足三里穴在膝盖下3寸，胫骨外侧一横指处。按揉足三里穴处，待有酸麻胀感后再持续3~5分钟，胃痛就可明显减轻或消失。

🍃 缓解心绞痛：掐中指甲根

取穴及方法：当心绞痛发作，一时之间又找不到硝酸甘油片时，旁人可以帮忙用拇指掐患者中指指甲根部，让其产生明显痛感，症状就可以得到缓解。还可以掐患者中指指甲根部时一压一放，持续3~5分钟，也有助于症状的缓解。

🍃 治昏厥：捏压虎口

取穴及方法：当发现有人昏厥时，可以用拇指和食指捏压患者的虎口（即合谷穴），一般需要捏压十几下，能帮助患者苏醒。

举手投足，治病健身

其实老年人的日常保健很简单，日常生活中一举手一投足，都能起到强身健体、防病治病的作用。

🍃 握握拳可提神

气功养生强调"握固"二字，它的意思是不让精气随意散失，对此可以采用多种方法。例如在日常空闲时经常握拳就是一种"保持精力"的方法，这种方法是对"握固"的具体应用。

有关专家认为，疲劳时双手或单手紧握成拳，同时全身稍稍用力，直到手心出汗，这时人的疲劳感就会减轻许多，甚至消退，而且头脑也会很清醒，从而能更加专心地去工作和学习了。

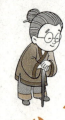

挥挥臂去"将军肚"

"将军肚",又称"啤酒肚",使人看起来腹胖腰粗,令人十分苦恼。这种体形还很容易导致脂肪肝等疾病,给人的健康带来危害。而经常性地转身挥臂就可以使"将军肚"变小甚至消失,有此苦恼的老年人都可以试一试。

具体做法为:①保持直立姿势,两腿自然分开,约与肩同宽,放松身体,调整好呼吸;②两臂向前平举,从左向右以顺时针方向画圆,然后以相反方向逆时针画圆,左右交替各做30次,每天做2~3遍;③手臂随呼吸而动。在吸气时,手臂向上转。在呼气时,手臂向下转。在旋转手臂画圆的过程中手臂应自然放松,两手高度不超过头顶,同时动作不宜过快,速度要适中,以感到腰、腹部有力为佳。

多咀嚼健美又防病

据科学家研究发现,经常做咀嚼运动具有减肥的作用,曾在美国风靡一时的"夫勒拆式咀嚼法"就是最好的证明。"夫勒拆式咀嚼法"说的是有一个叫夫勒的富翁,曾经体重高达90多公斤,听说吃饭时细嚼慢咽能够帮助人们减肥防病,于是规定自己每顿饭要吃30分钟,咀嚼2000多次,这样坚持了4个月以后,他的体重竟然减了20公斤,人也轻松多了。肥胖的老年人可以尝试这种比较健康的减肥法。

咀嚼不但能健美,还能防病。我们在咀嚼时,可以使大脑皮层的细胞得到活化,所以经常做咀嚼运动可以预防大脑老化和老年阿尔茨海默症。咀嚼运动还能促进人体胰岛素分泌,调节体内糖的代谢,有助于预防和治疗糖尿病。另外,我们在咀嚼食物的时候会分泌较多的唾液,这些唾液不仅含有助消化的大量的淀粉酶,还含有足量的溶菌酶,这种酶具有很强的抑菌、消毒作用,除了能杀灭口腔和食物中的细菌,还能中和或消除食物中的致癌物质，因此经常咀嚼还能有效防癌。

🍃 单足立地防痔疮

人们常说："十人九痔"。患上痔疮，人们常常苦不堪言。人走路时主要靠臀部肌肉的力量，臀肌和下腹部肌肉的一张一弛，能促进肛门周围的血液循环，从而能够对预防痔疮产生意想不到的效果。

正因为此，有人提倡用单足站立的方法来防治痔疮。例如，平时候车或打电话时，就可以用一条腿站立，支撑身体，站累了再换另一条腿站立，这样做虽然有些不雅，但能达到防治痔疮的目的。

🍃 摇头晃脑治麻木

有些老年人时常会感到手臂麻木、无力，这大多由颈椎部的骨节增生引起。其实只要经常进行颈部活动，摇头晃脑，手臂麻木的症状就能得到缓解或者治愈。具体做法是：取坐位或站位，颈部先向左转几圈，再向右转几圈，然后做几下低头抬头的动作，并左右晃动几下。开始做时动作要轻柔一点，速度要慢一点，摇晃次数也要少一点。

🍃 拍手动足祛病强身

老年人常常会因气血失调而诱发疾病，如果经常锻炼身体，做适合自己的运动，帮助调和气血，就可以减少疾病的发生。即使患上疾病，通过锻炼也能促进身体早日康复。在此推荐一种适合老年人锻炼的拍手功。拍手的方法根据手掌面着力的大小可分为两种：全掌着力拍击和局部着力拍击。

全掌着力拍击的方法是：将十指张开，手心手指相对，用较大的力量拍手，用力越大，刺激就越全面，防病治病的效果越佳。可选在人少的空旷处，如山林、田野、公园等处进行锻炼。

全掌着力拍击的方法是：可以以前后半手掌或左右侧半手掌面着力，

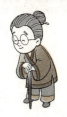

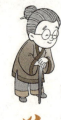

两手相互交换拍击,也可将手指稍弯曲呈弓状,两手拍击时只是手指和手掌边缘部分着力,还可以用一只手掌拍另一只手的背部。

拍手时的姿势可站可坐。站着拍手适用于边走边拍,如在散步、爬山或原地踏步时做拍手练习;坐着拍手适用于边看电视边拍手。坐着拍手时也可手脚齐动,即一边拍手一边做踏足动作,也可以拍手和踏足交替进行。

拍手锻炼的最佳时间为早餐前和晚餐后的半小时,每天拍2次,每次15~30分钟。

柳树体操益健康

柳树体操具有强肝补肾的功效,可以帮助减轻精神紧张,消除头痛、肩周炎等病症。柳树体操的锻炼方法是:跪坐在床上,紧闭双眼,盘腿而坐。全身放松,自然呼吸,把自己想象成一棵柳树,上半身轻轻地左右晃动,如同柳枝迎风摇曳一样。每天练习3次,每次2~3分钟。

抓背保健法

人的背部,特别是脊柱,有许多穴位,是中医所称"督脉"经的循行区。在抓背时,手掌上下左右运动,可以触及背部各个穴位,并能加速脊柱和脊神经的血液循环,有利于各部位细胞的新陈代谢,同时可以激发大脑中枢支配机体和内脏的传导作用。在抓背时,可以伸伸脚、跷跷腿、甩甩手臂,耸耸肩膀,扭扭头颈,以此提高脊柱和四肢关节的弹性和灵活性。

捶背增强免疫力

捶背可以刺激背部的组织和穴位,促进局部乃至全身的血液循环,增强内分泌和神经系统的功能,从而提高机体免疫力。老年人捶背每次时间应限制在30分钟以内,每天1~2次,每分钟60~100下。需要说明的是,并不是所有人都适合此项锻炼，那些患有严重心脏病、尚未明确诊断的脊椎病变以及晚期肿瘤病人就不能捶背，以免加重病情或者发生意外。

背部撞墙也可健身

用背撞墙，相当于给背部各个穴位进行按摩，可以起到保健养生的作用。此外，撞击背部还可以反射性地调节内脏活动，从而改善皮肤营养，促进血液循环，轻松达到行气通窍、疏松肌肉、安心宁神、增进健康的效果。

具体做法为：距离墙壁20米处站立，全身自然放松，两手伸开，用背部向后撞击墙壁，身体被墙壁弹回后，继续撞击，这样不断循环反复。每次用背部撞击墙壁时，都应先从肩胛部开始，然后是背腰部，最后是腰臀部，撞击时动作有力但不可用力过猛，用力要协调均匀，次数以不感觉疲劳为宜。

活动脊柱防衰老

经常活动脊柱可预防衰老，锻炼的方法包括前后弯腰、左右侧弯和左右旋转3个方面。①前后弯腰的动作要领是背对墙壁，双脚后跟距离墙壁30厘米，向前弯腰手指着地，向后弯腰到头顶贴着墙。②左右侧弯的动作要领是一手叉腰，一手上举，上举手臂贴着耳朵向一侧弯腰，手指与对侧肘关节呈垂直线，恢复直立后，以相反方向重复上述动作。左右交替反复练习。③左右旋转的动作要领是双腿交叉站立，两脚后跟相距30厘米，双臂外展平行，将腰左右旋转90°。以上3种锻炼方法，每天早、晚各做1次，每次各节动作反复做5次。

栉发能长寿

栉发是中医对头部做自我按摩的一种手法，即以手指代替梳子做梳发按摩的动作。经常栉发，不但可以防治白发、脱发，止痒去屑，而且还能

第七章 防病养生：未"病"绸缪，颐养天年

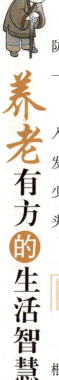

防治头痛、失眠和眼疲劳，对脑中风所致的偏瘫在恢复期的治疗也能起到一定的效果。

栉发的具体方法为：双手十指微曲，自然分开，像用梳子梳头一样插入头发，细细梳理。头顶或后枕部的头发从发根向上向外梳，前额处的头发从前额向后脑勺梳。梳时手指要摩擦头皮，次数越多越好，"多过一千，少不了数百"。栉发时用力要均衡，避免用力过大引起疼痛，次数多时，头皮可有微热的感觉。

"牙齿运动"，预防脑血栓

俗话说："清晨叩齿三十六，到老牙齿不会落。"经常叩齿可以巩固牙根和牙周组织，对保护牙齿、防止龋齿十分有益。此外，中医认为，肾开窍于耳，牙齿的坚固程度与肾有关。因此，常叩齿有助于肾气充盛，可以预防腰痛和耳聋目肿等。

做一做"牙齿运动"，可以有效预防脑血栓。具体方法为：将上下两排牙齿紧紧合拢，且用力一紧一松地"咬牙切齿"，咬紧时加倍用力，放松时也保持合拢状态，每次做数十下。这个叩齿运动能够使头部、颈部的血管和肌肉、头皮及面部处于有序的一收一舒的状态，从而加速脑血管的血液循环，使已趋于硬化的脑血管逐渐恢复弹性。大脑组织血氧供应充足，不但能消除因血液障碍导致的眩晕，还有助于预防脑中风。

除了加强叩齿运动的练习，患脑血栓的老年人还应注意以下几点。

首先，需注意正确控制血压，将血压稳定在一定的水平，但也不能将血压降得过低。因为低血压可以导致脑供血不足，反而容易造成脑血管栓塞。

其次，还应积极治疗可能导致脑血栓形成的各种疾病，如糖尿病、高

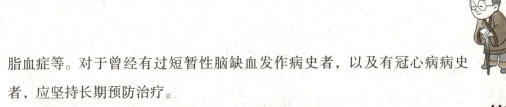

脂血症等。对于曾经有过短暂性脑缺血发作病史者，以及有冠心病病史者，应坚持长期预防治疗。

再次，预防脑血栓，需要戒烟，禁止大量饮酒。

最后，需定期检查，最好每年检查一次胆固醇和血脂。

巧用运动疗法，治疗肩周炎

在冬天，抓起一块冰，将其握紧，那是一种怎样的感觉？想必很多人都不愿体验那种感觉，但肩周炎患者却必须忍受那种冰冷刺骨的感觉。因为那种冰冻的痛就是肩周炎的主要症状。

王大妈从事办公室工作30年了，在工作期间，她每天都要埋头于成堆的文件中，久而久之，肩周炎就找上了她。如今王大妈已经退休了，但是依旧经常受到肩周炎病痛的折磨。为了摆脱这份折磨，王大妈四处求医。有医生建议她服用止痛药，却没想到会引发胃溃疡。有专家表示，肩周炎多数都是由于过度劳累、感受风寒等物理因素引起的，因此它的治疗方法也应以运动、按摩推拿之类的"物理"疗法为佳。

下面为大家介绍一些锻炼关节的动作，如果能够长期坚持锻炼，则可以有效地防治肩周炎。

摇肩操

自然站立，手肘自然弯曲，自前后、左右分别进行摇肩动作。做此动作的时候，尽量加大力度和运动范围，但速度不能太快，也不要用力过猛，只需量力而行。做好摇肩运动，对肩关节来说，相当于进行了一次"热身"运动，对关节也非常有利。

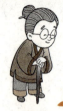

抬手操

自然站立，将双手慢慢伸向背后，两手相握，接着有节奏地尽力向上抬起，再放下，将两只胳膊伸直，双手尽力向上、向后举；两只胳膊自然下垂，双臂伸直，手心向前，慢慢向上用力抬起双手至头顶，接着让两手心相对，然后打开，这时不要让双手落下，可以在头顶交叉抱头，停留10分钟，反复进行。在做抬手操的时候，动作的幅度可以根据自己的症状而定，切记不要心急，要循序渐进地进行。做以上的抬手动作，使肩关节基本完成了拓展的活动范围，这使得肩关节周围的肌肉、肌腱也得到了很好的锻炼。

摸棘操

直立，两只胳膊自然向后伸，屈肘、屈腕，用中指从下到上触摸脊柱棘突，直到最大限度后停留，两分钟后再缓缓向下回到原处，反复进行，逐渐增加高度。摸棘操是对摇肩操和抬手操的"冷身"运动。

老年人在做以上关节操时，一定要根据自己的具体情况进行锻炼，一般每天做3~5次，每个动作做30次左右。

预防疾病，从中年开始

老年是从中年而来的，所以从中年开始就要提高警惕，及时发现身体的异常情况，这是患某些疾病的危险信号，中年人要抓住治疗疾病的最佳时机，把疾病消灭在萌芽状态。

由于每个人的经历不同，对自己身体的感悟也不同，在这里为中老年朋友列出9种需要警惕的疾病信号以及10种可以放心的异常信号，以供参考。

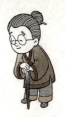

需要警惕的疾病信号

一般来说，以下9种疾病信号需要老年人提高警惕，这些疾病信号主要表现如下。

（1）糖尿病、前列腺肥大或前列腺癌预警信号。主要表现为小便增多、频繁，尤其是夜尿多、尿液滴沥不净；晚上口渴。

（2）高血压、脑动脉硬化症等预警信号。主要表现为经常胸闷、胸痛，上楼梯或斜坡时感到气喘、心慌。或者常常为一点小事而发火、焦躁不安，时常头晕。

（3）支气管扩张、肺结核、肺癌等预警信号。咳嗽痰多，有时痰中带有血丝。

（4）胃、肝胆疾病或胃癌、结肠癌预警信号。食欲不振，稍微吃一点油腻或不易消化的食物上腹部就会感觉闷胀不适，大便没有规律。

（5）肝脏病、动脉硬化等预警信号。平时喜欢饮酒，最近酒量明显变小，稍微喝上几口便感觉发困、不舒服，第二天还是感觉晕乎乎的。

（6）慢性胃病，尤其是胃溃疡或胃癌预警信号。胃部感觉不适，常感觉隐痛、反酸、嗳气等。

（7）脑动脉硬化、脑梗死（脑软化）等预警信号。常常忘记最近发生的事，有时还会反复做同一件事。

（8）风湿性关节病预警信号。早晨起床后感觉关节发硬，并伴有刺痛；活动或按压关节时有疼痛感。

（9）肾脏病预警信号。脸部、眼睑、下肢经常水肿，而且血压高，并经常伴有头痛、腰酸背痛。

基本可以放心的异常信号

一般来说，以下几种异常情况属于正常现象，老年人不必过于担忧。

（1）疲劳感。老年人由于体力较弱，常常会感觉疲倦。如果仅仅只是身体上的疲倦，睡眠和情绪没有发生明显的改变，并且疲劳感持续时间不长，经过良好休息和适当娱乐就可以使症状得到缓解并消除，那么这种疲劳就是正常的，不需为此担忧。

（2）焦虑。焦虑是一个人适应某种特定环境的一种正常反应。如果找出引起焦虑的原因并将其消除或者环境发生了变化，焦虑感很快就能消除，这种焦虑就是正常的。

（3）歇斯底里。歇斯底里现象通常表现为大喊大叫、尽情发泄、砸毁物体甚至扬言自杀，一般女性和儿童比较常见，这是因为他们的中枢神经系统还未发育成熟，但有时也会在老年人身上偶尔出现。

（4）恐怖感。最典型的恐怖感是恐高症，当你站在一个很高的地方，虽然周围很安全，还是忍不住感到恐惧，脑海中时不时浮想联翩，甚至会想象自己会不会往下跳、跳下去会有什么样的结果，如果这些联想能够得到快速纠正就属于正常现象。

（5）疑心病。疑心病人人都会有，但是老年人更容易有疑心病，尤其是当老年人身体不适或感到某种情形对自己不利以及受到某种暗示时，这种疑心病会越来越严重。例如，自己身体不适，可是经多方检查结果都不相同，或者亲朋好友中有人发生了意外时，人们就容易产生这种怀疑心理。如果排除了引起怀疑的原因，疑心病仍然无法消除，那么这种疑心病就属于异常情况，需要引起高度重视。

（6）强迫行为。强迫行为指的是自己强迫自己反复思考或反复做某一件事，即使所做的事在别人看来没有一点价值。这种强迫行为通常发生在办事认真的人身上，尤其是脑力劳动者居多。只要这种行为持续时间不长，而且不影响正常的工作和生活，也算是正常的。

（7）自我牵连。每个人都有自我牵连倾向，常常假设外界事物与自己存在某种联系。例如，在别人谈到一些事情时，无意中朝你一瞥，就会陡然增加你的自我牵连意识，你就会有不好的预感，怀疑自己与那件事有关。需要指出的是，自我牵连倾向只是暂时性的，如果长期这样，很可能会变成一种病态——偏执。

（8）错觉。错觉指的是一种错误的感觉，是由于心理紧张造成的。只要消除了这种紧张心理，错觉也会随之消失。

（9）幻觉。简单来说，幻觉是你在迫切希望或期待某种情形出现时产生的错觉，这种错觉在睡觉前后比较多见。只要你将这种期待心理消除，幻觉就会随之消除。

（10）自言自语。生活中，一些老年人有时候一个人独处时会自言自语或哑然失笑，这种行为偶尔出现实属正常，只要能够自我控制就行了。

小贴士

人们常说"有钱难买老来瘦"。这是由于人们鉴于肥胖给健康带来的危害而得出的结论。但是，如果一个人在饮食、起居、劳作等因素基本不变的前提下，在短期内体重显著下降，这就要提高警惕，这可能是由疾病引起的。下面几种疾病可以导致病理性消瘦：①恶性肿瘤；②甲状腺功能亢进；③糖尿病；④肾上腺皮质功能减退，也叫阿狄森病；⑤慢性消化道疾病；⑥药源性消瘦；⑦各种心脏病；⑧慢性传染病；⑨结核、寄生虫病等慢性消耗性疾病；⑩类风湿、系统性红斑狼疮等自身免疫性疾病。

第七章　防病养生：未『病』绸缪，颐养天年

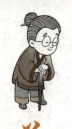

就医用药，保健治病

用对补药，健康是福

大多数老人身体虚弱，存在多种虚证。老年人可以根据自己的体质特点选用一些补药，常年服用，可以对抗衰老，延年益寿。如今，补药品种多种多样，但多数价格昂贵，老年朋友首先要考虑自身财力，然后据医嘱适当选用。一般来说，补药可分为补气药、补血药、补阴药和补阳药四大类。

常用的补气药

最常见的补气药就是人参，适合病后体虚、消渴症及心悸、失眠、健忘等病症的患者食用，尤其适合老年人。补气药有黄芪、山药、白术、五味子等，他们具有相应对症的功效。如最新的研究结果表明，黄芪所含的多糖可以促进白细胞及巨噬细胞功能，可以促进干扰素诱生，能够增强细胞的生命力、抵抗力及肾上腺皮质功能，还具有抗炎、抗感染作用。常用的补气中成药有补中益气丸、十全大补丸、人参归脾丸、参芪膏、陈半六君丸、人参养荣丸。

夏季天气炎热，老年人尤其应注意精神保养，不要暴怒，也不要情怀忧郁，要做到心胸开阔，善于排解负面情绪。对于在夏季常常感到倦怠、气短，被医生诊断为气虚两虚的老人，可在专科医生的指导下服用一些补

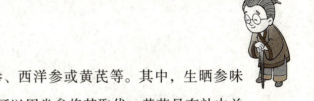

气的药物，如可以服用一些生晒参、西洋参或黄芪等。其中，生晒参味甘，具有益气养血生津的功效，也可以用党参将其取代；黄芪具有补中益气、解除虚热、固表敛汗的功效；西洋参可益气生津、清热润肺，缺时可用沙参或玉竹代替。

🍂 常用的补血药

补血药最好能在医生的指导下根据自己的病情酌情服用。常用的补血药有当归、熟地、何首乌、阿胶、白芍、枸杞子等，其中何首乌据最新研究表明其具有促进干细胞增生、增强或调节免疫功能、兴奋肾上腺皮质作用。而白芍具有免疫调节、抗衰老、抗疲劳的作用。常见的补血中成药有乌鸡白凤丸、八珍益母丸、补血丸、定坤丸、当归养血丸。在服用补血类药物时，尽量减少食用茶、咖啡、蛋类、牛乳、含膳食纤维多的食物等，因为这些食物会影响铁的吸收。

🍂 常用的补阴药

常见的补阴药有北沙参、玉竹、麦冬、天冬、冬虫夏草、黄精、灵芝、石斛、女贞子、百合、柏子仁、龟板等。其中，女贞子具有多种功效，可以促进骨骼造血红细胞的生成，促进抗体产生抗炎抗变态反应，还可以改善冠脉流量及降血脂。常见的补阴中成药有六味地黄丸、知柏地黄丸、大补阴丸、柏子仁丸等。

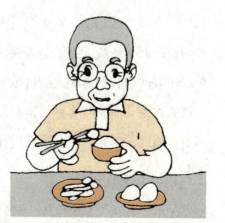

🍂 常用的补阳药

补阳药大多数是热性药，常见的有鹿茸、鹿角胶、狗鞭、海马、蛤蚧、紫河车、锁阳、淫羊藿、狗肾、杜仲、补骨脂、肉苁蓉等。其中，淫羊藿对肾上腺皮质功能及雄性功能具有兴奋作用，还能抗炎、抗过敏，能促进骨髓造血细胞的生成，增加外周白细胞和巨噬细胞的数量并增强其功能，同时还具有增强免疫、诱生干扰素等作用。常用的补阳中成药有金鹿丸、金匮肾气丸、多鞭精、鹿茸片等。

老年人在服用补药时，需注意以下几个禁忌事项。

老年人不宜随意进补

老年人如果确实需要进补，那就首先掌握因人而异、因病而异、因地而异、因时而异的辨证进服原则，分清是气虚、血虚还是阳虚、阴虚，然后再选用适当的补药进行进补。当然，老年人还可以经常服食一些适合自己的药膳，也能起到保健防病、增强体质、延缓衰老的作用。

老年人要适当了解一些药材的食用禁忌。如鹿茸、红参是温补药，阴虚火旺者不宜食用，否则会导致口干舌燥、咽痛、便秘、烦躁不安等症状；白木耳、天门冬、女贞子、生地是滋阴的药，但阳虚痰湿者最好不要服用；当归、阿胶、熟地是养血的药，对血虚患者有一定的补益作用，但是服用时间过长会影响人的食欲，引起腹泻。长寿并不是通过服用一些补药就能达到，而是与多种因素有关，包括精神、营养、遗传、生活环境等因素。因此，老年人不宜随意进补。

老年人不宜过分进补

关于进补，"多吃补药，有病治病，无病强身"的观点很流行。其实不管多好的补药若服用过量都会成为毒药。补药多是一些富含营养的药物或食物，如需进补，只能少量多次，循序渐进地进补，不应急补、大补。如果老人过量进补只会增加胃、肠负担，对健康不利。如过量服用参茸类补品，可引起腹胀、不思饮食等。

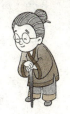

🍂 不可过分迷信补药

大多数老人认为补药价格越贵其滋补作用越大，这种想法是不可取的。最适合自己的补药才是最好的，如果滥用或误用补品补药，不但造成浪费，还可能会出现不良后果，如肠胃消化不良，阴虚内热之人补参反而会火上浇油，致使病情加重。

🍂 患某些疾病不宜进补

若老人患有感冒、急性肠胃炎等病时，都不适合服用补药。

慎选保健品，宣传并不可信

古人说"饱暖思淫欲"，对于现代人来说，就是"饱暖思保健"。现在，电视上、各大商场、医药店中的各种保健品层出不穷，还宣称有各种各样的保健功能。可以说，想到的想不到的，几乎都会出现在你眼前。

这么多的保健品让人看得眼花缭乱，关于各种保健品的功能介绍让人更加不知如何选择。由于这些保健品的受众是老年人，因此，这类人群将面临巨大的考验。

老年人要想获得健康，首先要有正确的保健观念。有不少老年人认为自己平时的饮食无法满足自己身体的需要，不能保证自己不得病，更无法延迟衰老，总觉得应该补点什么才心满意足。事实上，越是有这样的想法越容易掉进商家的陷阱。于是伪科学趁虚而入，各种各样声称能解除这些烦恼的保健品应运而生。

老年人应该慎重选择保健品，不要轻信广告上所宣称的保健功效。因为，其他产品的效果消费者一试便知，难以蒙骗下去，而保健品、药物的真正效果，却是无法通过消费者本人的经验检验出来的。服用的人本身就身体健康或者只是偶有小病,有时候在心理作用下,即使喝白开水也能达到保健效果。这就是为什么保健品、药物市场到处充斥着假货,被揭露一个还会有另一个冒出来,挂羊头卖狗肉,前赴后继,没完没了。

我国中医历史悠久,所以"祖传偏方""宫廷秘方"历来是一些骗子推销补品、药品的幌子和噱头。随着科学技术的发展,一些"高科技"的广告吸引着人们的眼球,大有取代"祖传偏方""宫廷秘方"之势。现在市场上各种打着"高科技"牌子的保健品,如雨后春笋般地往外冒,消费者一次又一次地掏腰包,却仍然解决不了自己的问题。例如,保健品广告中宣称卵磷脂可以使人头发有光泽,精神好,食欲增加,减少关节发炎,帮助恢复记忆力。事实上,我们日常饮食中蛋黄、大豆、玉米、棉子、油菜籽、葵花子及猪脑中都含有卵磷脂,一般人每天吃1~2个鸡蛋,并摄取适量的胆固醇和油脂,就可以满足身体对卵磷脂的需求。

那些能证明保健品真身的科学家、鉴定机构等由于传播渠道的限制不能为老年人普及养生知识,因此,聪明的老人还是不要把自己的健康寄托于不知功效如何的保健品上面,而应该将关注的焦点转移到日常饮食调节和运动健身上面。

就医用药,记牢"七宜七忌"

老年人时常受病痛折磨,掌握一些就医用药的技巧,可以帮助自己节省时间、节省金钱、减少痛苦,而且副作用小、疗效较好。这些技巧主要包括就医和用药两方面的技巧。

下面先为老年人介绍一些就医技巧。就医应注意以下"七宜"。

初诊宜找专家

当发现一种新的不适症状需要就医时,最好去大医院挂专家门诊。大医院一般分科较细，专家门诊的专家必定更专业，技术更高明，更见多识广，所用的医疗器械也更先进，因此，诊断的准确性就会更高。

大病宜去大医院

大病去大医院，并没有看病存在"门当户对"的意思，而在于强调大医院的医疗技术更全面一点。既然是大病，就决不能将时间浪费在小医院及转院途中而耽误最佳治疗时机。

慢性病宜去小医院

老年人的常见病是高血压、心脑供血不足、糖尿病、慢性支气管炎、前列腺增生等慢性病。这些疾病去社区医院就诊，不但方便，而且因为距离近而不会耽误治疗时机，也不用担心治疗水平低。其实对于这些慢性病，在医学界已经有了明确的诊断标准和治疗方案，因此，社区医院的诊治质量并不会比大医院差太多。

宜看固定几个医生

每次去同一个医院去看某科时，最好相对固定一个医生（当然是医术比较高明的医生）看病。这样，医患之间比较熟悉，便于沟通，同时医生对患者的病情也比较了解，这非常有利于自身的健康。另外，因为彼此相熟，医生也不好意思给你重复开药、重复检查。

做完手术后宜回家康复

如果需要做手术，一定要听从医生的安排做手术治疗，不能因为害怕痛苦和担心费用就不接受手术疗法。这样会使病情越拖越重，以至于连医生也会束手无策。手术质量的好坏，与医生的级别关系不大，关键取决于医生医术是否高明。从节省费用的角度考虑，你可以向医生提出在做完手术并过了康复期以后回家康复的想法，征求医生意见。除了节省费用，在家里疗养实际上比在医院更有利于病体康复。但需要注意，一定要在规定

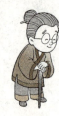

时间内回医院复查。

宜选择物美价廉的药品

选择药品时,不要迷信所谓的新药、贵药、进口药,在就医时应该把自己"物美价廉"的用药原则明白无误地告诉医生。应该知道,最后选用什么药品,患者是有决定权的。

敢于说不

这主要体现在不必要的重复检查以及医生向你推荐昂贵的药品方面。其实,检查本身并不会治病,只是有利于诊断,有时候检查完全没有必要,要拒绝一些不必要的检查。当医生向你推荐一些昂贵的药品时,应告诉医生,药品有效最重要,没有必要花大价钱买具有同样功效的药品。同时,自己也要相信,既然国家批准允许使用其他廉价的药品,那就证明其质量也是有基本保证的。

在药品使用方面,有"七忌",老年人要记牢。

忌药品种类过多

老年人行动不便、记忆力差,如果服用的药物太多,很容易出现多服、误服、忘服的情况,或产生药物不良反应。因此,每次服药,最好不要超过三四种。

忌用药过量

临床用药量并不是随着年龄增长而增加,相反,老年人的用药量还应相应减少,一般服用成人剂量的 1/2 至 3/4 就行了。用药过量,可能会产生不良反应。

忌长期用药

老年人的肾功能较弱,若长期用药很容易造成不良反应,尤其是一些毒性大的药物，一定不能长期服用。但对于高血压等病的患者来说，应遵医嘱，不能随便停药。

忌滥用"三素"

"三素"是指抗生素、激素、维生素，这三类药物是临床常用药，但不能把它们当成万能药。滥用"三素"，不利于身体健康。如果长期服用广谱抗生素和抗酸药，容易出现巨幼红细胞性贫血。

忌滥用泻药

老年人容易患便秘，所以需要服用泻药来通便，但不能因此经常服用泻药。解决便秘的首选方法是调节生活节奏和饮食习惯，多饮水，多吃蔬菜和水果，必要时用甘油栓或开塞露通便。

多痰病人不宜服用咳必清

咳必清是一种强镇咳药，它的主要作用是有选择地抑制呼吸中枢、局部麻醉和阿托品样，具有明显的止咳作用。但是它不利于排痰，容易导致呼吸道中滞留大量的痰液，从而造成呼吸道阻塞或继发感染，使病情加重，不利于康复。因此，多痰的病人不宜服用咳必清。

患慢性病的老年人忌滥用药物

患有慢性病的老年人最好少吃药，更不要没弄清真正病因就随意服药，以免产生不良反应。

看中医，这些病更适合

中医和西医是人们看病时的两种不同的选择，原则上只要不是需要手术解决的疾病都可以看中医，而且对于有些疾病来说，看中医更适合。

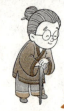

亚健康状态

亚健康状态，主要是指人体处于健康和疾病之间的一种状态。有的老人常常感觉浑身无力、肌肉酸痛、心慌气短、耳鸣、腹胀便秘或头晕眼花、失眠健忘等不适，自我感觉症状非常明显，但在西医的检查化验中却不能找到病灶，也就无法诊断和治疗。这时，老人就可以选择去看中医，通常在服用中药后都会有一定的效果。

免疫性疾病

老年人由于免疫力下降，常常会患上一些免疫性疾病，如风湿性和类风湿性关节病、红斑狼疮、过敏性疾病等，这些疾病都非常适合中医治疗。

慢性病

中医在治疗疾病的时候特别注重从整体出发了解病情，辨证施治，特别是会注意脏腑间的相互关系，并善于调理人体功能平衡。因此，对于老年人易患的各种慢性病如高血压、糖尿病、贫血及老年期的消化、内分泌、神经、心血管等系统的疾病，采用中医施治可以起到非常不错的效果。

疑难病

对于偏头痛、脱发、白癜风、神经官能症、夜游症或者晚期癌症等疑难杂症，也可以通过中医医治方法来进行调理。

对西药产生耐受性

有的老人因疾病缠身而长期服用西药，渐渐地体内就会产生抗病耐药作用，致使药物对身体的疗效逐渐降低，甚至出现服药无效的现象。此外，还有一些老人对西药过敏或服药后出现种种不适症状。在这些情况下，可以改看中医，也会取得不错的效果。

病后调理

老人在生了一场大病、重病后，常常会出现乏力、气短、厌食、自汗、盗汗、睡眠不深等体虚症状。而中医擅长扶正祛邪、益气补精，并根据症状将体虚分为"气虚"、"阴虚"、"阳虚"、"血虚"等类型，对患者进行对症治疗。病后老人可以通过中医调理身体，帮助身体尽快恢复生理平衡。

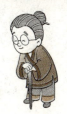

选准时机，这样服药最有效

老年人身体机能大幅下降，容易受到各种疾病的侵袭，危害身体健康。于是，老年人不得不经常服用相应的药物来预防和治疗某种疾病。但是如何正确选择服药时间，使药效能够发挥最大作用，这其中大有学问。事实上，科学掌握服药时间，还能减少药物可能带来的不良反应。否则，不仅会对疾病的康复不利，还会增加患者的经济负担。下面将老年人常用药物的服药时间介绍如下，供老年朋友参考。

宜空腹服用的药物

滋补类药物如人参、蜂乳等最好空腹服用，这样更利于人体迅速吸收和充分利用。

宜半空腹服用的药物

驱虫药可以在两餐之间或刚进早餐之后服用，这样可以使药物迅速进入肠道，保持在高浓度时发挥作用，同时又不至于刺激胃肠引起恶心呕吐，甚至因肠道吸收快而中毒。

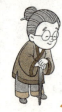

宜饭前30~60分钟服用的药物

适宜饭前30~60分钟服用的药物多为健胃药、收敛药、止胃痛药、肠道消炎药，如多酶片、乳酶生、三硅酸镁、阿托品、四环素等。这些药根据自己的作用特点，在饭前服用能发挥最佳的治疗效果。此外，一些中成药丸剂也宜饭前服用，这样可以使药物较快通过胃进入肠道，不受食物的阻碍。

宜吃饭时服用的药物

多为消化药，如稀盐酸、胃蛋白酶等，在就餐时服用可以及时发挥药效。

宜饭后15~30分钟服用的药物

绝大部分药物都适合饭后服用，尤其是刺激性较强的药物如阿司匹林、水杨酸钠、保泰松、硫酸亚铁、黄连素等，更应饭后服用，这些药物会被胃内食物稀释，从而减少了对胃黏膜的刺激作用。

宜睡前15~30分钟服用的药物

宜睡前15~30分钟服用的药物大致有两种。一种是催眠药如安定、朱砂安神丸等，有助于睡眠。另一种是泻药如酚酞片、果导片等，服用后一般8~12小时见效，有助于次日清晨排便。

宜定时服用的药物

定时服用的药物，就是需要间隔一定时间服用的药物，多为一些吸收快、排泄快的抗菌消炎药，如四环素、土霉素、红霉素等。这些药物因代谢较快，为了保持有效浓度，就需要每隔一定时间服用一次。

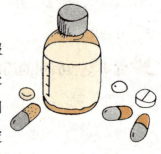

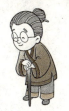

宜必要时服用的药物

此类药物多为解痉止痛药，如在胃肠痉挛、疼痛时可以服用颠茄、阿托品、普鲁本辛等；在感冒发热时可以服用阿苯片；在头痛时服用去痛片；在心绞痛发作时，可以在舌下含化速效硝酸甘油片。需要注意的是，不管服用哪种药物，都要遵医嘱服用，不可滥用。

有备无患，常备小药箱

绝大多数老人体质都比较虚弱，身体的免疫力下降，常常会患有这样那样的疾病。再加上老年人行动不便，在无人陪伴的情况下去医院具有一定危险，因此，老年人应有一个小药箱，准备一些常用药，以备不时之需。

下面就大致罗列一些老年人的常备药，供老年朋友参考配备。

解热镇痛药类

（1）板蓝根冲剂。板蓝根冲剂主要治疗感冒、畏寒、咽喉肿痛等症。需注意的是，由于此药属于中药，药效发挥得较慢，因此高热、重感冒的老人不宜服用。

（2）阿司匹林。阿司匹林是生活中的常见药，此药具有显著的解热、镇痛、消炎、抗风湿的效果，适用于头痛、肌肉疼痛、神经痛、牙痛、关节痛、发热以及急性风湿性关节炎等病症。

（3）速克痛。速克痛，通用名为卡巴匹林钙，此药具有解热、镇痛的作用，主要用于治疗牙痛、伤风感冒引起的头痛、发热以及肌痛、痛经等症。

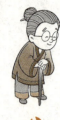

抗生素类抗感染药

（1）阿莫西林。此药为广谱青霉素，特点是广谱、耐酸，主要作用是杀菌、消炎。适合咽喉炎、扁桃体炎、中耳炎、支气管炎患者服用，还可以与解热镇痛药同用治疗伤寒。但是需谨记，对青霉素过敏的老人不可服用此药品。

（2）先锋霉素4号。本药品通用名为头孢氨卡，主要对耐药金黄色葡萄球菌引起的感染以及革兰阳性菌引起的感染有较好的治疗作用。因本品在尿中的浓度最高，所以非常适宜治疗尿路感染，并对呼吸道感染和皮肤软组织感染以及中耳炎都有非常不错的治疗效果。

止咳、祛痰、平喘药

（1）茶碱乙烯双胺。本药品通用名为氨茶碱，是茶碱和乙二胺的复合物，具有舒张气管的作用，主要用于哮喘等症的治疗。

（2）强利痰灵。此药通用名为羧甲司坦，是痰液溶解药，它能够使痰液的黏度下降，并能润滑气管内壁，促进受损气管黏膜的修复。临床上常将本品用于慢性支气管炎、支气管哮喘引起的咳嗽困难、痰液黏稠等症的治疗。

胃动力药

（1）吗丁啉。此药的通用名为多潘立酮，本品对老年人因各种器质性或功能性胃肠道障碍引起的恶心、呕吐有一定的治疗效果，常用于治疗慢性胃炎、慢性萎缩性胃炎、腹胀等症。

（2）颠茄。此药主要用于治疗轻度胃肠绞痛、溃疡病、急性胃炎、恶心、呕吐等症，但是患有青光眼的老年人不要服用此药。

消化药

（1）酵母。酵母属于维生素类药，其中含有丰富的维生素及多种酶，它们都具有促进消化的作用，主要用于食欲不振、营养不良引起的各种不适。

（2）加康特。此药的通用名是乳酶生，它的作用原理是在肠道内分解糖类，产生乳酸，从而使肠胃中酸度升高，就可以防止蛋白质发酵，减少肠内产气，起到促进消化的作用。

心脑血管疾病药类

（1）降压灵。顾名思义，本品具有降压功效，同时可以在一定程度上缓解高血压引起的头晕、头痛、恶心等现象。适于早期高血压患者服用。

（2）脑益嗪。此药的通用名是桂利嗪，具有扩张血管平滑肌的作用，可以显著改善脑循环以及冠状动脉循环，临床上常用于治疗脑血栓、脑栓塞、脑出血等症。

小贴士

老年人的常见病有以下几种：①循环系统疾病，如高血压、缺血性心脏病、肺心病、心律失常与传导阻滞、心力衰竭等；②呼吸系统疾病，如肺炎、慢性支气管炎、肺气肿等；③内分泌的代谢系统疾病，如糖尿病、高脂血症、高尿酸血症等；④消化系统疾病，如消化不良、骨质疏松、便秘等；⑤神经系统疾病，如脑卒中、老年阿尔茨海默症等。

此外，有些疾病如脑梗死、胆绞痛、痛风、心绞痛、哮喘等，容易在夜间睡眠时急性发作，应引起高度重视，严加防范。

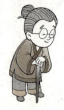

急救防治，掌握在手

突然噎食，急救防猝死

噎食是食物团块完全堵塞声门或气管而引起窒息的现象，是老年人猝死的常见原因之一。美国每年约有4000多人因噎食猝死，在猝死病因中居第六位，而其中至少有1/3的病人被误诊为"餐馆冠心病"而延误了最佳抢救时机。

一般来说，噎食的发生有这些特征：进食时突然不能说话，并伴有窒息的痛苦表情；患者用手按住颈部或胸前，并用手指口腔；如为部分气道阻塞，还可能出现剧烈咳嗽、咳嗽间歇有肠鸣音等现象。而出现这些症状的罪魁祸首是我们常见的肉类、芋头、地瓜、汤圆、包子、豆子、花生、瓜子等食物。

老年人易噎食，主要有以下几个方面的原因。

第一，老年人一般牙口不好，致使咀嚼功能下降，一些大块食物尤其是肉类，不容易被嚼碎。

第二，老年人大多数患有食管方面的疾病，再加上进餐时情绪激动，容易引起食管痉挛。

第三，老年人容易发生脑血管病变，咽反应迟钝，就容易造成吞咽动作不协调而导致噎食。

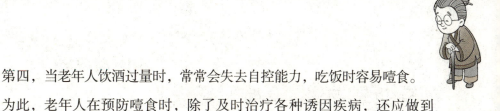

第四，当老年人饮酒过量时，常常会失去自控能力，吃饭时容易噎食。

为此，老年人在预防噎食时，除了及时治疗各种诱因疾病，还应做到"四宜"，即食物宜软、进食宜慢、饮酒宜少、心宜平静。

据调查，80%的噎食发生在家中。噎食后能否抢救成功，关键在于能否及时识别诊断，并争分夺秒地进行抢救。如果抢救得当，50%的病人能够脱离危险。

美国学者海姆里斯发明了一种简便易行、人人都能掌握的噎食急救法。下面介绍一下具体的操作方法。

噎食后如果病人意识清醒，可让病人站着或坐着，抢救者站在病人背后，一只手握拳，使拇指掌关节突出点顶住病人腹部正中线脐上部位，另一只手的手掌压在拳头上，连续快速向内、向上推压冲击6~10次，但注意不要伤着病人肋骨。如果病人昏迷倒地，这时让病人仰卧，抢救者跨坐在病人髋部，按上法推压冲击病人脐上部位。

这种急救法也被称为"余气冲击法"，它的原理是对脐上部位施力，可以冲击病人上腹部，相当于增大了腹内压力，从而抬高膈肌，使气道瞬间压力迅速加大，肺内空气被迫排出，阻塞气管的食物就会上移并被排出。如果没有被排出，那就隔几秒钟后，重复操作一次，造成人为的咳嗽，使堵塞的食物冲出气道。

如果老人发生噎食时旁边无人，老人也可以利用意识清醒的两三分钟的时间通过上面的方法展开自救。此时老人可以取立位，下巴抬起，使气管变直，然后使腹部上端（剑突下，俗称心窝部）靠在一张椅子的背部顶端或桌子的边缘，或阳台栏杆转角，这样突然对胸腔上方猛然施加压力，同样可以起到使气管中的食物排出去的效果。

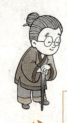

骨折易发生，急救需得法

老年人由于骨组织发生退化，骨头会变得疏松、强度减弱，所以在外力作用下容易发生骨折，再加上老年人的听觉、视觉会减弱，身体的平衡反应能力也会降低，所以受伤的机会就会增多，因此易发生骨折。

骨折通常伴有软组织损伤、出血等现象，所以骨折后会产生剧烈的疼痛。当老人发生骨折后，除了拨打120急救电话等待救助外，还应采取一定的急救措施。正确的处理方法不仅有助于减轻老人的疼痛，还可以防止骨折引起其他部位的损伤。下面为老年朋友介绍一些不同部位骨折的正确的急救方法。

❀ 上臂骨折

上臂骨折通常是因跌倒时手掌撑地，肘关节伸直，致使外力从手部传至肘部而引起肱骨骨折。对于这种突发的意外情况，救助者可以采用这样的急救方法：首先将老人受伤手臂的肘部弯成90°，在受伤处内外两侧各放一块夹板，然后用绷带固定好，最后用纱布条吊起上肢。也可以将伤臂弯曲，紧贴胸部，用绷带固定在胸部。

❀ 大腿骨折

大腿发生骨折后，救助者可以采取以下急救措施：一位救助者将老人受伤的腿抻直，并轻轻地向外牵拉，另一个人按住老人的盆骨，在受伤部位两侧各放一块夹板，内侧夹板应稍短一些，外侧夹板略长，在夹板经过的关节处垫上一些纱布、棉花，以防止夹板磨损关节。然后用三角巾或绷带捆绑固定好即可。

❀ 肋骨骨折

肋骨骨折非常危险，因为伤骨很容易刺伤内脏，引发内出血甚至发生更严重的意外，所以这时千万不要移动老人，应让老人保持原有体位，并及时拨打120呼叫救护车，不要自行实施救助。如果伤骨没有刺伤内脏，救助者可以用10厘米宽的布带进行固定，并且还应在老人深呼气结束后，用带子包扎好骨折处的胸部，以减少患者的呼吸运动。

中风有先兆，救助须及时

脑中风，位居人类死亡原因的第三位，每年有超过200万人死于脑中风。中风之所以如此致命，在于中风发病急促，在发病后3小时内抢救才有效。老人在中风发作前身体往往会出现一些典型或不典型的症状，也就是中风预兆，观察到这些症状，可以在第一时间采取预防措施。

如果家里的老人有中风病史，一定要注意观察老人，揪出中风前兆的"蛛丝马迹"。一般来说，老人中风前有下列几种症状。

眩晕

表现为：呈发作性眩晕，感觉天旋地转，并伴有吹风样耳鸣，听力也会暂时丧失，并有恶心呕吐、眼球震颤等症状，这些异常通常历时数秒或几十秒，多次反复发作，可一日数次，也可能几个星期或几个月发作一次。

头痛

表现为：疼痛部位多集中在太阳穴处，这种疼痛是突然发生的，能够持续数秒或数分钟，发作时常会感到一阵胸闷、心悸。有的人可能表现为整个头部疼痛或额枕部明显疼痛，伴有视力模糊、神志不清等。

视力障碍

表现为：视物不清，复视，一侧偏盲，或短时间阵发性视觉丧失，瞬间又恢复正常。

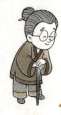

麻木

表现为：在面部、唇部、舌部、手足部或上下肢，出现局部或全部、范围逐渐扩大的间歇性麻木，甚至短时间内失去痛觉或冷热感觉，但很快又恢复正常。

瘫痪

表现为：单侧肢体短暂无力，活动肢体时感觉力不从心，走路不稳像是喝醉酒一般，肢体动作不协调或有几分钟突然无法控制自己的动作，同时伴有肢体感觉减退和麻木。

猝然倒地

表现为：在突然转头或上肢反复活动时突然感觉四肢无力而跌倒，但神志清醒，没有意识障碍，能够自己立即站起来。

记忆丧失

表现为：突然发生逆行性遗忘，想不起近日或近10日的事物。

失语

表现为：说话含糊不清，想说又说不出来，或声音嘶哑，并伴有吞咽困难。

抽筋或疼痛

表现为：常常在闲坐时或睡眠时，一侧手足的肌肉发生间歇性抽筋或疼痛。

定向消失

表现为：短暂的定向不清，不能正常辨认时间、地点、人物，有的则不认识字或不能进行简单的计算。

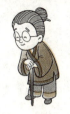

精神异常

表现为：情绪不稳定，易怒或异常兴奋、精神紧张，有的表现为神志恍惚、手足无措。

老人一旦出现上述中风症状，就意味着中风将在近期内发生，尤其是原本就患有高血压、动脉粥样硬化、心脏病、糖尿病的老人，更应提高警惕。最好完全卧床休息，改善心境，保持冷静，避免情绪激动。同时坚持按医嘱服用相应药物，定时监测血压并根据血压及时调整用药剂量。

如果老人中风后失去意识或倒地，抢救时应尽可能避免将其搬动，更不能抱住病人对其又摇又喊，试图唤醒他。因为此时病人不仅无法苏醒，反复摇晃还会加重病人脑内的出血。正确的做法是：若病人坐在地上没有倒地，这时可以搬张椅子将其支撑住，或直接上前扶住他。若病人已经完全倒地，这时可以将其慢慢地拨正到仰卧位，同时小心地将其头偏向一侧，以防呕吐物误入气管引发窒息。解开病人衣领，如果有假牙要取出，这样可以保证病人呼吸顺畅。如果病人打鼾声较明显，表明他的气道被下坠的舌根堵住，这时应抬起病人的下颌，使其仰头，同时用毛巾随时擦去病人的呕吐物。对于昏迷的病人，如果医生一时不能赶来，可立即从冰箱中取出冰块装在塑料袋里，小心地放在病人头部，因为低温可以起到保护大脑的作用。

老人在中风后，不管是否清醒，都应在现场急救的同时拨打110，请医生和救护车前来救护。

高血压：早发现，早治疗

高血压是一种常见的慢性病，早期通常没有明显的自觉症状，常常被人们忽视，有许多人并不知道自己患上了高血压。高血压其实并没有所谓特有的症状，常见的症状包括头痛、头晕、烦躁、心悸、失眠、注意力不集中、记忆力减退等。有的人还伴有手指麻木或僵硬感，也有人会有手臂像蚂蚁爬行一般的感觉，或两小腿对寒冷特别敏感。不过，当血压急剧上升时，人通常会明显地感觉到头痛或头晕。高血压的临床表现往往因人、因病期而异。导致高血压的危险因素包括遗传、肥胖、高盐高脂饮食、缺乏运动、嗜烟酒、压力大、情绪不稳定等。

老年人要时刻关注自己身体的变化，并经常测血压。测血压的时候，要在同一部位测量血压，每天测一次，连续测两天。若收缩压≥140毫米汞柱或舒张压≥90毫米汞柱，就可以确诊为高血压。

高血压分为原发性高血压和继发性高血压。原发性高血压最为常见，占全部高血压患病人群的90%～95%；而继发性高血压则是因某些疾病伴随而来的高血压症状，将原有的疾病治愈后，血压可能随之降低。

高血压对人体危害极大，如果任由它发展下去，会损害心、脑、肾，导致一些并发症，致使病情进一步恶化。高血压并发症包括脑出血、脑梗死等极具危险性的脑部疾病以及视网膜病变、各种动脉瘤和动脉闭塞、冠心病、肾衰等较严重的疾病。因此，对于高血压，要做到早发现、早治疗，避免并发症的出现，从而提高健康状况和生活质量。

当血压偏高但尚未达到诊断标准时，要采取饮食、运动等保健预防措施，预防血压继续升高。诊断高血压后必须在医生指导下进行治疗。同时，还应在以下几个方面多加注意。

注意饮食

高血压高危人群及患者应注意合理膳食，包括多食少盐、少脂肪、少胆固醇含量高的食物，多食蔬菜水果和高纤维食物，并注意合理搭配饮食结构；饮食不宜过饱、过快；最好戒除不良嗜好，如戒烟、戒酒等。从预防高血压的角度来讲，在饮食上要控制食盐摄入量，改变饮食"口味重"

的习惯，日常饮食应以清淡为主。据研究显示，在高血压患者中约有20%的人是由于食盐过量而引起的，这部分人在医学上称为盐过敏者。此外，有一些食品是天然的"降压药"，如香菇、牛奶、苹果、燕麦等，平时注意适当食用有助于降压。

适度运动

应坚持运动，如果每天坚持做1小时左右的运动，对疾病的治疗效果会更明显。可以参加一些轻松的健身运动，如气功、太极拳、瑜伽功等。只是年龄较大、体质较差的患者要注意控制运动强度，最好采用散步等较温和的运动方式。冬季时，高血压患者应避免太早出门运动，而且要注意保暖。

戒烟限酒

高血压患者应戒烟，因为香烟中的尼古丁会刺激心脏和血管，使血压升高，加速动脉粥样硬化的形成。还应少饮酒，严重高血压患者宜戒酒。

常测血压

注意观察血压变化，对高血压早发现、早控制、早治疗，这对高血压的防治具有积极意义，有利于维护健康。

坚持治疗

除了少数的早期轻度高血压外，大多数患者的高血压都是伴随终身的，因此，需要在医生指导下长期服药或终身服药。治疗达标（一般患者血压为140/90毫米汞柱、糖尿病患者为130/80毫米汞柱）后，可逐步谨慎地减少药物的剂量或种类。如果突然停药或者减少药物的种类或剂量，很有可能会诱发更为严重的心、脑、肾、血管疾病。

我们身体的一些穴位和降压点有助于降压，头顶的百会穴对高血压引起的头晕、头痛具有很好的疗效；颈部的天鼎穴和足部的涌泉穴是血液循

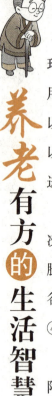

环的特效穴，只要稍加刺激，就能加快血液流通速度，故有降血压的作用；手部的合谷穴可以缓解高血压给身体带来的不适感；腿部的足三里可以治百病，对抑制和降血压具有较好疗效；而刺激足部的行间和降压点可以有效地抑制兴奋、焦虑不安的情绪以及消除头部充血症。针对这些穴位进行按摩，有助于防治高血压病。

老年人可以尝试下面一些防治高血压的按摩疗法：①按压百会穴50次，力度适中，以感觉胀痛为宜。②按揉颈部的天柱、人迎、天鼎以及腿部的足三里穴各50~100次，力度以感觉酸痛为宜。③掐按手部的合谷穴，足部的行间、降压点各50~100次，力度以感觉胀、酸、痛为宜。④搓揉涌泉穴100次，以有气感为宜。

此外，老年人在晚上睡觉的时候泡泡脚，不仅有助于睡眠，还有助于降压。在此推荐两种泡脚疗法。

（1）槐米菊花水。取100克槐米，80克野菊花，5克苦丁茶，将上药加适量水煎煮30分钟，去渣留汁。在脚盆中倒入1500毫升开水，并倒入药汁，先熏蒸，待药温适宜时浸泡双脚，每天泡脚1次，每次30~40分钟。20天为1个疗程。此泡脚水具有滋补肝肾、软化血管、清热降压的功效，主治肝肾不足型高血压。

（2）臭梧桐桑叶水。取250克臭梧桐，100克侧柏叶，50克桑叶，将上药与适量水一同煎煮30分钟，去渣取汁，与1500毫升开水同时倒入洗脚盆，先熏蒸后泡脚。每天1次，每次约40分钟。20天为1个疗程。此泡脚疗法有助于平肝、清火、降压，主治肝阳型、肝火型原发性高血压。

心脏病：关注健康，从"心"开始

据统计数据显示，我国每年死于心脏性猝死的人数近55万，平均每天有上千人猝死。猝死现象越来越频繁，并且呈现年轻化趋势，不少青壮年正值风华正茂，突然之间香销玉殒。究竟是什么原因导致猝死？猝死是否真的"猝不及防"？

心脏病发病年龄在提前，主要是由于过度紧张、劳累引起的。过度劳累、长期的精神紧张，使得人体的中枢神经调节受影响，导致心脏的负荷加大、房颤的频率增加。另外，过分劳累还会导致身体的免疫力下降，从而使病毒感染发生心肌炎的概率增高。

其实，往往悲剧的发生并不是偶然的，我们一些不良的生活习惯会增加患上心脏病的概率，尤其是在心情和饮食两个方面没有引起足够重视。鉴于此，预防心脏病也要从这两方面入手。

第一，应有一颗爱心。一个人拥有爱心，就会时时助人为乐，同时善待自己，就会从内心增进健康和快乐。否则，如果总是处于愤怒和狂躁的状态，心情就会起伏不定，难以平静，从而导致心跳加速。从医学角度来讲，心情激动和不安所产生的荷尔蒙是诱发心脏病的元凶。相反，内心平静和乐观，则会刺激副交感神经，促使体内产生较少的皮质醇，这可以大大减少心脏病的发病率，而且有助于治愈原有的心脏病。

第二，在饮食方面，要特别关注一种神奇食物——粟米油（玉米胚芽油）。这种油由玉米胚芽精炼而成。研究表明，粟米油不含胆固醇，却含有62%的亚麻油酸，可以抑制肠道对胆固醇的吸收，降血脂、保护血管，减少动脉硬化的发生。因此，在平时的一日三餐中食用粟米油，可以减少心脏病的发生概率。

为了减少心脏病发作，老年人从40岁开始就要从以下几个方面多加注意。

🍃 早上起床需注意

早晨醒来后不要急于坐起来，可以赖床5~8分钟，在床上静静躺几

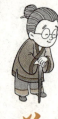

分钟,然后侧身慢慢坐起,坐起后也不要下床,半分钟后再开始穿衣服、洗漱。

吃过早饭可以适当锻炼

早饭后要适当进行一些体育活动,如散步、简单的伸腰踢腿、练气功等,在运动当中,切忌动作剧烈和体位突然发生变化,因为这样很容易造成心、脑血管供血不足而诱发疾病。

保持良好的排便习惯

平时应保持大便通畅,因为许多心脑血管意外都是在用力排便的时候发生的。老年人应养成良好的排便习惯,预防便秘。

生活要有规律

老年人应保持生活的规律性,空气保持清新,注意休息,养成固定的作息习惯,并坚持每天午睡。

保持心境平和

保持心情舒畅、情绪平稳,不以物喜,不以己悲,因为大喜大悲都不利于心脏健康。

注重日常饮食

平时饮食需注意,不暴饮暴食,戒烟限酒,膳食应低盐、低糖、低脂肪,还应多吃蔬菜、水果、豆制品。

定期检测

老年人应在固定的时间对身体进行检测,包括测血压、测血糖、测血脂。

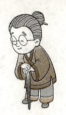

糖尿病：现代文明病

糖尿病是老年人的常见病。据世界卫生组织的公告，目前糖尿病正在全世界尤其是发展中国家爆发。2011年11月，我国的糖尿病患者已经达到9240万人，居世界首位，是第二位印度的1.8倍。近年来，糖尿病的发病率一直在增高，有调查结果表明，40岁以上的人中平均每10人中就有1个人患糖尿病。糖尿病已成为威胁国民健康的重要疾病。

糖尿病，中医称之为"消渴病"，指的是当人体胰岛素分泌不足或质量下降时，就会导致血糖升高，当血糖增高到一定程度时，葡萄糖就会从尿液中排出。其主要症状可以概括为"三多一少"，也就是吃得多、尿得多、饮得多、体重减轻。但是，老年性糖尿病不一定具备这些症状，相反大多数老年糖尿病患者比较肥胖、面色红润，化验时尿糖并不高或呈阴性，血糖正常或偏高，症状非常隐晦，只有在做葡萄糖耐量试验时才能得以确诊，老年性糖尿病常常因此而延误病情。糖尿病如果不能得到及时治疗，会由此引发一些机体多器官并发症，如心血管疾病、感染、白内障、非酮症性高渗性昏迷、低血糖性昏迷等，给人体健康和生命带来严重威胁。

一般来说，身体肥胖、有糖尿病家族史的人比较容易患上糖尿病。此外，糖尿病的发生还与体力活动减少、饮食习惯、遗传、环境、气候、季节等因素有关。治疗糖尿病时，就应针对这些因素，采取科学合理的综合治疗措施，把血糖控制在正常状态，防止并发症的产生。

这里所说的综合治疗措施，应包括以下4点。

多懂一点

多懂一点，就是实施科学治疗方法。常言道："糖尿病不可怕，怕的是并发症。"科学治疗的目的就是在控制血糖的基础上，完全控制并发症。要减少性生活，并注意足部护理和皮肤护理。

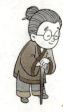

养老有方的生活智慧

🍃 少吃一点

少吃一点，就是控制饮食，防止过于肥胖，最好把体重保持在标准状态。即使少吃，也要注意营养的均衡。对于淀粉等会在体内化为葡萄糖的食物，比如面粉、大米等要适当节制摄入。同时还要注意摄取维生素、矿物质、食物纤维等，包括新鲜蔬菜、豆制品等食物。

🍃 放松一点

放松一点，就是保持乐观的心态，不要因患病而背上思想包袱，避免情绪过于激动或精神紧张。要知道，糖尿病是一种慢性病，虽无法根治，但可以加以控制。只要控制得当，并不影响自己活过100岁。糖尿病患者应树立战胜疾病的信心，保持乐观心态，消除不利情绪。情绪低落、急躁、烦闷等不良情绪都会引起肾上腺素、胰高血糖素和肾上腺皮质激素大量分泌，促使血糖升高，加重病情。

🍃 勤动一点

勤动一点，顾名思义，就是要进行适当的运动及锻炼，坚持劳逸结合。糖尿病患者可以参加适当的文娱活动、体育活动和体力劳动，这有助于降低血糖、增强胰岛素的作用，还可以降低过高的血脂、血压，锻炼心脏功能，同时还能增添生活的乐趣。需要注意的是，糖尿病患者应避免早上空腹运动，最好饭后1小时再运动，更要防止过分激烈运动导致低血糖发生。

生活中，老年人还可以通过食用一些偏方来改善糖尿病的症状，下面就为患有糖尿病的老年人推荐几款食谱。

香菇烧豆腐

准备250克嫩豆腐，100克香菇，盐、酱油、味精、香油各适量。先将豆腐洗净、切小块。在砂锅里加入豆腐、香菇、盐和一些清水，中火煮沸后，小火炖15分钟，加入酱油、味精，淋上香油即可食用。原料中，豆腐味甘性凉，具有益气和中、生津润燥、清热解毒的功效；香菇能够益气活血、理气化痰。此方具有清热益胃、活血益气的功效，对于烦热、消谷善饥兼见淤血型糖尿病患者尤为适宜。

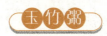
玉竹粥

准备100克粳米，20克玉竹，甜叶菊糖（不含糖）适量。将玉竹洗净、切片，加水煮成药汁，去渣留汁。粳米淘净，加入玉竹汁和适量清水煮粥，在粥将熟时放入甜叶菊糖，煮至糖溶解即可。每日1次，连服5~6周。此粥中，玉竹味甘，微苦，为气平质润之品，有助于润肺补脾；粳米色白入肺，可以益气清热、除烦止渴；而甜叶菊糖甘凉润肺，还兼有调味的作用。3味相合，实为上佳的滋阴润肺、生津止渴之膳食。

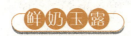
鲜奶玉露

准备1000克鲜牛奶，50克粳米，40克炸核桃肉，20克生核桃肉。将粳米淘洗干净，放入清水浸泡1小时，捞起沥干水分。将所有原料放在一起搅拌均匀，研细，并用细筛滤出细茸待用。锅中加水煮沸后，将牛奶核桃茸慢慢倒进锅内，边倒边搅拌，稍沸即成。每天酌量服食，连服3~4周。此饮品中，核桃具有滋肾润燥、双补阴阳的功效；粳米能清热止渴；鲜奶能够甘润益阴、善理虚羸。4味食材做成膳食，可以起到滋阴润燥、补脾益肾、清热止渴的作用，对于久病体虚之人具有较好的滋补效果。

癌症：预防是关键

人们常常"谈癌色变"，将癌症等同于死亡，这是因为癌症是人类最常见的一种多发病，居人类死因第二位，它夺取了无数人的生命。

那么，癌症是怎么发生的呢？究竟能不能预防？

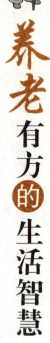

据肿瘤流行病学专家研究结果表明，人类80%~90%的癌症是由环境因素引起的。这里所说的环境泛指直接接触某些特定致癌物质（可以是化学性的、物理性的和生物性的）和不良生活方式（如饮食、吸烟等）对致癌的影响。因此，避免接触致癌物质和改变不良生活方式，就可能起到预防癌症的作用。尤其是目前治疗癌症的方式都是癌后治疗，这就使预防显得尤其重要且非常必要。

预防癌症，应做到一级预防和二级预防。

一级预防

一级预防应做到以下几个方面。

（1）加强防癌健康教育。防癌，首先应做好健康教育。这一点日本人做得比较好。在日本，其国立防癌中心向国民提出了12条防癌要求：注意饮食营养平衡，不偏食；不反复吃完全相同的饮食，不长期服用同一种药物；饮食适度，不过饱；不吸烟；避免过多饮酒；适量摄入富含维生素A、维生素C、维生素E和纤维素的食物；少吃过咸、过热食物；少吃烧焦食物；不吃发霉食物；避免过度日晒；避免过度劳累；保持个人清洁卫生。

（2）讲究卫生。讲究卫生，主要指的是切实改变个人的不良的生活方式，它不仅仅指个人清洁卫生，还包括饮食卫生。个人清洁卫生包括勤洗澡、勤洗衣服、勤换被褥。在平时的饮食中，还要注意饮食卫生，包括：避免高脂肪、低维生素和低纤维素膳食；不食用霉变食物；尽量减少烟熏、过度油炸等不良烹调方法的使用；改变过硬、过热烫的饮食习惯有助于减少消化道癌症发生的条件；戒除或节制烟酒也可以预防相关癌症的高发。

（3）合理使用医药用品。合理使用医药用品，主要是指不要滥用药品及放射线，尤其不要对妊娠期妇女进行诊断性照射，以预防白血病、骨肉瘤、皮肤癌等癌症的发生。

（4）消除职业致癌因素。消除职业致癌因素，主要是对已明确会引发癌症的物质要加强检测、控制和消除。职业致癌因素主要包括3种：①物理因素，如电离辐射、强电源、紫外线等；②化学因素，如氯乙烯、铬、镍、氡气等；③生物因素，如各种致癌病毒。由职业性致癌因素引起的癌症叫职业性癌症。老年人要尽量避免接触这些致癌因素，预防癌症的发生。

加强劳动保护、环境保护和食品卫生立法。

如加强各项卫生管理和卫生监督，保护劳动及生活环境，减少或消除环境中的致癌因素。

二级预防

二级预防主要包括对无症状人群和有症状人群的监测。

（1）无症状人群的监测。

①对乳腺癌的监测要求：30岁以上的妇女推行乳房自我检查，建议40岁以上女性每年做一次临床检查，50岁以上女性最好每年进行临床及必要时的X线摄影筛查。30岁以后初孕、12岁以前初潮、50岁以后绝经的女性是乳腺癌的高危人群，需特别关注乳房健康。此外，对于肥胖、高脂膳食、有卵巢患病史及患子宫内膜炎等女性，也要特别注意。

②对宫颈癌的监测要求：一切有性生活的妇女从开始性生活起，最好每2~3年进行一次宫颈脱落细胞涂片检查（Pap）。

③对结肠癌、直肠癌的监测要求：从40岁开始应每年进行一次肛门指检；50岁以后应每年做一次大便隐血试验，尤其是有家族肿瘤史、家庭息肉史、息肉溃疡史、结肠直肠癌病史的老年人，更应做此检查；每3~5年做一次直肠镜检查。

④对肺癌的监测要求：对有肺癌疑似症状的中老年人进行常规胸部放

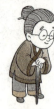

射线检查和痰脱落细胞检查。

（2）有症状人群的监测。

对于有下列10种疾病预警信号的老年人，应加强监测。

①乳腺、皮肤、舌或其他部位不消的肿块。

②疣或痣颜色变深、增大、瘙痒、脱毛、溃烂、出血。

③长期消化不正常。

④进食时有鲠噎感、疼痛、胸后闷胀不适。

⑤耳鸣、听力减退、鼻塞、鼻衄、头痛、颈部肿块。

⑥月经不正常的大出血，月经期外或绝经后不规则的阴道出血、接触性出血。

⑦持续性声音嘶哑、干咳、痰中带血。

⑧原因不明的大便带血、尿血。

⑨久治不愈的伤口溃疡。

⑩长期原因不明的体重减轻。

小贴士

抗癌食物：大蒜、葱、洋葱、香菇、豆类食物、玉米、肉皮、猪蹄、芦笋、鱼类以及十字花科蔬菜等抗癌效果较好，另外，甘薯、大枣、山楂、猕猴桃、葡萄、乌梅、大白菜以及多种海产品等，也有不同的防癌功效。

公认的致癌物质：含黄曲霉素的食物；含苯并芘的食物；含硝酸盐的食物；含残留农药的果蔬；动物脂肪；处理不合格或氯气味大的自来水。

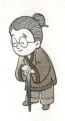

跟老寿星学养生

第七章 防病养生：未『病』绸缪，颐养天年

101 岁老人张学良——会吃更会睡，起居有常

张学良，字汉卿，号毅庵，"中华民国"陆军元帅，奉系军阀领袖张作霖之子，人称"少帅"，于1901年6月3日生于辽宁省台安县九间乡鄂家村张家堡屯。年轻时于奉系军中担任要职，后任东北保安军总司令，不接受日本人的拉拢，坚持"东北易帜"，为祖国统一和民族团结做出了积极的贡献。他主张抗日，反对内战，曾同杨虎城将军一起发动震惊中外的"西安事变"，促成了国共二次合作。然而，西安事变以来，张学良却遭蒋介石、蒋经国父子软禁长达50余年。2001年10月15日张学良逝世，享年101岁。

虽被幽禁几十年，张学良却活到了101岁的高龄，这不能不说是一个奇迹。对于张学良的长寿的秘诀，人们都非常好奇。在他91岁大寿的宴会上，他的养生之道才被发掘出来。在宴会上，张学良谈笑风生地说："我的长寿秘诀就是能睡。"

能睡真的这么重要吗？答案是肯定的。生命离不开睡眠，睡眠是一种生理的需要，是维持生命活动所必需的一个重要手段。张学良经常说"服药千朝，不如夜独宿"，这与人们常说的"会吃不如会睡，吃人参不如睡五更"的说法如出一辙。

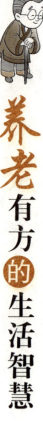

那么，为什么静静地躺在那里，对养生却有如此大的功效呢？这是因为当人们睡觉的时候，看上去虽没有积极主动的作为，但实际上却顺应了阴阳相互交替的规律。中医就认为要法于阴阳。阴阳是怎么划分的呢？白昼为阴，夜晚为阳，白天人会从事各种活动，在进入夜间的时候就会阴盛阳衰。此时，人就需要休息，进入睡眠状态则是顺应了这一规律的良好的养生方式。睡眠和觉醒之间的交替，则是演绎了阴阳的交相更替。

正是从这个角度，我们说人们"日出而作，日落而息"就不仅仅是在反映劳动人民的艰辛，更是一种"与日月共阴阳"的养生之道，符合自然的规律。